「証」の診方(みかた)・治し方

――実例によるトレーニングと解説――

鍼灸● 呉　澤森
漢方● 高橋楊子

2

東洋学術出版社

この本の使い方

　前書『「証」の診方・治し方　──実例によるトレーニングと解説──』およびその続篇となる本書は，呈示された患者情報から自分で証を導いて処方・配穴を考え，その後解説を読むという流れで弁証論治のトレーニングを行うことをおもな目的としている。

　また，症例は実際の臨床例であり，初診から治癒までの経過が記されているため，弁証論治のトレーニング用としてだけでなく，症例集としての活用もできる。

　序章では，弁証論治のなかの特に「論治」の部分について，高橋楊子先生（湯液治療）と呉澤森先生（鍼灸治療）によるポイントが述べられている。弁証論治を行ううえでの基本となるものが示されているため，症例を解く前にぜひ一読してほしい。

　第1章から第6章は，部位別の症例とその解説である。便宜上，症例は章を分けて通し番号をつけているが，どこから読み進めてもよい。

　症例はそれぞれ最初の頁に弁証に必要な情報が示されている。次頁からは鍼灸および湯液の弁証論治解説部分になっているため，まずは頁をめくらずに自分で症例を分析し，弁証を立てることをおすすめしたい。続く解説部分では鍼灸・湯液2つの面からの治療法・考え方の解説がある。特に弁証については鍼灸・湯液の枠にとらわれず両方の解説を参考にできる。また，弁証過程において陥りやすい間違いなどが示されており，多くのヒントが詰まっている。

　それぞれの症例は以下のような構成になっている。

◆**症例呈示**──年齢・性別・主訴・既往歴・現病歴・現症・四診の結果など，証を導くために必要な患者情報の呈示。

◆**治療へのアプローチ**──呉先生（鍼灸）と高橋先生（湯液）による解説。まず症例を呈示した先生による解説があり，引き続き補完する形でもう一方の先生による解説がある。

　弁証：弁証，治法，具体的な処方あるいは選穴・手技，解説など。

　治療経過：実際の治療の経過説明。

　症例分析：症例を分析する際の考え方や，チャート式の病因病機図，最後には「弁証のポイント」がある。

　アドバイス：弁証する際に陥りやすい間違いの鑑別点や，実践的で臨床に役立つアドバイスなど。

＊本書は，『中医臨床』の連載コーナー「弁証論治トレーニング」の一部を単行本化したものである。誌上では出題・読者回答・解説の形であったが，単行本化にあたって読者回答は割愛した。

目　次

この本の使い方……………………………………………………………………… i

序　章

いかに証に従い治療を行うか（高橋楊子）………………………………………… 3

中医鍼灸治療について（呉澤森）………………………………………………… 12

第1章　全身症状

CASE 1　高脂血症 ……………………………………………………………… 23

CASE 2　湿疹・眼痛・顔面の痺れ ………………………………………… 33

CASE 3　低カリウム性周期性四肢麻痺 …………………………………… 43

CASE 4　リウマチ1年 ……………………………………………………… 53

CASE 5　蕁麻疹 …………………………………………………………………… 63

CASE 6　2カ月続く原因不明の発熱 ……………………………………… 73

第2章　頭部・頭頸部の症状

CASE 7　視力減退・視野欠損（網膜中心静脈閉塞症）……………… 85

CASE 8　口臭 ……………………………………………………………………… 97

CASE 9　嗄声（しわがれ声）………………………………………………… 107

CASE 10　10年来の鼻づまり ……………………………………………… 117

CASE 11　咽喉腫痛・両耳の中が痛痒い …………………………………… 127

第3章　胸部・背部の症状

CASE 12　胸痛 …………………………………………………………………… 139

CASE 13　気管支拡張症 ………………………………………………………… 149

CASE 14　肺がん ………………………………………………………………… 159

CASE 15　乳がん ………………………………………………………………… 171

CASE 16　心窩部および左背部の激痛 …………………………………… 181

第4章　腹部・下腹部の症状

CASE 17	副睾丸炎	193
CASE 18	脇部・上腹部の脹痛	203
CASE 19	非細菌性慢性前立腺炎	213
CASE 20	痔による肛門部の激痛と出血	223
CASE 21	陰部の多汗・におい	231

第5章　婦人科症状

CASE 22	続発性無月経	243
CASE 23	月経随伴性気胸	253
CASE 24	習慣性流産	263
CASE 25	更年期障害	273
CASE 26	産後の両下肢の浮腫	283

第6章　その他

CASE 27	うつ病	295
CASE 28	異所性再発性右大腿膿瘍（縮脚腸癰）	305
CASE 29	睡眠障害	315
CASE 30	抗うつ剤による肝機能障害	325

あとがき　334

索引　337

●前書『「証」の診方・治し方　─実例によるトレーニングと解説─』掲載内容

序章
　症状からどのように弁証論治を進めるか（高橋楊子）
　中医特殊診察法と中医鍼灸治療のポイント（呉澤森）
第1章　内科疾患
　CASE 1　発熱と下痢
　CASE 2　冷え症
　CASE 3　自律神経失調症
　CASE 4　疲れやすい
第2章　呼吸器・アレルギー科疾患
　CASE 5　アトピー性皮膚炎
　CASE 6　アレルギー性鼻炎
　CASE 7　せき・息ぎれ・多痰
　CASE 8　喘息・花粉症
　CASE 9　胸骨柄の痛みと不快感
第3章　消化器・循環器科疾患
　CASE 10　不整脈
　CASE 11　慢性下痢
　CASE 12　潰瘍性大腸炎
　CASE 13　慢性便秘
　CASE 14　高血圧
第4章　整形外科・疼痛疾患
　CASE 15　顔面痛
　CASE 16　頭痛
　CASE 17　ぎっくり腰と下痢
　CASE 18　関節痛
　CASE 19　腰椎椎間板ヘルニア
第5章　婦人科・泌尿器科疾患
　CASE 20　月経痛
　CASE 21　不正出血
　CASE 22　不妊症
　CASE 23　男性不妊症
　CASE 24　脱肛
　CASE 25　急性尿道炎
第6章　眼・口腔・耳鼻科疾患
　CASE 26　めまい
　CASE 27　緑内障
　CASE 28　耳鳴り・抑うつ・不眠
　CASE 29　脱毛と突発性難聴
　CASE 30　慢性口内炎

序章

いかに証に従い治療を行うか　高橋楊子

　日本各地で中医学を教えているとき，よく聞かれる質問が一つある。それは，「どのように弁証し，どのような処方・薬を選べばよいか」ということである。
　弁証の手順や方法のコツは，すでに前書『「証」の診方・治し方』（第1巻）の序章で述べた。今回は，証に従い，的確な処方や生薬の選択・配伍および臨床加減などを行う方法・コツについて説明したい。

弁証論治と理法方薬

　弁証論治は中医治療の特徴であり，具体的には理・法・方・薬を行う。

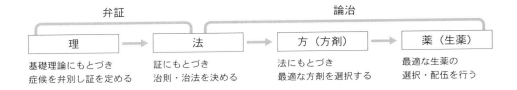

治療八法

　処方や生薬の選択は，証にもとづき決めた治則・治法に対応させて行うが，その際，基本となるのは治療八法である。
　治療八法とは，「汗・吐・下・和・温・清・消・補」の大きく8つに分けた治療法を指す。これらは，『黄帝内経』に示された大原則（「寒者熱之，熱者寒之」「虚則補之」「損者益之」など），さらに『傷寒雑病論』に示された治療システムにもとづいてまとめられたものである。
　的確な処方・生薬を選ぶためには，八法の各法に加えて，さらに病性・病位・病程などを考慮する必要がある。例えば，虚証には気・血・陰・陽・臓・腑などの病性・病位の違いがあり，陰虚には陰虚内熱・陰虚火旺などの違いがあるので，選ぶ処方と生薬は異なってくる。
　八法に対応する代表的な方剤や生薬の例を表にまとめた。
　さて実際の臨床では，証が決まれば法則もそれに従って決まるが，具体的な処方・薬物の選択および処方の加減などは，臨床家の経験などにより違ってくることもある。

序　章

表　治療八法

八法	定義	適応症	代表方剤・生薬の例
汗法	発汗させることにより，腠理を開泄し肺気を宣発して体表に滞在する邪気を追い出す	外感表証・麻疹・風水など	風寒表証：麻黄湯 風水：越婢湯 （麻黄・桂枝・荊芥・防風など）
吐法	嘔吐させることにより，咽喉・胸膈・胃脘の痰涎・宿食・毒物などを追い出す	咽喉・胸膈・胃脘の痰涎・食積・毒物など	胸膈痰涎・食積：瓜蒂散・参蘆飲 （瓜蒂・参蘆・常山など）
下法	胃腸を動かし瀉下させることにより，胃腸の宿食・宿便・実熱・積滞・瘀血・痰飲などを追い出す	便秘・胸水・腹水など	便秘：大承気湯 懸飲（胸水）：十棗湯 （大黄・芒硝・甘遂・大腹皮など）
和法	和解や調和することにより病邪を排除し，臓腑気血不和などを解消する	半表半里・肝脾不和・腸胃不和・気血失調・営衛不和など	半表半里：小柴胡湯 腸胃不和：半夏瀉心湯 気血不和：小建中湯 （柴胡・黄芩・半夏・黄連など）
温法	温めることにより寒邪を追い払い，陽気を回復し，経絡を通じさせる	各種の寒性疾患	温中散寒：附子理中湯 温経散寒：当帰四逆加呉茱萸生姜湯 （附子・乾姜・当帰・呉茱萸など）
清法	冷ますことにより，熱邪を排除する	各種の熱性疾患	気分熱盛：白虎湯 臓腑熱毒：黄連解毒湯 （石膏・知母・黄連・金銀花など）
消法	消導・散結することにより，気・血・痰・食・水・虫などの積滞を消散する	食積・痰核・癥瘕痞塊・瘰癧・虫積など	食積：保和丸 痰核：消瘰丸 （山楂子・麦芽・玄参・牡蛎など）
補法	補益扶正により虚を補う	各種の虚証	気虚：四君子湯 血虚：四物湯 （人参・黄耆・熟地黄・当帰など）

【注】寒・熱・虚・実が挟雑した病証に対し，2種類以上の方法を合わせて使われることも多い。例えば，表寒証に辛温発汗法，表熱証に辛涼発汗法，陽虚内寒証に温陽散寒法，陰虚内熱証に滋陰清熱法などである。

そこで，どのようにして最適な生薬を選び処方を加減していくかを，日本でよくみられる脾虚証を例にあげて説明したい。

生薬の選択と処方の加減——脾虚証の例

脾虚証にはさまざまな症状があり，また，脾虚が進むと中気下陥や脾陽虚などに進行していくこともある。それに対応する健脾益気薬には人参・黄耆・白朮・茯苓・山薬などがあり，補脾方剤には四君子湯・六君子湯・香砂六君子湯・参苓白朮散・補中益気湯・人参湯などがある。

「その法に師い，その方に泥らず」（師其法，而不泥其方）といわれるように，臨床では，証のさまざまな症状にあわせて，処方の精髄を汲み取ったうえで随症加減を行うことが重要である。図1～図5に，症候にあわせた生薬と処方の選び方の例を示す。

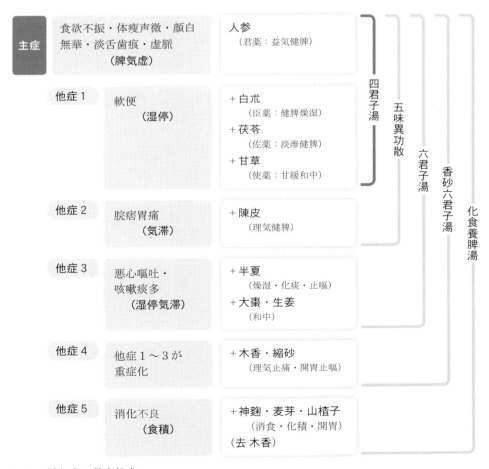

図1　脾気虚の基本処方

序章

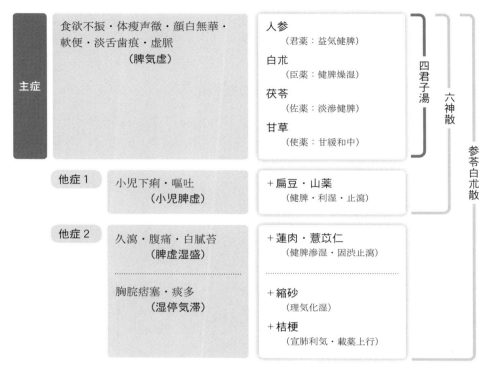

図2　脾虚・水湿内停に対する処方

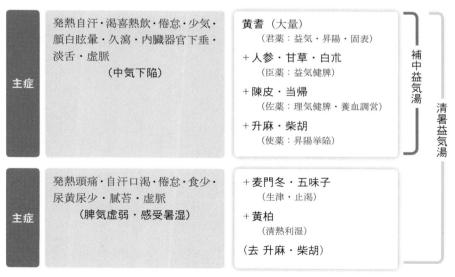

図3　中気下陥に対する処方およびその加減

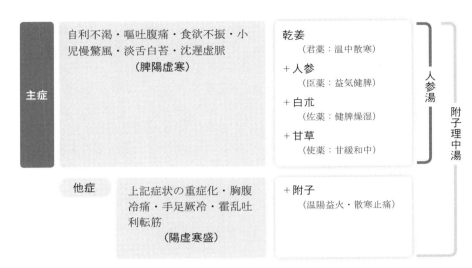

図4 脾陽虚寒に対する処方

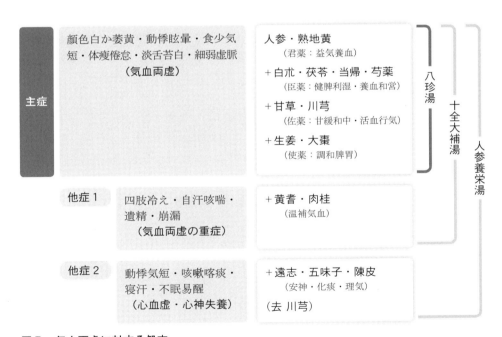

図5 気血両虚に対する処方

序章

❶脾気虚の基本処方（図1）

- 脾虚証でベースになるのは脾気虚である。脾気虚では，運化失司により水穀から精微物質への消化・吸収をすることができず，食欲不振・体痩倦怠などが現れる。同時に，消化・吸収できなかったものが「湿」に変わり，胃腸に滞留して便溏が現れる。これらに対して大補元気・健脾養胃の人参（君薬）を使い，白朮（臣薬）・茯苓（佐薬）を配伍して，人参の健脾益気を増強し，湿を嫌う脾の環境を改善する。最後に甘草（使薬）を配伍する。この4味を合わせたものが，脾気虚に対する基本処方である**四君子湯**である。4味とも一般的な量を使い，峻烈性はなく，温和敦厚の君子の気質のように穏やかに脾気虚を補うことができることから，「四君子湯」と名付けられている。

- 脾気虚では，脾胃昇降失調がもたらした胃の痞え・胃もたれ・胃痛が現れやすい。また，補気薬は多めに使うと中焦壅滞に陥りやすいので，理気・健脾・燥湿の陳皮，または縮砂などを加えるとよい。（**五味異功散**など）

- 脾気虚は，痰湿を生じやすいので，四君子湯に燥湿理気・化痰止嘔の半夏・陳皮を加え，**六君子湯**とする。

- 胃痛・嘔吐・少食などの症状が重い場合，理気止痛・開胃止嘔の木香・縮砂を加え，**香砂六君子湯**とする。食滞痰積を伴う場合には，さらに神麴・麦芽・山楂子を加え（去木香），**化食養脾湯**とする。香砂六君子湯＋焦三仙（神麴・麦芽・山楂子を焦げるまで炒めたもの）でもよい。

❷脾虚・水湿内停に対する処方（図2）

- 小児の脾虚による下痢・嘔吐・食少・消痩の場合は，四君子湯に白扁豆・山薬（あるいは黄耆）を加え**六神散**とする。消食・和胃の麦芽などを加えるとさらによい。

- 脾気虚は進行して水湿内停になると，水分の多い下痢・泥状便・腹痛が現れる。四君子湯に健脾・利湿・止瀉の白扁豆・蓮肉・薏苡仁，益気・養陰・収斂の山薬などを加え，また宣肺利気の桔梗と縮砂を加え**参苓白朮散**とする。慢性下痢とともに尿少がある場合は，さらに分利水湿の車前子・沢瀉を加えると，「利小便・実大便」の効が大きくなる。また，啓脾湯のように，消導薬の山楂子を加えてもよい。

❸中気下陥に対する処方およびその加減（図3）

- 脾気虚が中気下陥証にまで進行していくと，君薬も処方も変えなければならない。益気・昇陽・固表の黄耆を君薬として使い，四君子湯から茯苓（滲湿下行は昇提を不利にする）を除き，人参・白朮・甘草（3つの臣薬）で黄耆の補中益気を増強し，中気が充実すれば昇提も良くなる。さらに陳皮と当帰（2つの佐薬），少量の升麻・柴胡（2つの使薬）を配伍し，**補中益気湯**とする。気虚頭痛（特に起床後に頭痛が起こりやすい）には，祛風止痛の蔓荊子・川芎を加えるとよい。

- また，補中益気湯から升麻・柴胡を除き，麦門冬・五味子・黄柏を加えると，**清暑益気湯**となり，脾虚兼暑湿の夏季身熱頭痛・口渇尿少によい。

❹脾陽虚寒に対する処方（図４）

●脾気虚が脾陽虚証にまで進行した場合は，温中散寒の乾姜は君薬として使い，四君子湯から茯苓を除き，人参（臣薬）・白朮（佐薬）・甘草（使薬）を加え，「**人参湯（理中湯ともいう）**」とする。

●脾陽虚失血の場合には，乾姜を温経止血の炮姜に変えるとよい。虚寒胸痺の場合には，人参（または人参と乾姜）を君薬として使うとよい。虚寒重症には，さらに温陽益火・散寒止痛の附子を加え，**附子理中丸**とする。

❺気血両虚に対する処方（図５）

●脾気虚が気血両虚をもたらした場合，益気健脾の四君子湯と四物湯（補血調血）を配合して**八珍湯**とする。この類方の**十全大補湯・人参養栄湯**などもよく使われる。

　方剤の形成・発展の歴史からみると，まず薬があって，後に配伍などにより処方が作られてきた。故に中国では処方を「薬方」とも呼んでいる。生薬の個々の効能や特徴，また配伍のコツなどを体得すれば，証候にあわせた的確な生薬の選択や配伍の推敲を行って処方を作ることができる。現在の臨床治療では，規定処方を原方のまま使う場合（特に日本は多い）や，規定処方の精髄を汲み取ったうえで，それを基礎に証のさまざまな症状に従って加減を行って，オリジナルの処方にして使う場合などがある。

治療における注意点

　治療における注意点について，虚証を例として説明する。

❶証をしっかり弁別する

　病状が複雑になると，「大実に羸状あり」（重い実証は時に仮虚の症候を現す）のような仮虚状態が現れることもあり，注意しなければならない。

❷虚実挟雑の場合は，標・本・緩・急を見分ける

　ここでいう「標」とは新病・急病・邪気を指し，「本」とは久病・体質・正気を指す。虚実挟雑に対する一般的な原則は２つある。「急げば標を治し，緩すれば本を治す」（急則治其標，緩則治其本）と「標治本治は同時に行う」（標本同治）である。

　①表証は裏症よりも優先的に治療する。

　②急症は緩症よりも優先的に治療する。

　③本虚と標実がともに重い場合は，標治本治を同時に行う。

　④「小便大便の不利は，その標を治す。小便大便の利は，その本を治す（小大不利，治其標，小大利，治其本」（『黄帝内経』）の教えのように，尿少尿閉，またひどい便秘の場合は，先に利尿・通便を行うべきである。

虚実挟雑に対する標・本・緩・急の治療例

急則治其標 緩則治其本	**表証は裏症より優先的に治療する** ●脾虚患者がカゼを引いた場合 　→先にカゼを治療し，後で脾気虚を治療する
	急症は緩症より優先的に治療する ●陽虚患者が急性腰痛になった場合 　→先に腰痛を治療し，後で陽虚を治療する
標本同治	**本虚と標実がともに重い場合は，標治本治を同時に行う** ●重度の陽虚内寒から急性腰痛になった場合 　→助陽温経・散寒止痛を同時に行う

❸時に臓腑の相互関係を利用して補益する

　例えば，肺気虚には「補土生金」の関係から，健脾・益気・補肺を使う。脾胃虚寒の久泄には，温補腎陽・補火生土（この火は「腎陽」を指す）の関係を使う（四神丸）。

❹平補・峻補の使い分け

　①**重症・危症の救急の際には峻補を行う**　例えば，回陽救逆には大量の人参・附子を使う（四逆湯・参附湯）。

　②**体質改善には平補を行う**　体質改善には時間がかかるので，温和で平補な薬剤を使うとよい。また，長期間使用する際は，脾胃の消化機能を妨げないように工夫しなければならない。例えば，補腎滋陰（血）の熟地黄は，滋膩碍胃（濃厚な補腎滋陰の働きにより脾胃消化に負担をかけやすい）のおそれがある。これを回避するためには，中国の「砂仁伴地黄」（熟地黄を芳香化湿・行気開胃の縮砂とかきまぜる）の使い方のように縮砂を配伍すればよい。

❺補益薬の使用期間

　「一度出した処方をいつまで使ったらよいか」と質問されることも多い。処方の変方・減量および中止を決断する唯一の基準は，証である。証が変われば処方を変え，証が軽減すれば処方も減量させる。そして証が消えれば処方も中止すべきである（効果を確実なものにするために，しばらく続けてから中止することもある）。脾気虚の場合，症状が安定し食欲や二便が正常に戻ったら，補益薬を減量しつつ，そして中止に移行していく。その後，正しい食生活で効果を維持することが望ましい。これは，『黄帝内経』にある「大毒治病，十去其六，常毒治病，十去其七，小毒治病，十去其八，無毒治病，十去其九，穀肉果菜，食養尽之」の基本的な原則である。

❻軽重緩急を見定めて段階的に治療を行う

　すべての症状を一度に治したいからと，ややもすると20～30種類以上の生薬が使われて処方が肥大化することがある。複雑な病気の場合を除いて，薬味が多過ぎることは薬の効能と力量を分散してしまい，治療効果が現れにくくなり，また，時には互いに制約してしまうこともあるので注意すべきである。古人は「用薬は用兵の如き」

と教えている。症状が多いときこそ，真っ先に何を治し，その後は何を治すかなどの戦略を立てて，薬味を精選して治療に臨んだほうがよい。

最後に

どのような薬を選択し，処方をどうするかなどは，すべてが治療効果に関係してくるので，深く勉強しなければならない。「勤めて古訓を求め，博く衆方を采る」という言葉のように，先人達の知恵と経験に学びながら，絶えず臨床の経験を積み重ねていけば，必ず治療力を向上させることができる。

序章

中医鍼灸治療について │ 呉 澤森

中医鍼灸治療と弁証論治について

中国鍼を使えば，中医鍼灸治療といえるのか

　30年前に，私は北里東洋医学総合研究所の招待により来日した。この30年間，講演会・シンポジウムなどで多くの鍼灸師と出会い，「中国鍼を使わなければ中医鍼灸治療とはいえませんか？」という質問をたびたび受けた。また，恵比寿で開院してからも，「治療院では中国鍼を使用しているのですよね？」と初診の患者から尋ねられることもよくあった。日本では，鍼灸界でも一般の人の間でも，中医鍼灸治療といえば中国鍼を使うとの誤解がある。しかし，中医鍼灸治療の真骨頂は中医学の弁証論治にあり，鍼は治療の道具にすぎない。もし弁証論治をしっかり行えないのであれば，たとえ中国鍼を使用したとしても，それは中医鍼灸治療とはいえない。つまり，本格的な中医鍼灸治療とは，精緻を極めた弁証論治と，よく修練された刺鍼技術にある。この刺鍼技術で使用する道具は中国鍼・和鍼を問わない。

和鍼の活用

　恵比寿に開院した当初，私はすべての患者を中国鍼で治療していた。中国鍼の30番・32番は日本の3番鍼の太さに相当する。来院する患者のほとんどが鍼治療は初めてで，経験者はそれほど多くはなかった。また，鍼治療に対して怖いイメージをもっていたようで，それが表情から読み取れたのだが，特に対応はしなかった。これは私の反省点である。鍼灸治療に対する理解と認知度が日本と中国では違う。私が長年使ってきた中国鍼がすべての日本人に受け入れられるとは限らないことに気付いた。それからは，患者自身に使用する鍼を選択してもらうようにした。とはいえ，そのことで当院の弁証論治の本質を捨てるわけにはいかない。そのためには，和鍼の活用にひと工夫が必要になってくる。伝統的な和鍼の刺入は，切皮後に刺し手で鍼を縦に持ち垂直に刺入するのが一般的であるが，私の場合は，刺し手で鍼を横に持ち，ゆっくり捻転しながら刺入する。そうすることにより，和鍼でも中国鍼と同様な操作が可能になる。例えば，捻転あるいは提挿の手技を施す場合，横持ちだと，並んでいる示指・中指・薬指の幅で自由に動かすことができ，鍼が軽易に指の幅から離脱することもない。そのため，中医鍼灸のさまざまな手技を活用できる。以下に例をあげて紹介しよう。

【導気法】

　『霊枢』五乱篇には，「徐入徐出，謂之導気。補瀉無形，謂之同精。是非有余不足也，乱気之相逆也」（ゆっくり入れたり抜いたりするのが導気法である。補法でも瀉法でもなく，経気を誘導するものである）と記されている。臨床では，鍼の響きをより早く至らしめる，あるいは響きを強化させるために使われることが多い。

　導気法の操作は，切皮後，直刺で約0.5寸くらい刺入し，そこから，鍼をゆっくり捻転しながら少しずつ0.3寸ほど入れ，その後，ゆっくり捻転しながら少しずつ抜いて元の位置まで戻る。この操作を5分間ほど繰り返す。導気法を行うと，鍼の響きがソフトに周囲に広がり，また，経絡に沿ってゆっくりと伝わる。初心者・体弱者・高齢者あるいは女性に最適の手技である。

【陰経刺法】

　両側の足の太陰・少陰・厥陰経の遠位同名経穴を利用し，施術者の両手を同時に操作する手技である。陰経刺法は陰虚火旺に起因するのぼせ・咽乾口燥・嗄声・低音性耳鳴などの病状に効く。

　私が初めて陰経刺法の成功を実感したのは，1984年，上海市鍼灸経絡研究所外来に勤務していた時のことである。50代の女性，うつ病の患者で，地元の病院では柴胡疏肝散・小柴胡湯・逍遙散などの柴胡剤を長期間，大量に処方されていた。しかし，病状が改善することはなく，煩躁不安・のぼせ・咽乾舌燥・嗄声・不眠・便秘，脈細弦，舌燥裂・紅絳・無苔などの症状があった（初診時の所見）。「口の中が乾燥し，唾液がまったく出ず，話すのが苦しい。これをまず治して欲しい」と患者は強く求めた。これは「柴胡渇肝陰」という古説にぴったり当てはまる状態であろうと私は判断した。「肝主木蔵血，腎主水蔵精，精血同源」である。この病状は肝腎陰虚による虚火上炎で，一方で口舌の津液が虚火により消耗し，一方で腎水が咽喉・舌に上承できないでいるのである。そこで，この複雑な病状に対して，まずは太衝・復溜を取り，陰経刺法を施すことにした。陰経刺法の施術中に，「鍼の酸脹感があり，今徐々に上がっています」「さらに上がっています。今膝を越えました」と患者がその都度報告してくれた。その後，患者は大きな声で「効いている！　口の中に唾液がいっぱい出ています」と興奮気味に言った。

　この患者は，私の陰経刺法を使った最初の成功例である。その後の45年の鍼灸臨床でも，陰経刺法を陰虚あるいは陰虚火旺の病状でよく使い，満足のゆく治効を何度も再現できている。陰虚あるいは陰虚火旺証の専用の鍼刺手技としてお薦めしたい。

■ 弁証論治は中医鍼灸治療の精髄

　弁証論治は中医鍼灸治療の基本理念であり精髄である。もし，その基本理念と精髄から離れるならば，いくら名医の治療でも，中国鍼を使用しても，それは中医鍼灸治療とはいえない。中医理論にもとづいて，望聞問切の四診法および耳診・経絡診・腹診・人中診・爪甲診などの診察法を使い，患者の体質・病状の全体像を把握して証を立て，その証に合う治療法（漢方薬・鍼灸・推拿・気功など）を施すのが中医学の弁

序　章

証論治である。

　さて，現代医学の診察技術の進歩には目を見張るものがあり（CT・MRI・超音波・血液などの検査），中医診療においてもこれを活用すれば，患者の病状・体質を把握するのに大いに役立ち，弁証においても良い材料になる。また，治療後に，現代医学の検査データと照らし合わせることにより，弁証論治が間違っていないことを確認できるだろう。つまり，現代の鍼灸師は最新の現代医学についてもしっかり学ぶ必要がある。

中医鍼灸治療の考え方と選穴

　中医学では，1人の患者に対し，臓腑学説・気血津液学説・経絡学説・六淫学説・衛気営血学説などの視点から，複数の証を立てることができる。しかし，治療するにあたって，立てられたすべての証に対し，治法を設定し，治療を行うことは非現実的である。そのため，臨床では，主証と次証に整理して対応する。ここでは，主証と次証，および鍼灸の速効性・選穴について解説する。

■ 主証と次証 ………………………………………………………………

❶主証を把握し治法を決定する

　主証とは，望聞問切の四診法および耳診・経絡診・爪甲診・人中診などの特殊な診察によって情報を集め分析した，患者のおもな病状と体質を反映した証である。この証をしっかり把握し治法を決定して治療すれば，治効が大いに期待できる。これが弁証論治の主流である。

　例えば，カゼを引いて，悪寒・鼻づまり・鼻水・くしゃみ・頭痛，舌苔白，脈浮緊などの症状が現れると同時に，持病の腰痛がひどくなり，腰の動きがつらいという症例の場合，カゼの弁証は外感風寒証が妥当であり，持病の腰痛は風寒邪気が風寒表証を起こすと同時に，経絡に阻滞し，持病の腰痛を増悪させている寒凝腰痛証といえる。このように，2つの証が立てられるが，風寒表証が主証であり，腰痛証は二次的な次証である。したがって，治法は疏風散寒解表とし，風池・風府・大椎・外関・合谷などの経穴を取り，切皮後，0.5〜0.8寸刺入し，導気法を行った後，灸頭鍼する。この治療により，カゼに対する効果が出るとともに，腰痛も多少軽減されるだろう。次証の腰痛証を先に治療し，腰痛を一時的に軽減することも可能ではあるが，主証の治療をしないままでは再び増悪する。また，風寒表証が治らずに，熱化して増悪する可能性もある。

　このように，主証をしっかり把握し，治療するのが弁証論治の本筋である。

❷主証と次証を同時に治療する

　主証と次証を同時に立てた場合，まず主証を治療するのが一般的である。しかし，時に，主証と次証を同時に治療すると，主証の治りがより早くみられることがある。以下に，例をあげて説明する。

14

風熱表証と便秘の例である。風熱表証により，発熱・頭痛・鼻づまり・黄色く粘稠な鼻汁・咳・黄白色の粘稠痰・やや悪風・口乾口渇・喜冷飲，舌苔薄黄，脈浮数などがある。それと同時に，硬い便・便が5日は出ない・腹部脹満・ガスが溜まり苦しいなどの便秘証がある。まず，主証の風熱表証だけの治療を行ったらどうだろう。治法は疏風清熱解表で，大椎・曲池・風池・尺沢・合谷などの経穴を取る。それぞれの経穴は切皮後，直刺0.5〜0.8寸，瀉法する。この治療で風熱表証のみならば治効が期待できるが，残念ながら，便秘を伴う本症例ではその治効の安定性が悪く，病状は一進一退になる可能性がある。その原因は，便秘が解消できないために，体内の風熱邪が下がっても，排出の出口がなく，体内に残ってしまうせいであり，そのため風熱表証が治りにくいのである。また，さらに悪化し，裏熱証に変化するおそれもある。したがって，本症例の場合，風熱表証の治療とともに，通腑排便泄熱の治法により便秘の治療を同時進行させる必要がある。中脘・大横・天枢・支溝・上巨虚などの経穴を取り，それぞれの経穴は切皮後，直刺0.5〜1寸，瀉法あるいは導気法を行う。この治療により，排熱の出口を作り，熱邪が便とともに排出されれば，風熱表証の治効がより一層加速することになる。

鍼灸の速効性の妙用

鍼灸の速効性によって患者の信頼を得る

　七情失調に起因する精神疾患には，自律神経失調症・うつ病・躁うつ病・不眠症・統合失調症（精神分裂病）などがあげられる。これらの病の弁証は，肝気鬱結証・肝火上炎証・心腎不交証・心脾両虚証・痰濁内擾証・陰虚火旺証などがある。精神疾患の病態は不安定で，治効も確認が難しく，慢性化しやすく，増悪・再発する可能性が高い。診療自体も特殊で，医師と患者の信頼関係が重要になる。さて，その精神疾患の治療において，私は特定の症状に対し鍼灸の速効性を活用し，患者の信頼を得ることで，数多くの成功例を得ている。以下に，その例をあげて紹介する。

　48歳の女性のうつ病の例である。5年前，家庭内のトラブルにより不眠が起こり，近所のクリニックに通い，軽い睡眠剤を飲み始め，半年間で不眠がだいぶ改善されたために薬は止めた。しかし，その後，子供の大学入試の失敗と夫の失業があり，不眠が再発し，うつ状態に陥った。やる気がなく，人と会うのが嫌で，外出ができなくなった。再び通院するようになり，精神安定剤・抗うつ剤・睡眠導入剤などの服用を始めたが，病状は一進一退の膠着状態になった。早く治したいとの思いから，その間，いろいろな薬局で柴胡清肝湯・加味逍遙散・酸棗仁湯などを買い求めたり，複数の鍼灸院で治療を受けたりしたが，効果はあがらず，病状は波のように一進一退を繰り返した。そのため，治療の意欲もなくなり，時に自殺願望さえ起こるようになった。心配した友人が当院を紹介した。初診日の患者は，顔色晄白・艶がない・嘆息を連発する・めまい・立ちくらみ・寝付きが悪く眠りが浅い・怖い夢を見る・動悸不安・軟便・腹脹・ガスが溜まりやすい，舌淡無華，脈細などの症状があった。これは，肝気鬱結・

心脾両虚証と弁証できる。内関・郄門・膻中・心兪・脾兪・中脘・気海・足三里を取り，膻中は切皮後，下に向け，沿皮刺0.5寸，刮法を施し，ほかの経穴は切皮後，それぞれ直刺0.5〜1寸，捻転補法した。2回の治療後，動悸不安は多少軽くなり，たまに外出散歩できるようになった。第3診の時に，患者は昨日からしゃっくりが出ていると言う。家族と激しい口論をした後に起こった。そのため，一晩中眠れずに辛かったとのこと。患者はまったく元気がなく，しゃっくりが頻発するために，話すこともままならず，胸脇部が痛み，息も足りないと苦痛を訴えた。このような状況では，一刻も早く，しゃっくりを止めることが重要だと私は考えた。「大丈夫ですよ。鍼灸治療はしゃっくりを止めることができます。ご安心ください」と丁寧に説明すると，「本当ですか」と患者は不安と期待の入り混じった目で私を見た。「心胸内関謀」という名言がある。内関は手の厥陰心包経の一穴であり，開胸理気・和胃安神の治効がある。また，気会の膻中は理気行気補気の治効がある。しゃっくりは気機逆乱による症状であるから，内関と膻中をセットで用いれば必ずや効果がある。その際，膻中は切皮後，沿皮刺0.8寸，15分間の刮法を施し，内関は切皮後，直刺0.5寸，ゆっくり導気法を行う。施術しているうちに，患者のしゃっくりは徐々に減り，ついには止まった。25分間の置鍼をする間に，患者のいびきの音が聞こえてきた。一晩中眠れなかったためであろう。抜鍼中に患者は目を覚まし，「今，どこにいるのでしょう？」「ビックリした。簡単に2箇所を刺しただけでこんなに効果があるなんて」と嬉しそうに言った。

　このしゃっくり治療の体験により，患者は鍼灸治療に絶対的な信頼をもつようになり，その後の治療にも積極的に協力してくれるようになった。半年の弁証論治により，不眠は薬を飲まなくてもよくなり，家事ができるようになった。外出・買い物も楽しく，うつのことをすっかり忘れたかのような日常生活を送っている。

鍼灸の速効性は止痛だけではない

　最近，鍼灸止痛の速効性が世の中で認知されてきている。しかし，鍼灸治療の現場からすると，止痛は鍼灸の速効性の一角を占めるに過ぎない。鍼灸治療は人体の臓腑・経絡などを調え，気血のめぐりを良くする。その調整作用があるからこそ，さまざまな疾病の治療ができ，時に劇的な速効が得られる。

　例えば，喘息がある。咳が止まらず，咳と同時に尿漏れなどの随伴症状が起きて困っているとき，西洋医学でも対応は可能である。ステロイド剤・気管支拡張剤・鎮咳剤などの投薬により，症状は緩解する。しかし，喘息の咳の発作に対し，その都度ステロイド剤の投薬を続けていると依存性を生じてしまう。また，ステロイド剤の副作用もある。すると，患者もほかの方法を求めるようになる。鍼灸治療は，喘息の急性発作を止めることができる。私には喘息発作治療の多数の成功例がある。次にその症例を紹介する。

　甲府から来院した50代の男性，喘息歴は30年。ステロイド剤・気管支拡張剤・去痰剤などを常用している。天候の変化・疲れなどにより喘息・咳の急性発作が起こり，緊急入院することが日常茶飯事である。そのような生活から逃れたく，友人の紹介で

来院することとなった。初診日前日の夜，喘息発作が起こった。本人は病院へ行くか，鍼灸治療を受けるか迷ったが，家族が「友人の喘息発作はその鍼灸院の治療ですぐに止まったらしいよ」と勧めるので来院。患者は顔色蒼白で，倦怠顔貌，ヒューヒューという喘鳴音が聞き取れた。呼吸困難・息が足りないので話すこともできない。私は早速，定喘穴を取り，導気法を5分間，刮法を5分間，交互に行ったところ，喘鳴音が徐々に小さくなり，次第に消えていった。その後，列欠に切皮し，太淵に向け横刺，刮法を5分間行った。置鍼を15分間する間に，定喘穴に2回灸頭鍼を行った。抜鍼後，喘息は完全に止まった。顔色は血の気が戻り，話すこともできるようになり，患者は「すごい。鍼灸がこんなに効くなんて。これからも治療をよろしくお願いします」とニコニコしながら言った。

　さらにもう1つ，鍼灸の速効性について紹介しよう。カゼの初期には，悪寒・頭痛・全身の関節や筋肉の鈍い痛み・くしゃみ・鼻づまり・鼻水などの症状がある。鼻水が止まらないときは，薬を飲めば効果はあるが，薬が嫌いな人もいるだろう。そんなときに鍼灸治療を行えば，薬と同様の速効性を得ることができる。風池・風府・後項（奇穴。督脈上，後髪際より下1寸にある）・外関を取る。風池は鼻尖に向け斜刺1寸，導気法。風府は切皮後，下に向け斜刺0.8寸，導気法。後項は切皮後，直刺0.5寸，導気法。外関は切皮後，直刺0.3寸，平補平瀉法。置鍼30分。その間にすべての穴に灸頭鍼する。その後，遠赤外線で治療する。導気法をしているうちに，詰まっていた鼻はすぐ通り，呼吸が楽になる。治療後，悪寒・関節や筋肉の痛みもだいぶ軽減し，体がホカホカと温かくなるという効果もみられる。

　以上，鍼灸の速効性についていくつかの例を紹介したが，これはごく一部である。ぜひ，鍼灸速効性の真意を深く理解し，さまざまな疾病に挑戦し，その実用性の高さを体感していただきたい。

■ 選穴について

❶常道から外れた選穴

　証を立てたうえで，適切な経穴を選ぶ。その流れで行うのが弁証論治であるが，臨床ではその常道から外れた選穴もよくみられる。

①**経穴を多めに取る**　多めに取れば必ず証に当たる経穴があるとの考えからである。各経穴の作用・適応病症を把握しておらず，「下手な鉄砲も数撃てば当たる」の選穴である。そのため，治療効果は得られないし，効果があったとしてもその理由はわからない。これでは，証を立てる意味はない。このような選穴は止め，ぜひ，経穴の作用・性能・適応症および経穴と他穴の相互関係などを深く勉強していただきたい。

②**愛用する経穴を選ぶ**　どんな病気に対しても，まず自分が慣れた好きな経穴を取る習慣をもつ鍼灸師がいる。来日後，友人の鍼灸院を訪ねて治療を見学した。高血圧が原因の頭痛の患者であり，1カ月の治療で頭痛は多少軽くなったが，時に激しくなることもあり波のように不安定であった。友人はいつも太陽穴・印堂穴・百会・

曲池・合谷・圧痛点を取り，施術しているとのこと。なぜ毎回同じ経穴を取って治療するのかと聞くと，「愛用しており，得意な経穴です」と答えた。「ただ，１カ月の治療で，最初は効果があったのに，その後効果があがらず，一進一退です。自分でもなぜかわかりません」と言う。私が患者の頭痛の状態を調べると，両側頭部を中心にする頭痛であり，口苦・口乾・便秘，舌紅・苔黄糙，脈弦などを随伴することがわかった。これは肝火上炎による頭痛である。そこで，「今取った経穴に加え，上炎している肝火を瀉す経穴を取るとよいですよ。例えば，支溝・陽輔・足臨泣・行間・上巨虚を加えてはどうでしょう」と友人に提案した。２週間後，友人からの電話があり，「先生に教えていただいた通りに治療した結果，患者の頭痛はだいぶ消えました。薬を飲まなくても頭痛の発作も出ません。良かった。本当にありがとうございました」との報告を受けた。選穴は，愛用する経穴を安易に取るのではなく，しっかり弁証論治の視点から考えるべきである。

❷特定の要穴〔特定穴〕の選択と使用

鍼灸治療の効果を高めるためには，特定穴の理解と選択が重要である。また，特定の要穴以外にも臨床でよく使われる経穴がある。例えば三陰交もそのうちの一つである。

特定の要穴〔特定穴〕としては，背部の兪穴・胸腹部の募穴・肘膝以下の五輪穴（井・榮・輸・経・合）・十二原穴・十五絡穴・十六郄穴・下合穴・八脈交会穴・八会穴および各経の交会穴などがあげられる。それぞれ各自の作用と効き目をもつため，まず中医学にもとづいた理解が必要である。以下に，兪穴・募穴・五輪穴・下合穴・八会穴および三陰交について解説する。

【兪穴】

背部兪穴は腰背部の膀胱経の第一線上にある。各背兪穴の位置は各臓腑と近く，各臓腑の病気を反映するため，各臓腑の病気の治療に用いられる。『霊枢』背腧篇には「按其処，応在中而痛解，乃其腧也」（背兪穴を押すと，その相関する内臓の病気を解消することができる）とある。例えば，狭心症発作時，背部の心兪・厥陰兪に硬結と圧痛が現れる。心兪・厥陰兪を２～３分間按揉したり，刺鍼後に導気法を行うと，狭心症による前胸部の激痛は軽減し，その治効がわかる。

【募穴】

胸腹部の募穴もまた各臓腑の近隣にあり，各臓腑の気が集まる所である。例えば，中脘は胃体部の近隣にあり，中極は膀胱の近隣にあり，期門は肝の近隣にある。そのため，各臓腑に病が発生したとき，各募穴にすぐ圧痛などの反応が現れ，その募穴に鍼・灸をすれば治効が得られる。

元代の鍼灸家・滑伯仁の『難経本義』の注釈には「陰陽経絡・気相交貫，臓腑腹背，気相通応」（陰陽の気・経絡の気は相互交接・連貫し，五臓六腑・腹部背部もその気が相互交接・連貫するという意）とある。つまり，背部の兪穴と胸腹部の募穴は相互に関連し，臓腑にいったん病気が生じると，兪穴と募穴に異常反応が現れ，そこに刺鍼治療をすれば，有効だということである。これは臨床でよく使われる兪募配穴法である。

【五輸穴】

井・榮・輸（原※）・経・合の五輸穴もまたよく使われる経穴である。『霊枢』九鍼十二原篇には「所出為井，所溜為榮，所注為腧，所行為経，所入為合，二十七気所行，皆在五腧也」とある。これは，経脈の気が四肢の末端から頭顔面体幹へと，水の流れのように，小から大へ，浅から深へと，流れる様子を示している。経気の出始めは，水の源泉・井穴であり，位置は四肢末端の爪甲部にある。経気が少し増え細い流れになるポイントが榮穴であり，位置は手足のMP関節近くにある。経気が徐々に大きくなり灌流状態になるポイントが輸穴であり，位置は手関節・足関節近くにある。経気がさらに盛んに流れるポイントが経穴であり，位置は前腕と下腿部にある。経気が深く入り，水流の合流状態になるポイントが合穴であり，位置は肘関節・膝関節近くにある。

①**井穴**　井穴は，陰陽交会・気血の流れの始点である。開竅・醒脳・瀉実の作用をもち，臨床では，意識不明・躁動不安・咽喉腫痛などによく使われる。

②**榮穴**　榮穴は，臓腑の火熱を瀉することができる。そのため，火熱邪気による発熱・口渇・煩躁・便秘などに効く。いわゆる「榮主身熱」である。

③**輸穴**　輸穴は，益気化湿・通経活絡・散瘀止痛の作用をもち，寒湿邪気の滞りによる関節筋肉の重くだるい痛み，あるいは水湿による浮腫・喘息・咳嗽・下痢などに効く。いわゆる「輸主体重節痛」である。

④**経穴**　経穴は，疏通経絡・清熱散寒の作用をもち，臨床では外感風寒による悪寒・発熱・咳・鼻づまりおよび女性の寒凝胞宮による月経痛・経行不暢などに効く。また，三焦火盛による脇肋の痛み・目赤・口苦・便秘に手の少陽三焦経の経（火）穴である支溝を瀉すれば，清熱瀉火の治効がある。

⑤**合穴**　合穴は，補益精気・調整臓腑機能の作用をもち，臨床では臓腑機能失調・気機不和による脹満・逆気・結滞・下痢などに効く。特に，胃腸の病および慢性病でよく使う。

※**原穴**　手・足の三陰経・三陽経はそれぞれ1つの原穴をもつ。そのうち，手・足の三陰経の場合，原穴と五輸穴の輸穴は同じ経穴になる。原穴の意は『難経』六十六難に詳しい。曰く「臍下腎間動気者，人之生命也，十二経之根本也，故名曰原（気）。……五臓六腑之有病者皆取其原（穴）也」（原気は臍下腎間動気（丹田の気）から始まり，人間の命および十二経絡に関わる重要な気である。故に，五臓六腑に病気が発生した場合，その原穴を取って治療する）とある。また，『霊枢』九鍼十二原篇にも「五臓有疾也，応出十二原，而原各有所出，明知其原，……而知五臓之害矣」（内臓に病があれば，その徴候が十二原穴に現れる。十二原穴はそれぞれの居場所がある。原穴を観察すれば，内臓に起こった病害がわかる）とある。臨床では，十二原穴の役割は重要である。

上述の五輸穴のそれぞれの作用と治療を理解したうえで，五行の相生関係を結合し，『難経』七十五難の「虚則補其母，実則瀉其子」にもとづいて五輸穴の母子補瀉法を行う。これは臨床でもよく使われる。

【下合穴】

　下合穴は，六腑がそれぞれ下肢にもつ合穴であり，故に六腑下合穴とも称する。『素問』咳論には「治府者治其合」とあり，下合穴は六腑病の専用経穴である。『素問』五臓別論には「六府者，伝化物而不蔵。故実而不能満也……水穀入口，則胃実而腸虚，食下，則腸実而胃虚」とある。つまり，六腑の働きは水穀の消化・転送であり，いったん六腑が詰まると病気が生じ，腑実証となる。下合穴はこの六腑の実証に効果がある。例えば，暴飲暴食・偏食などによる胃脘脹痛・げっぷ・呑酸・下痢・消化不良・腸鳴などの胃腸実証の場合に，足三里（胃の下合穴），上巨虚（大腸の下合穴）を取り瀉法を用いると，素晴らしい治効が期待できる。

【八会穴】

　八会穴は，『難経』四十五難において紹介されている8つの会穴である。すなわち，臓会章門，腑会中脘，気会膻中，血会膈兪，筋会陽陵泉，脈会太淵，骨会大杼，髄会絶骨である。臨床では，八会穴の使用頻度はとても高い。そこで，気会の膻中を例として説明しよう。

　会というのは集合・集まりの意であり，気会の膻中は元気が集まるポイントと理解できる。補気・利気・寛胸の作用をもち，また膻中は両乳房の間にあり，女性の産後の催乳効果もある。臨床では，元気不足による胸悶・気短・息不足・疲れやすい・脱力感などに効く（灸）。足三里・百会を加えれば，補気の治効をさらに高めることができる。胸部外傷により胸部気滞が起こり，激しい胸痛・深呼吸や咳もできない場合に，膻中を取り，切皮後，沿皮刺0.3〜0.5寸，刮法を3分間施せば，鍼の響きが膻中からじわじわと広がって，鎮痛効果が出る。七情失調に起因するうつ病で，胸部が重苦しい・息不足・嘆息をよくする・気分が落ち込みやすい・やる気がないなどの症状がある場合は，膻中をローラー鍼で5分間刺激した後にカマヤミニ灸を据えれば，寛胸・利気・解鬱の治効が期待できる。

【三陰交について】

　三陰交は，特定の要穴ではないが，臨床では使用率が高いので，特に解説しておきたい。三陰交は女性の月経・妊娠・分娩・閉経およびホルモンに作用することでよく知られる要穴である。足の太陰脾経の経穴の一つであり，足の少陰腎経・足の厥陰肝経と交会する経穴である。故に三陰交と称される。三陰交は養血調経・健脾化湿の作用をもち，女性の月経不調・月経痛・一時停経などに対して効果がある。切皮後，直刺0.5寸，導気法を行う。また，逆子・分娩困難・陣痛無力の場合は，切皮後，平補平瀉法を行えば，効果が期待できる。脾気虚による水湿停滞で，下痢・浮腫・体が重くだるい・消化不良・食後腹脹などの症状がある場合は，切皮後，直刺0.5寸，導気法をした後に灸頭鍼をすれば有効である。三陰交は特定穴として分類はされていないものの，要穴の一つといえる。

第1章

全身症状

CASE 1

高脂血症

患　者　女性，50歳，主婦，身長152cm，体重56kg。

初診日　2002年3月26日

主　訴　高脂血症

現病歴　3年前の健康診断で，総コレステロール284mg／dl，LDLコレステロール135mg／dl，中性脂肪180mg／dlであった。食事のコントロールで，一時的に総コレステロールは260mg／dl，中性脂肪は140mg／dlに下がったが，今年3月の検査で，総コレステロール280mg／dl，LDLコレステロール130mg／dl，中性脂肪185mg／dlと，ほぼ元の状態に戻ってしまった。医者から薬を薦められたが，何か良い漢方薬があればと思い，相談に来た。

望　診　肥満体で，顔色がやや黒く，しみが多い。

問　診　46歳で閉経後，体重が急に7kg増えた。体が重くてだるい，手足がむくみやすい。慢性的に肩こりがあり，ひどくなると頭がズキズキと痛くなる。食欲は普通で，便秘ぎみ。大腿部に血管が浮いていて，左足の静脈瘤が腫れており，ときどき足のむくみがみられる。以前から間食する習慣があり，甘いものをよく食べていたが，この2～3年は控えている。

舌　診　舌質やや暗・舌体胖大・歯痕あり・舌苔白膩。

脈　診　沈・滑・重按有力。

既往歴　特になし

西洋医学的診断　高脂血症

(高橋楊子)

第1章　全身症状

 ## 治療へのアプローチ　｜高橋楊子

弁証

弁証結果

弁証：痰瘀互結
治法：化痰祛瘀
処方：桂枝茯苓丸加薏苡仁 合 竹筎温胆湯
　　　桂枝茯苓丸加薏苡仁　5.0g／日，分2
　　　竹筎温胆湯　5.0g／日，分2
　　　そのほか，山楂子5g，決明子5g，魚腥草10gを一握りの烏龍茶とブレンドし，10〜15分間くらい煎じて，お茶として飲むことを勧める。

解説

　　桂枝茯苓丸加薏苡仁――活血化瘀・利尿祛湿
　　竹筎温胆湯――化痰清熱
　　山楂子――活血消脂
　　決明子――清熱通便
　　魚腥草――利尿解毒
　　烏龍茶――利尿消脂

　桂枝茯苓丸加薏苡仁は，活血化瘀・利尿祛湿の作用があるので，痰瘀互結タイプの高脂血症にも使える。竹筎温胆湯は化痰燥湿・清熱除煩の働きがある。

　山楂子は脂肪分解酵素が豊富で，活血化瘀のほかに，化痰消脂（消肉積）の作用が有名である。コレステロールや中性脂肪の値の高い，肥満・動脈硬化・狭心症などの人によく使われている。決明子は日本でハブ茶としてもよく使われており，清熱明目・利尿通便の作用がある。また現代薬理学の研究によると，コレステロールや中性脂肪の降下作用も認められている。魚腥草は清熱利尿・解毒排膿作用があり，「ドクダミ」とも呼ばれるように体内の毒素を排除する働きがある。これらを烏龍茶（利尿消脂）とブレンドして，お茶として飲むことにより，体内に溜まったコレステロールや中性脂肪を徐々に排除することができる。自覚症状が少ない，あるいはない人には気軽に使える。ただし下痢ぎみの人には決明子を少なめにする。

　また，日頃から間食・甘いもの・卵類・肉類を控え，できるだけ海藻類・野菜類を多く摂取し，また毎日30分くらい歩くことを患者に勧める。

CASE 1　高脂血症

治療経過

2診　便通が良くなり，むくみも減ってきた。同じ処方を続ける。

3診　体重が1.5kg減り，体が軽くなった。肩こりも軽減した。同じ処方を続ける。

　　3カ月後の血液検査の結果：総コレステロール210mg/dl，中性脂肪120mg/dl。

　　体重も3kg減り，体の重だるさや肩こりがかなり楽になった。毎日便通があり，むくみも軽減した。舌暗は少し改善したが，歯痕はまだ残っている。舌苔薄白。脈が中取滑有力となった。その後，予防のためブレンド茶を毎日欠かさず飲み続け，症状に合わせて，時には漢方薬も飲んでいる。

症例分析

　　食生活の欧米化・過食・運動不足などによって，高脂血症になる人がかなり増えてきた。初期の段階では，特に自覚症状がないので，気にしない人もいる。しかし，中医の予防医学の角度からみれば，コレステロールや中性脂肪の高値は，健康の枠からはみ出したシグナルである。そのまま放っておけば，コレステロールや中性脂肪はどんどん体内や血管内壁に蓄積され，動脈硬化・狭心症・脳卒中，あるいはがんなどの引き金となる。

　　自覚症状が少ない，あるいはまったくない高脂血症の患者に対して，よく「弁証＋弁病」の手法が使われる。

　　高脂血症は個々の体質差により，いろいろな証に分けることができる。弁証は，いうまでもなく中医学治療の魂である。望・聞・問・切の四診を駆使して，自覚症状・他覚症状・生活習慣・家族歴などを掘り起こし，「証」を立てることができる。自覚症状がまったくない場合は，他覚症状（特に色診・舌診・脈診・体格など）に重点を置き，また生活習慣・家族歴を参考にして，「証」を絞り込むことができる。つまり「証」の見立てをするため，四診を上手に使えるかどうかが問われるのである。自覚症状だけでなく，他覚症状および生活習慣・病歴・家族歴などはすべて「証」を導く大事な材料である。

　　弁病は，現代医学の発病メカニズムにもとづき，中医学的な考え方で病気の性質を分析することである。例えば，高脂血症の弁病では，おもに津液代謝失調による「痰湿（濁）内停」，血流の異常による「瘀血内停」，および両者混合の「痰瘀互結」があると考えられる。なかでも特に「痰瘀互結」の混合タイプが臨床では多くみられる。

　　本症例では，「弁証」と「弁病」の手法を使って弁証論治を行った。

▶ 症状の分析

●肥満体・手足のむくみ・コレステロールと中性脂肪の値が高い・以前から間食・甘いものをよく食べていた——過食・甘いものの摂り過ぎにより，痰湿（ドロドロの

第1章　全身症状

汚い水分・脂肪）が生じ，体に蓄積している。
- 体が重くてだるい——痰湿停留のため，陽気の上昇が妨害されて，体が重くてだるくなる。
- 顔色がやや黒い・しみが多い。肩こり・ひどくなるとズキズキする頭痛が起こる。太腿に血管が浮き，足の静脈瘤が腫れる——血液瘀阻を示す。痰湿が血中に停留することで，血液をドロドロにさせて，血流を悪くさせてしまっている。
- 便秘ぎみ——痰瘀が混じり合って，脾の運化機能や腸の正しい蠕動を妨げていることと関係する。
- 舌質やや暗は，血液瘀阻を示す。舌体胖大・歯痕・舌苔白膩は，痰湿内停を示す。合わせて痰瘀互結を提示する。
- 脈が沈滑で，重按有力——痰湿内停の実証を示す。

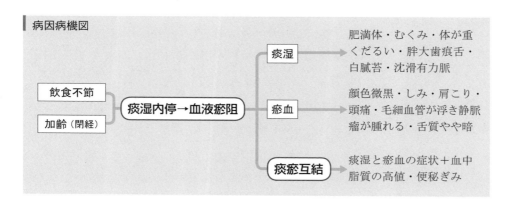

病因病機図

弁証のポイント

- 飲食不節および閉経後の体重増加は，高脂血症の発症と関係する
- 肥満・体が重くだるい・胖大歯痕舌・白膩苔・沈滑有力脈は痰湿を提示し，顔色やや黒・しみが多い・肩こり・頭痛，舌やや暗などは血液瘀阻を提示するので，この血中脂質の高値は痰瘀互結と判断する

アドバイス

弁証における鑑別点

瘀血を見逃さない

顔色がやや黒い・舌質がやや暗い・毛細血管が浮いている・下肢静脈瘤が腫れるなどは，血液瘀阻を示す症状である。また，慢性肩こり・ひどくなると頭痛がズキズキするのは，血流瘀阻による「不通則痛」と判断する。

発病の経過をみると，食事のコントロールにより一時的にコレステロールと中性脂肪の値は下がったものの，再び悪化している。これは痰湿以外にも何らかの原因（ここでは瘀血）が絡んでいた証拠である。故に治療は必ず化痰と活血の両方から行わなければならない。

脾気虚が存在しているか

本症例の痰湿の原因は，次の3つの理由により脾気虚であると主張する方もいるが，いかがだろうか。

理由その1，甘いものを食べ過ぎたこと。甘いものは脾の運化機能を失調させて，飲食物を精微に化生できず，逆に痰湿を生じさせる重要な原因になる。もし食欲不振・下痢あるいは脈が弱ければ，脾虚痰湿と判断するのは正しい。しかし，本症例は食欲が普通で下痢もなく，脈も有力であるので，脾虚痰湿証ではなく，痰湿内停の実証と判断するほうがよいだろう。治療は燥湿化痰を中心とする。健脾益気の六君子湯ではなく，健脾化痰の温胆湯・二陳湯を選ぶべきである。

理由その2，肥満体であること。「肥人多気虚」「肥人多痰湿」といわれるように，肥満体は，気虚とも痰湿とも関係している。いずれに関係しているかを見分けるポイントは，主訴・舌診・脈診である。この症例の肥満は，疲れやすい・元気がないなどの気虚の症状がなく，脈も実証を示しているので，痰湿内停と判断する。

理由その3，舌質胖大・歯痕があること。このような舌はおもに脾気虚・腎陽虚・水湿内停と関係している。本症例は食欲が正常で，冷え性もなく，また脈が沈滑脈・重按有力なので，痰湿内停と判断するほうが理に適っている。

腎虚が存在しているか

腎虚の存在もあると判断する方もいる。

理由その1，顔色が黒いこと。顔色の黒さは，腎虚だけでなく，瘀血などとも関係する。本症例には，腎虚を示す腰膝酸軟・耳鳴り・冷え・頻尿・夜間尿・尺脈弱などの症状がまったくなく，むしろ頭痛・舌暗・血管が浮き静脈瘤などの瘀血症状がはっきり存在しているので，瘀血を取り上げるほうが正しい。

理由その2，46歳の閉経後に発症したこと。たしかに女性は40代後半になると，腎機能がだんだん弱くなってくる。しかし腎虚になっているかどうかは，あくまでも自覚症状・他覚症状により見分けなければならない。初診では腎虚の症状がないので，腎虚の見立てには無理がある。

▶ 生活指導

高脂血症の治療においては，もちろん食事と運動の指導をしなければならない。食事の面では，食物繊維に富んだ海藻類・キノコ類・根菜類などは，水分や脂肪の新陳代謝・排泄を促進させる働きがあり，ニンニク・タマネギ・ネギ・ショウガ・黒キクラゲ・モモなどは血行を促進し，老廃物を取り除いて，血液をサラサラな状態に戻す働きがあるので，普段から多めに摂取するほうがよい。

第1章　全身症状

治療へのアプローチ　｜　呉 澤森

弁証

弁証結果

弁証：痰湿内盛・兼有瘀血
治法：化湿祛痰・活血行血
選穴：脾兪・胃兪・三焦兪・気海兪・中脘・水分・陰陵泉・豊隆・膈兪・血海・肩井・合谷・太衝・外関
手技：脾兪・胃兪・三焦兪は切皮後，椎体に向け斜刺0.5寸，平補平瀉法。気海兪・膈兪は切皮後，椎体に向け斜刺0.5寸，導気法。中脘・陰陵泉・豊隆・外関・水分・合谷・太衝・血海は切皮後，直刺0.3〜0.8寸，導気法。肩井は切皮後，沿皮刺0.3寸，刮法。

解説

脾兪・胃兪・三焦兪・気海兪・中脘・水分・陰陵泉・豊隆——理気・化湿・祛痰
膈兪・血海・肩井・合谷・太衝・外関——活血・行血・通絡

症例分析

　高脂血症は代謝疾患の一つである。本疾患には，それだけでは自覚症状を起こさないという特徴があり，健康診断の血液検査により発見されることが多い。本症例も同様の経過を辿っている。では，中医学的には，高脂血症をどのように弁証論治すればよいだろうか。次のように分析する。

　まず，中医学には高脂血症の定義はない。しかし，高脂血症に罹っている患者の臨床所見からみると，その多くは「痰濁」「血瘀」「湿邪」「食滞」などの病因が関与していると考えることができる。

　正常な場合には，津液の生成・輸送・排泄は，五臓の肺・脾・腎と密接な関係をもっている。なかでも脾の働きの強弱は重要である。脾は水穀と水液の運化を主っている。本症例の場合には，特に水液の運化に着目する必要がある。患者は以前から間食が多く，甘いものをよく食べていた。そして，脾胃の受納・運化作用が追いつかなくなった結果，脾胃は傷付き，発症の基礎が作られたのである。脾胃が傷付いて水液を運化する機能が失調すると，水湿が体内に停滞し痰湿が形成される。その痰湿が長期間取

CASE 1 高脂血症

り除かれなかったため，質が変わって頑固な痰濁になった。痰濁は全身のあちこちに流注することができる。経絡に停滞したことにより，経気の流れは阻まれ，慢性的な肩こりが起こった。全身の皮下組織に流注・分布したことにより，体が重くてだるい・体重が増えるなどの症状が現れた。さらに水湿が四肢に留滞したことにより（脾は四肢を主る），水液は外し，手足がむくみやすいという症状が現れた。故に『素問』至真要大論には「諸湿腫満，皆属于脾」（諸の湿の腫満するは，皆脾に属す）と書かれているのである。また，痰濁が血脈に流注・停滞すれば，血液の流れは妨げられ，緩慢になったり停滞したりして瘀血が形成される。本症例では，その瘀血により，大腿部の血管が浮き，左足には静脈瘤が現れている。さらに，顔色がやや黒い・舌質やや暗色という症状も瘀血の存在を示している。患者の全体像からみると，痰湿が中心となっているが，瘀血も同時に存在していることがわかる。そのため，本症例の弁証は痰湿内盛，同時に瘀血も兼有となる。

▶ 弁証のポイント

舌象・脈象をしっかり把握する

　高脂血症は，自覚的にも他覚的にも一目でわかりやすい症状がないので，診察の際に困難または不明なことも多いだろう。しかし，人体は内臓の変化があれば，必ず体表の特定の場所にその徴候が現れる。朱丹渓の『丹渓心法』に「欲知其内者，当以観乎外，診於外者，斯知其内。蓋有諸内者形諸外」（患者の体内変化を知りたいならば，その人の体表を観察すべきである。体表を診察すれば，体内の変化を知ることができる。これは，体内に諸変化があれば，必ず体表に現れるということである）とあるように，舌象・脈象の結果は体内の変調を判断する有力な根拠となる。本症例の舌象・脈象は舌体胖大・歯痕あり・舌苔白膩・脈沈滑であるので，痰湿の存在を示し，痰湿内盛の弁証根拠になる。

体の症状は舌象・脈象と一致する

　患者の，46歳で閉経後体重が急に7kg増えた・体が重くてだるい・肩こり・手足のむくみなどの全身症状は，痰湿内盛により経絡の流れが阻滞し，経気不暢となった結果である。これは上述の舌象・脈象の結果とも一致する。このように，高脂血症の臨床症状が少なくとも，全身の症状から痰湿内盛の弁証の有力な補助根拠を導くことができる。

弁証のポイント

● 舌象・脈象をしっかり把握する
● 体の症状は舌象・脈象と一致する

29

第1章　全身症状

アドバイス

▶ 弁証における鑑別点

脾腎陽虚について

　まず，脾腎陽虚の定義から考える。陽虚の場合には，必ず気虚の症状＋内寒の症状がみられるはずである。ところが，本症例では，冷え・寒がり・五更泄瀉などの内寒症状は一切みられない。したがって，脾腎陽虚とは弁証できない。

腎気虚・腎精不足について

　本症例の問診では，46歳で閉経したあと体重が急に7kg増えた・体が重くてだるいなどの症状が確認されている。また，現病歴によると，3年前の健康診断で血液検査により高脂血症が発見されている。患者の年齢が初診時に50歳であったことから，高脂血症は閉経後に発生したと推測できる。女性の一生には，初潮・妊娠・閉経という激動の時期がある。これらは生理的な現象であり，女性の腎気の成長・発育・成熟・衰弱の表れである。したがって，閉経期（更年期）には，一方では，腎気虚弱により，月経不順・のぼせ・汗をかく・イライラなどの不定愁訴が起こり，もう一方では，月経不順・不定愁訴をコントロールしようとする力も働く。正常な状況においては，相反するこれら2つの力が互いに制約し合いながら，無事にかつ短期間に月経は閉止する。しかし，更年期にストレス・過労などが加わり，コントロールの力が低下すると，不定愁訴は増悪し，月経不順も長期化してしまう。このような状態が更年期障害である。

　以上の関係を整理したうえで，本症例を検討してみよう。本症例の高脂血症が発見された時期は閉経後の更年期である。しかし，本症例の望・聞・問・切による情報では，通常の更年期障害によるのぼせ・ほてり・汗をかく・イライラ・不眠などの症状は一切みられず，患者はうまく更年期を越えたことを示している。50歳の女性，あるいは閉経期の女性は，（青・中年と比較して）腎気が生理的に弱くなることを理解しておく必要があるが，この患者の場合には，この生理的な低下が，現在，体を害してはいない。また，高脂血症発症の直接的な原因ともいえない。したがって，本症例の弁証では，腎気虚あるいは腎精不足は，しばらく傍らに置いたほうがよいだろう。

脾気虚について

　脾は後天の本で，水穀を運化する。本症例の場合には，痰湿と脾気虚の両者をどう位置付けるか，つまり脾気虚を重点にするか，痰湿を重点にするか，その比重がポイントとなる。理論的に考えると，まず，食事不摂生・ストレスなどが原因で脾胃の運化機能が損なわれ，運化不利によって水湿が停滞し，痰湿が形成されたという経過がある。つまり，脾気虚と痰湿は因果関係をもつ。ところが臨床では，停滞する痰湿が増え，痰湿による被害が激しく広範囲に及んだ場合，そのときの臨床所見は，脾気虚による症状（疲れやすい・軟便・下痢・食欲不振など）よりも痰湿による症状（肥満・体が重くだるい・むくみなど）が顕著に現れる。しかし，標本関係からいうと，あく

30

まで脾気虚は本で，痰湿は標である。

　本症例に戻ってもう一度検討すると，望・聞・問・切の四診では，脾気虚による所見はみられない。証を立てる目的は治療である。したがって，「急なら，標を治す」という治療原則にもとづいて，本症例の弁証は，痰湿を重点に置いたほうが適当であろうかと思う。痰湿を除去していくときに脾気虚による症状が出てくる可能性も十分あるので，脾気虚の治療は次のステップとして考えたほうがよいだろう。

▶ 症状が現れない高脂血症をいかに弁証論治するか

　以前，高脂血症について講演をしたときに，「高脂血症の患者は症状をもっていませんが，中医弁証はできますか」という質問があった。たしかにこのような疑問をもっている方は少なくないだろう。そこで，この問題について私見を述べたい。

　まず，症状からみてみよう。例えば，排便を例として考える。

　①排便の回数：ある患者は受診時に次のように語った。「私は朝起きてから1回，それから朝食後1回，出勤途中あるいは昼食後1回，夕食後にもときどき1回排便します。便は普通だし，快便です」。正常の場合は1日に1回あるいは2回の排便であるが，この患者は1日に3～4回の排便で，患者は，食べれば出るというのは理想的で気持ちも良いと自分なりの解釈をしていた。しかし，中医学的に考えると，けっしてそうではない。これは，脾胃の運化失調の表れで，昇清できないために，食べた水穀物の下伝が過度に速くなっているのである。さらに，問診により追求すると，疲れやすい・気力がないことなどがわかった。

　②排便の様子：診察のときに，排便の様子を聞くと「私は毎日排便があります。便は硬くありません」と自信をもって答えた患者がいる。この答えだけでは，何の異常もないように思われる。ところが，もう一歩踏み込んで追求すれば，いろいろな疑問点が出てくる可能性がある。「便は硬くないということですが，便の様子を具体的に教えてください」と聞くと，「どちらかというと軟らかいですね」と答えた。さらに「排便には時間はかかりますか」と聞くと，患者はこの質問を聞くや，目を見開いて「そうなんですよ。家にはトイレが1つしかなくて，よく家内に，『お父さん，早くしてよ，子供も使いたいよ』と言われるのです。排便はゆっくりで約30分かかります。軟らかいけれども，なかなか出にくいですね。これは，10年前からのことで，慣れました。50代になったから，排便時間がかかることは当たり前でしょう」と説明した。患者としては正常だという認識だが，中医学から考えると，これは気虚による推動作用の低下で排便の力が弱くなって便が出にくいのであり，排便不暢という症状である。

　このように排便についての問診では，上記の2点からだけでも，いろいろな情報を得ることができる。排便の時間・便の性質についてさらに詳しく追求すれば，情報はより多く得られることだろう。

　中医学の問診は非常に綿密に追求することが大切である。排便のこと一つをとってみても，多方面から患者の話を引き出していけば，弁証の根拠はずっと増えるはずで

第1章　全身症状

ある。問診法をうまく確実に活用すれば，弁証力の進歩はより早くなるだろう。

　次のポイントは，脈診・舌診を大切にすることである。脈診・舌診は患者の体内変化が体表に現れた客観的な徴候である。したがって，脈診・舌診の徴候から患者の五臓六腑・気血・津液の変化を分析・把握することができる。

　本症例に戻って考えると，まず，脈舌の変化は一致していることがわかる。舌体胖大・舌苔白膩，脈沈・滑・重按有力。これは，痰湿内盛の徴候である。舌質やや暗色は少し瘀血があることを示している。舌の歯痕は脾気虚と考えられる。ただ，この段階の脾気虚は重要な部分とはいえない。その理由は，1つは虚弱の脈象がみられないこと，2つめは，望診・問診で，通常みられる脾気虚の症状は出ていないことである。故に，現段階においては，脾気虚は存在しているものの，兼証として扱ったほうがより現実に即しているといえる。

▶ 慢性の肩こりに対してのアプローチは必要なのか

　頭痛・肩こりに対して，頸肩部への刺鍼を行ってもよいのか，と考える方がいる。

　本症例の慢性肩こりは，痰湿が経絡に流注・停滞していることによって起こっている症状である。祛痰・化湿を目的として取った穴位は全身に停滞している痰湿に効くため，もちろん本症例の肩こりにも効果がある。しかし，同時に，肩こり・頭痛という局所の症状に対する治療も必要である。頭痛の場合には，まず局所の太陽穴・頭維・印堂穴・神庭などの穴位を取る。さらに，経絡の流注から考えた取穴も加える。少陽経の側頭部痛なら，風池・肩井を取り，さらに遠位の外関を取れば，効果はより高くなる。太陽経の後頭部痛・肩背部の凝りなら，天柱・風門，さらに遠位の崑崙を取れば，より効果的である。陽明経の前額部痛・前頸部（胸鎖乳突筋の周囲）の凝りなら，扶突・水突，さらに遠位の合谷を取れば，治効は一層高くなる。このように，頭痛・肩こりに対する頸肩部への刺鍼は有効である。以上は，私の経験にもとづくほんの一例であるが，参考になれば幸いである。

CASE 2

湿疹・眼痛・顔面の痺れ

患 者	女性，41歳，主婦。

初診日	2008年5月（6月13日再診）

主 訴	下肢の湿疹・ひどい瘙痒，両目の奥の痛み，右顔面の痺れ

現病歴	2006年12月，耳鳴り・耳閉感により右耳の聴神経腫瘍が発見され，摘出術を受けたが，一部分が三叉神経にかかっていたので取り残された。術後，聴力低下・右顔面の痺れが現れ，また両目の奥に常に痛みを感じるようになった。 　腫瘍の増大の抑制と体調を整えるため，2007年4月より当院で漢方治療を受け始めた。十全大補湯・加味逍遙散・四逆散・疎経活血湯・枸杞子・丹参などを服用していたが，症状は一進一退で大きな変化はみられなかった。 　今年の5月末，左足首と右膝の内側，および右下腹部に3～5cmぐらいの限局性の紅斑点が現れ，瘙痒がひどい。温清飲エキス7.5gを2週間服用したが，症状は変わらなかった。6月13日に再診で来院。

望 診	中肉中背。顔色が白い。皮膚が薄い，左足首と右膝の内側および右下腹部に3～5cmぐらいの鮮紅色の斑点があり，腫れはないが湿潤性がある。

問 診	[皮膚] 昔（30年程前）から，毎年梅雨になると下半身のどこかに湿疹が出来やすくなり，特に両足の側面および少腹部に好発する。限局性の紅斑点と強い瘙痒があるが，秋頃になると自然に消える。 [全身] 疲れやすい，ときどきめまい，常に頭痛・肩こりがする。漢方薬の服用によりこれらの症状は緩解したが，ときどき現れる。右顔面の痺れと両目の奥の痛みはいつも感じる。不登校の息子および家庭内のストレスを抱え，気持ちはいつも晴れず，憂鬱で不安が多い。舌先がビリビリしやすい，食欲はあまりない，胃もたれ，ガスが溜まりやすい，時に左季肋部辺りが痛くなる。軟便，冷えると下痢になりやすい，尿1日7回。寝付きが悪い，ときどき睡眠薬を飲んでいる。辛いものや生の魚介類，ワインやチーズを好む。

舌 診	紅舌，薄苔，舌中舌根に黄膩苔。

脈 診	細弦脈。

既往歴	3年前，子宮筋腫の子宮全摘術。1年半前，右耳聴神経腫瘍の摘出術。

（高橋楊子）

第1章　全身症状

 ## 治療へのアプローチ ｜ 高橋楊子

弁　証

弁証結果

弁証：標：肝経湿熱
　　　本：気血不足
治法：清肝利湿・疏肝理気・補気養血（標本同治）
処方：竜胆瀉肝湯　5.0 g／日，分2
　　　加味逍遙散　2.5 g／日，分1
　　　十全大補湯　7.5 g／日，分3
　　　丹参末　2.0 g／日，分2　　　（2週間分）

解説

　標治として，竜胆瀉肝湯をもって肝経湿熱を清利し，これに加味逍遙散・丹参末を配合して疏肝理気・活血を行う。本治として，十全大補湯の継続で健脾益気養血を行う。
　また，チーズ・ワイン・辛い食べもの（湿熱を増強する）を避け，湿熱を取り除くための海藻類や，活血の黒キクラゲ，補血のホウレン草・小松菜・枸杞子・プルーンなどを摂取するよう勧める。

治療経過

3診　前回診察の翌日から湿疹の状態が好転し，5日間ほどで完全に消えた。それと同時に，目の奥の痛みや顔の痺れもかなり軽減した。「30年来，湿疹がいったん出ると秋まで消えなかった。湿疹がこんなに早く消え，また1年半ぐらい悩んでいた目の奥の痛みや顔面の痺れも2週間でかなり楽になり，とても感激した」とのことだったので，同じ処方をさらに2週間継続した。

4診・5診　体調は良い。湿疹もなく，目の奥の痛みと顔面の痺れ・めまい・頭痛もかなり減ってきた。同じ処方を継続。

6診　夏休みの家族旅行中，生の魚介類やチーズ・ワインをよく摂取したせいか，腹部に新しい湿疹が出てきて痒く，下痢と左腹部の痛みも伴った。食事の不摂生により湿熱が再燃したと考え，竜胆瀉肝湯エキスを5.0 g／日から，7.5 g／日に増量した。

CASE 2 　湿疹・眼痛・顔面の痺れ

7診　湿疹の痒みは少し減ったが，まだ完全には消えていない。左腹部の痛みは消失した。聴神経のMRI検査を控え，不安やイライラが増大したため，つい好物であるチーズ・ワイン・辛いものなどを食べてしまったとのこと。食生活の大切さを再強調しながら前回処方を継続した。

8診・9診　湿疹は消失。MRI検査の結果で残った腫瘍の大きさが変わらなかったことに安堵したが，顔面の痺れは少し感じる。ときどきお腹にガスが溜まると言うので，そのときは手持ちの四逆散エキスを加えたらよいと勧めた。

　その後，湿疹もなく，目の痛みや顔面の痺れもほとんどなくなった。舌中・舌根の黄膩苔も前より減ってきた。家庭内のストレスによりときどき不安になりガスが溜まることがあるので，竜胆瀉肝湯5.0g／日，加味逍遙散5.0g／日，十全大補湯5.0g／日，丹参末2.0g／日として治療を継続している。

症例分析

　本症例の，突然に出現した下肢の湿疹と，それまで悩んでいた目の奥の痛みおよび右顔面の痺れとは一見無関係に思われるが，中医学の観点から詳しくみると，じつは奥のところで深く繋がっている。その原因を掘り出して治療に当てると，他の症状はすべて良くなってきた。ここではそれを説明しよう。

▶ 経過からの分析

　1年半前，右耳に聴神経腫瘍が発見され，大部分の腫瘍を切除したが，術後に聴力低下・右顔面の痺れ・両目の奥の痛みが現れた。さまざまな漢方薬を飲んでみたが，一進一退で大きな効果はみられなかった。今年の5月末，左足首と右膝の内側，右下腹部にひどい瘙痒を伴う鮮紅色・湿潤性の湿疹が現れた。詳しく問うと，約30年前から毎年梅雨頃になると，下半身の特に足と下腹部に2～3箇所の赤い斑点と強い瘙痒を伴う湿疹が現れ，秋頃になると自然に消えていたとのことである。昔からあった症状であり，時が経つと自然に消えていたので，これまで特に治療を求めなかった。食習慣は，辛いもの・生の魚介類・チーズや晩酌のワインを好む。この湿疹の状況と嗜好品から，体内に隠れている湿熱が見えてきた。

▶ 症状からの分析

● 左足首・右膝の内側・右下腹部に3～5cmぐらいの鮮紅色の斑点があり，痒みがひどく，湿潤性。毎年梅雨になると湿疹が出来やすく，秋頃になると自然に消える——湿疹の状況と食事の習慣から湿熱によるものと判断できる。また，発疹の部位は肝（胆）経と関係し，肝の異常も多いので，肝経湿熱と判断する。湿気の多い季節になると，肝経湿熱が外湿と重なって下注して，湿疹が現れてくるのである。

● 両目の奥の痛みと右顔面の痺れを常に感じる——肝は目を主り，筋を主る。湿熱が

第1章　全身症状

肝経の気血を阻滞し，また肝胆の経絡に沿って清竅を上擾して，痛みと痺れ（筋の異常）を感じさせる。湿熱は粘滞性質の邪気であり，それを取り除かなければ，いくら疏肝理気や活血化瘀などの治療をしても気血の流れをうまく改善することができない。そのために今までの治療は一進一退で大きな効果がみられなかった。

- 気持ちはいつも晴れず，憂うつで不安が多い，時に左季肋部辺りが痛くなる──情志不随・肝気鬱結を示す。家庭内でのストレスが多いため，肝鬱気滞も発病の重要な原因の一つである。
- 頭痛・肩こり──気血鬱滞を示す。
- 舌先がビリビリしやすい・寝付きが悪い──肝の異常は心に及び，心神不安になるためである。
- 顔色が白い・疲れやすい・ときどきめまい・皮膚が薄い──気血不足を示す。肝鬱乗脾や食不摂生，および久病と手術の損傷などに由来する。
- 食欲はあまりない・胃もたれ・ガスが溜まりやすい・軟便・冷えると下痢になりやすい──肝鬱乗脾・気機阻滞・脾失運化を示す。
- 紅舌・薄苔・舌中舌根黄膩苔──肝は下焦に属し，症状と合わせて肝経湿熱であると推測する。
- 細弦脈──弦脈は肝鬱気滞を示し，細脈は気血不足を示す。

まとめると，肝経湿熱は異なる主訴を結び付ける本線であり，そのほかに，肝鬱気滞瘀血・脾虚気血不足も存在している。

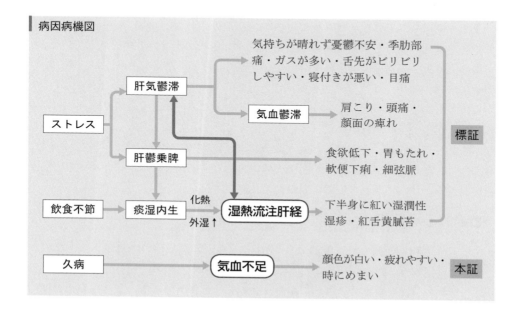

病因病機図

CASE 2　湿疹・眼痛・顔面の痺れ

弁証のポイント

◉ 肝経部位の紅い湿潤性湿疹・目の奥の痛み・顔の痺れは，肝経湿熱・肝鬱気滞と関係する
◉ 久病で気血不足がある
◉ 治療効果が芳しくないとき，新症状を弁別することで証を見直す手掛かりになることがある

アドバイス

▶ 弁証における鑑別点

● 「家庭内のストレス・疲れやすい・寝付きが悪い・食欲はあまりないなどから，疏肝理気・活血化瘀・気血双補の薬を処方されたが，一進一退であったことから，要因はこれ以外にあると考えられる。湿熱を生みやすい食生活や，昔から梅雨時に湿疹が出来ていたことより，体内の湿熱がうまく捌けないことが原因と考えられる」と考える方がいる。まさにその通りで，この症例には他の原因，つまり肝経湿熱も存在している。この湿熱の存在のため，今までの治療が顕著な効果を出せなかったのである。ここで肝経湿熱ととらえ，弁証の方向と治療方針を調節して，竜胆瀉肝湯を加えたことにより，湿疹だけではなく，今まで悩んできた目の痛みも顔面の痺れも一緒に解決してきた。

　慢性的で複雑な病気の治療で，弁証としてはそれほど外れていないのに，なかなか思うような治療効果が得られなかったという経験を，皆さんもされたことがあるだろう。そのようなときには，新しい症状や症状の突然の変化を見逃さず，注意深く分析することが大切である。時にはそこに解決の道筋となるヒントが隠されていることがある。

● 多くの方は症状の分析を通じて，湿熱の存在をしっかりとらえられると思う。湿熱と肝や肝脾の関係から肝経湿熱と考える方や，湿邪困脾・湿困脾陽・脾虚湿困のように脾湿だけ考える方もいる。湿熱の存在が肝にあるか，脾にあるかによって，弁証や治療の方針も大きく分かれてしまう。私の見方としては，脾虚内湿はある（食の嗜好・軟便で下痢しやすい・舌中黄膩苔）が，しかし湿疹の好発する部位と，目・顔面・耳・脇・情緒面の症状，および舌脈などを合わせて考えてみれば，肝経湿熱の存在が一番大きい。そしてそれを取り除くために竜胆瀉肝湯を主として用いることを考える。

37

第1章　全身症状

 治療へのアプローチ｜呉　澤森

弁証

弁証結果

弁証：標：肝経湿熱
　　　本：気血不足・脾気虚
治法：清肝瀉熱・健脾祛湿
選穴：肝兪・期門・大椎・陽陵泉・行間・陽輔・支溝・曲池・脾兪・胃兪・中脘・足三里・水分・陰陵泉・太白・豊隆
手技：肝兪・脾兪・胃兪は切皮後，椎体に向け斜刺0.8寸，平補平瀉法。大椎は切皮後，下に向けやや斜刺0.5寸，捻転瀉法。陽陵泉・支溝・陽輔・曲池・行間は切皮後，直刺0.8〜0.2寸，瀉法。中脘・足三里・豊隆・陰陵泉・水分は切皮後，直刺0.8〜0.5寸，導気法。太白はカマヤミニ灸2壮。

解説

肝兪・期門・大椎・陽陵泉・行間・陽輔・支溝・曲池──清肝瀉熱
脾兪・胃兪・中脘・足三里・水分・陰陵泉・太白・豊隆──健脾祛湿

　本症例の治療では，「急なればすなわち其の標を治し，緩なればすなわち其の本を治す」の治則を採用したい。
　まず，湿熱邪を取り除く。督脈・肝経・胆経・脾経を優先的に選び，大椎・陽陵泉・行間・陽輔・陰陵泉などの腧穴を取り，瀉法を施す。局所の治療は，紅斑の周囲を梅花鍼で発赤するまで叩き，吸玉を加えれば，より効果が得られることもある。
　治療の際は健脾益気ももちろん忘れてはならない。脾兪・胃兪・三気海・足三里・太白は常用穴であり，これらの腧穴に補法または灸頭鍼を施す。脾は後天の本，気血化生の源である。脾気が健旺であれば，運化機能は一層高まり，水穀精微が生じ，気血が生成される。また，気は血の帥であり，気には生血・行血作用がある。したがって，気血不足の場合には，血の補より気の補を優先的に考えることが大切である。
　以上のように，臨床では，患者の状態をつぶさに観察しながら，臨機応変に標本治療の先後・重次を調整することが重要である。

CASE 2　湿疹・眼痛・顔面の痺れ

症例分析

　本症例は，3つのポイントに分けて考えれば要点を整理しやすくなる。

①下肢の湿疹

②顔・目の症状

③全身症状（疲れやすい・めまい・食欲がない・胃もたれ・軟便・下痢しやすい・憂うつで不安が多いなど）

　この3つのポイントは，それぞれ個別に現れたものであろうか，それとも3者は互いに関連性をもっているのであろうか。併せて考える。

下肢の湿疹は内臓の異変を知る窓口である

　湿疹は，鮮紅色の斑点・腫れはないが浸潤性があるなどの特徴をもっている。激しい瘙痒感があることから，湿熱邪に起因するものと考えられる。発作部位は足首・膝の内側を中心としており，右下腹部にも現れている。すべて肝・胆経絡の流注と近接している。次に，湿疹の既往歴をみてみよう。昔から，毎年梅雨になると下半身のどこかに湿疹が出来る。特に両足の側面および少腹部に好発し，限局性の紅斑点が生じ，強い瘙痒感がある。そして，秋頃になると自然に消えるという経過を辿っている。今回，2008年5月末に起こった下肢の湿疹もまた，毎年みられる湿疹の再現である。なぜ湿疹は毎年梅雨になると現れるのであろうか。患者の体のどこに異変が起こっているであろうか。まずはこの点を明確にする必要がある。

　梅雨期は湿度が高く，湿邪が体を侵しやすくなる（誰もが侵されるとは限らない）。中医学には，「正気内に存し，邪干すべからず」（『素問』刺法論），「邪の湊まるところ，其の気必ず虚す」（『素問』標熱病論）という発症メカニズムに関する重要な理論がある。湿邪は陰邪で陽気を損傷しやすく，特に脾を侵しやすい。脾は胃と表裏関係にあり，水穀を運化する。もし，脾胃虚になれば，運化失調により内湿が生じるであろう。初診時に患者は，食欲がない・胃もたれ・軟便・下痢しやすい・めまい・疲れやすいなど，脾胃虚弱に起因する症状を訴えている。梅雨期の外湿は，脾胃虚弱の体質と非常に合わさりやすく，湿疹を起こしやすい。問題は，なぜ湿疹が肝胆経絡の流注に現れているかである。

　ここでもう一つの側面から検討してみよう。患者は不登校の息子および家庭内のストレスを抱えており，気持ちはいつも晴れず，憂うつで不安が多く，肝気鬱結の存在が疑われる。肝気鬱結においては，肝の疏泄機能が失調し，足の厥陰肝経の流れにも影響する。経気の流れが不暢であれば，邪気は侵入しやすくなり，本症例では湿熱邪が患者の肝胆の経絡を侵すことになった。その結果，湿熱邪により肝胆経絡の流注上に紅斑・瘙痒が現れたのである。

　皮膚に現れる病症を皮膚の病とだけ認識するのでは不十分である。体表と内臓は相関している。皮膚は内臓の一つの窓口であり，湿疹，特に繰り返し現れる湿疹では，必ず内臓の様子を丁寧に診察しなければならず，皮膚と内臓を同時に治療すれば，よ

39

第 1 章　全身症状

り良い治効を得られることだろう。

顔面の痺れと目の奥の痛みは気血不足が原因である

　本症例を現代医学の理論を用いて分析すると，右顔面部の痺れについては，患者の
腫瘍の一部が三叉神経にかかって取り残されたため，その圧迫により右顔面部に痺れ
が残っていると考えることができる。また，患者の両目の奥の痛みについては，本症
例では患者の眼科検査の資料は提示されていないので，仮に眼科疾病を排除するので
あれば，眼精疲労と解釈するしかないだろう。

　しかし，中医学的理論と臨床実践を用いて分析するならば，話は別である。中医学
では，痺れの原因として，瘀血・寒邪・気血不足などがあげられる。瘀血の場合は，
血流障害が原因で痺れが起こる。さらに，局所の刺痛・皮膚色が紫色になる・瘀点・
瘀斑など特徴的な症状が現れる。本症例では，これらの特徴は確認できないため，瘀
血による痺れは排除できる。寒邪の場合，特に強い寒邪の場合は，体内に侵入すると，
寒邪の凝固・収斂作用により血流を緩慢にし，特定の局所に凝結する。そのときに，
痺れが起こり，同時に激痛・冷えなど特有の症状を随伴する。本症例では，これら特
有の症状は確認できないため，寒邪による痺れも排除できる。では，気血不足はどう
であろうか。気血不足の場合，気の推動・温煦作用が弱くなり，血の栄養・滋潤作用
も弱くなるので，全身の血流は緩慢になり，組織の栄養不足による痛みと痺れが起こ
りやすい。頭部は清陽の府であり，全身の気血は頭に集中し顔面を栄養する。本症例
の顔面の痺れと両目の奥の痛みは気血不足との関係で考えるのが最も当を得ているだ
ろう。

弁証のポイント

◉ 湿疹の分布と経絡流注との関連性に注意する
◉ 体の随伴症状も見逃さない
◉ 久病の場合は，臓腑・気血の虚実をチェックする

アドバイス

▶ 治療について

肝鬱は病状増悪の誘因である

　患者は不登校の息子および家庭内のストレスを抱え，気持ちはいつも晴れず，憂う
つで不安な日々を送っている。このような精神状態が長く続くことにより，患者の湿
疹・顔面部の痺れ・目の奥の痛み・疲れやすい・食欲がない・胃のもたれ・寝付きが
悪い・軟便・下痢しやすいなど，症状は広がり，増悪している。臨床では本症例に類

CASE 2 湿疹・眼痛・顔面の痺れ

似した病態はよくみられる。このような症例の治療では，疏肝理気・解鬱の治療も考慮すべきである。私の場合は，よく内関・蠡溝・陽陵泉・肝兪・期門を取り，必ず導気法を用いるようにしている。特に内関・陽陵泉の手技は不可欠である。鍼灸治療は，ただ鍼を刺入し置鍼すればよいというわけではなく，刺入後に得気させ，さらに手技を施すのが本格的な中医鍼灸治療である。

湿・熱の強さを区別する必要がある

　湿邪と熱邪は渾然一体となって現れることが多い。したがって，臨床では，同じ湿熱証でも弁証が微妙に違ってくる。つまり，大まかにいえば，湿邪が熱邪より強いケースと熱邪が湿邪より強いケースに分かれる。中医では，「熱重于湿」および「湿重于熱」のように表現される。治療は，熱重于湿のケースでは清熱が主となり，除湿が従となる。湿重于熱のケースでは，除湿が主となり，清熱が従となる。

　さて，本症例ではどうであろうか。患者には，3〜5cmの大きな鮮紅色の斑点があり，強い瘙痒感がある。紅舌・舌尖がビリビリしやすいなどの所見をみると，熱邪亢盛の印象を強く受ける。また，湿疹の発症時期（梅雨から真夏まで）から考えても，熱邪の強さは一目瞭然である。患者の湿疹は，秋の涼爽が出てきた頃に自然と消えるという特徴もこのことを裏付ける。したがって，治療では，湿邪を取り除くことよりも清熱に集中にすれば，治療効果をより高めることができるであろう。

CASE **3**

低カリウム性周期性四肢麻痺

患　者　男性，23歳，学生。

初診日　2007年5月17日

主　訴　低カリウム性周期性四肢麻痺10年

現病歴　14歳頃，原因不明の手足の痺れ・感覚の鈍麻が突然起こった。症状は発生・消失を繰り返し，3カ月後に治癒したかに思われた。ところが，同年の秋，朝食中に突然足が痺れ，次に下半身にも痺れが広がり，椅子から床に崩れ落ちた。また，手にも痺れが起こり，口の周りも痺れて話せなくなったので，すぐに緊急入院した。病院の精査により，低カリウム性周期性四肢麻痺と診断された。カリウム剤の投与などの治療を受けて1週間後に退院したが，その後も入退院を繰り返した。
　　当院来院までの10年間に，大きな発作による入院治療が年に3～4回，軽い発作は月に4～5回ぐらいあった。自分の病状と将来に不安を覚え，インターネットでさまざまな情報を探したところ当院のホームページを見つけ，来院した。

望　診　痩せ型，顔色は萎黄で艶がない。

問　診　発作時には，四肢の末端が痺れ，無力軟弱が起こり，ひどくなると，四肢の麻痺だけでなく，腰以下の下半身すべてが麻痺に陥り，また口唇の周りにも痺れが起こり，胸悶や息苦しさを覚えることもある。毎回の発作は，カゼや過労，あるいは寝不足が誘因となることが多い。発作のないときには，痺れや麻痺はまったく感じず，日常生活に支障はなく，健常者とまったく変わりはない。
　　さらに，問診から以下の情報が得られた。普段からカゼを引きやすく，また治りにくい。疲れやすい。勉強あるいは日常生活において活力が足りず，持久力もない。腰がだるい。めまい。昼間尿1日8～10回，夜間尿1日1～2回，大便1日1回。低音性耳鳴りがある。盗汗がひどく全身が濡れるので毎晩着替えをする。咽と口唇が乾くが水を飲みたくはない。時に原因不明の微熱が出る。

脈　診　沈・細・弱。

舌　診　苔薄・舌痩・紅・少津。

耳　診　腎区に紫色の血管が3本ある。

家族歴　母親も17歳から低カリウム性周期性四肢麻痺に罹ったが，40歳頃から発作は起こらなくなった。現在は健康。

（呉澤森）

第 1 章　全身症状

 # 治療へのアプローチ　｜　呉 澤森

弁証

弁証結果

弁証：[非発作期] 気虚証に陰虚を伴う
　　　[発作期] 気陥証
治法：[非発作期] 大補元気・扶正祛邪に補陰を加える
　　　[発作期] 補中益気・昇気
選穴：[非発作期]
　　　　扶正五要穴・中脘・足三里・太白・脾兪・胃兪・志室・太渓・合谷・外関
　　　[発作期]
　　　　三気海穴・神闕・百会・扶正五要穴・足三里・豊隆・公孫・合谷
手技：[非発作期]
　　　　扶正五要穴はカマヤミニ灸1～2壮。中脘は切皮後，直刺1寸，灸頭鍼。太白はカマヤミニ灸1壮。足三里・外関・太渓は切皮後，直刺0.3～1寸，捻転補法。脾兪・胃兪・志室は，脊椎に向けて斜刺1寸，捻転補法。合谷は切皮後，直刺0.3～0.8寸，導気法。
　　　[発作期]
　　　　三気海穴・神闕は隔物灸1～2壮。豊隆・公孫・合谷は切皮後，直刺0.3～0.8寸，導気法。百会は棒灸15～20分間。扶正五要穴はカマヤミニ灸1壮。足三里は切皮後，直刺1寸，捻転補法。

解説
①非発作期の治療
　扶正五要穴は，家伝の経験穴であり，低カリウム性周期性四肢麻痺を治療するための主要穴である。胸部第1～第5胸肋関節の間にあり，ここは胸腺の体表反応部にあたる。臨床研究の結果，本穴には扶正祛邪・大補元気の作用があり，免疫機能を高め，各種の慢性消耗性疾患や高齢者の虚弱体質，病後・産後・大きな手術の後の体力の低下などを回復させることが明らかになっている。脾兪・胃兪は脾・胃の背兪穴であり，脾・胃疾患の反応が出やすい部位である。中脘は胃の募穴であり，胃兪と組み合わせることで兪募配穴となり，脾胃の働きを整える効果がある。さらに陽明胃経の合土穴である足三里と太陰脾経の兪土穴である太白

を加えることによって，脾胃を補い，中気を強化する効果が加わる。志室には精宮という別名があるが，精とは一身の陰の精華であるので，志室を補うことによって，腎を補うことができる。さらに少陰腎経の原・兪土穴である太渓を加えれば，補腎養陰の効能は一層強化される。外関は手の少陽三焦経の絡穴であり，陽維脈と連絡して全身の体表をめぐり，衛気を強化することができる。合谷は気の関であり，全身の気をコントロールし，調気・行気する効能がある。そして合谷と外関を組み合わせれば，衛気をめぐらせる機能が一層活発になり，カゼの予防に効果を発揮する。気とは全身をめぐるものであり，流動してこそ，その真価を十分に発揮する。したがって，気虚があれば気を補うのは当然のことだが，それだけでは不十分である。もしも補気だけに偏ったり，あるいは補気し過ぎたりすれば，滞気・呆気という弊害を発生させる場合がある。例えば臨床において，気虚の患者に人参を大量かつ長期にわたって服用させれば，腹部が膨張し，食欲がなくなり，夜に眠れないなどの逆効果をもたらすなどは，その典型である。鍼灸治療の場合は，合谷の調気・行気作用を加えることによって，すでに補っている気がさらに生き生きとして活発になる。いわば「画竜点睛」の効果である。

②発作の予防治療

　三気海穴とは，上気海の膻中・中気海の中脘・下気海の気海の３穴のことである。上気海は心肺の気を主り，中気海は脾胃の水穀の精気を主り，下気海は先天の腎の精気を主る。三気海に温灸を施せば，全身の元気を温補する効果がある。神闕は古代から救急の要穴として知られており，元気・真気の集まる場所であり，先天の陰陽と連絡している。豊隆は陽明胃経の絡穴であり，公孫は太陰脾経の絡穴であるが，絡穴とは表裏の関係にある２つの経絡が連絡する経穴であり，その表裏両方の絡穴を同時に使用することによって，脾経と胃経の連絡を密にし，両者を同時に強化することができる。そのため脾胃の運化機能を強化するだけでなく，発作期の気陥に対しても，昇気・昇精することができる。百会は頭頂部にあり，全身の気血を上昇させて頭部に集める作用がある。したがって，三気海穴・足三里・扶正五要穴・神闕・豊隆・公孫によって補気し，特に脾胃の中気を補うと同時に，百会で昇気・昇精し，合谷で調気・行気すれば，補気・行気・昇気・昇精のパワーが遺憾なく発揮され，気陥を治療することができる。

治療経過

　最初の８カ月間は週に２回治療し，その後は週に１回に改め，１年半後からは月２回の治療とした。2007年５月の初診以降，当初半年の間には小さな発作が４回あったが，大きな発作や緊急入院は１度もない。その後，小発作もなく，2009年８月現在，平穏に暮らしている。

第1章　全身症状

症例分析

　低カリウム性周期性四肢麻痺という疾患は，現在なお発症原因の不明な難治性疾患である。このような現状に対し，中医学はどのように対処していけばよいだろうか。

▶非発作期

　痺れや麻痺はなく日常生活に支障がないので，健常者との違いはまったくないかのようにみえる。しかし詳しく問診をしてみると，注目すべき症状がいくつか認められる。分析の結果，それらの症状は気虚と陰虚の2種類に分類することができた。
　患者は重度の元気不足により，普段からカゼを引きやすく，一度引くと治りにくい。また疲れやすく，日常生活における活力が不足し持久力もない。元気とは一身の根本の気であるので，重度の元気不足があれば，各臓腑の働きにも影響を与える。本症例の患者の場合にも，腎機能に影響がみられ，腰のだるさや低音性耳鳴りがあり，日中の排尿回数が8〜10回，夜間尿が1〜2回である。また肺機能にも影響は及び，普段からカゼを引きやすく治りにくい。一度引くと2週間持続するのは当たり前であり，長引けば3カ月間続くこともある。患者にはこのような元気虚弱による症状が集中的に現れているのだが，気虚症状と同時に陰虚を原因とする症状もみられる。例えば，盗汗がひどく全身が濡れるので毎晩着替えをしなければならないとか，時に原因不明の微熱が出るなどの症状である。ただし非発作期の状況を総合的に判断すれば，気虚による症状が圧倒的多数を占め，これが弁証の決め手となる。陰虚症状は少数派に過ぎず，副次的な問題ととらえてよいだろう。したがって非発作期は，気虚に陰虚を伴う証であると弁証することができる。

▶発作期

　発作期の症状を進展状況に沿って読み進めていくと，発作の特徴がわかってくる。一つは部位であり，四肢の末端・口唇・腰および下半身が中心である。もう一つの特徴は，痺れ→無力→軟弱→麻痺→椅子から床に崩れ落ちる，という病状の進行状況である。脾胃は後天の本・気血化生の源であり，筋肉・四肢末端を主り，口唇に開竅するという原理を考えれば，患者の発作期の症状が脾気との関係から発生していることは明らかである。そして非発作期に現れていた患者本来の気虚体質は，カゼ・過労・寝不足などの消耗性誘因によって一挙に悪化し，気虚から気陥へと転換した。そのため四肢末端の筋肉が，最初は痺れであった症状が無力，軟弱，麻痺へと次々に悪化し，ついには床へ崩れ落ちるという気陥状態に陥ったのである。したがって発作期は，気陥証と弁証することができる。

弁証のポイント

痿病と低カリウム性周期性四肢麻痺の相違点を把握する

痿病と低カリウム性周期性四肢麻痺の共通点は，慢性で難治性であることである。痿病の特徴は，発症が緩慢でまた進行性であり，筋肉が徐々に萎縮し無力になることである。筋肉の萎縮・無力は自然に緩解しない。一方，低カリウム性周期性麻痺は，周期的に突発し，筋肉の萎縮よりも筋肉の軟弱・無力・麻痺が特徴であり，いったん発作が休止すれば，日常生活に支障はない。これが両者の大きく異なる点である。

低カリウム性周期性麻痺の弁証の要点は原気虚

低カリウム性周期性麻痺は，その形成および臨床の多彩表現からみれば，肺・脾・胃・腎・肝などの多臓腑に関わることがわかる。その病機の核心部分は原気虚弱である。原（元）気は一身根本な気である。いったん，原（元）気虚弱になり，または長期間にわたると，各臓腑の気虚も引き起こす。そのため，弁証の要点は原気虚であり，治療も大補原気が必要となる。

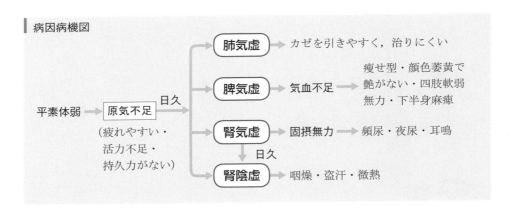

病因病機図

弁証のポイント

- 痿病と低カリウム性周期性四肢麻痺の相違点を把握する
- 低カリウム性周期性麻痺の弁証の要点は原気虚

アドバイス

弁証における鑑別点

本症例は痿証に該当するのか？

痿証とは，臓腑の内傷や，肢体筋脈に栄養が行き渡らないことなどを原因として発

第1章　全身症状

生し，四肢筋脈が弛緩し，軟弱無力になり，機能を喪失し，筋肉が萎縮する，癱瘓のことである。西洋医学では，多発性神経炎・小児麻痺・進行性筋栄養不良・脊髄側索硬化症などの疾病に相当する。本症例の低カリウム性周期性麻痺症には，突発的で一過性の，感覚麻痺・筋肉の軟弱無力などの症状があり，癱瘓のような状況に陥ることもあるが，非発作期には痺れ・麻痺などは一切なく，健常者と同じように生活することができるという特徴をもっているので，痿証とは無縁の疾患であろう。

内風は存在するのか？

内風とは，体内の臓腑気血陰陽のバランスが崩れることによって発生するが，風邪による疾病と類似した病態を示すので，外邪（風邪）と区別するために内風と呼ぶ。症候を分析したうえで，肝風内動・陰虚生風と弁証する方がいる。疾病の突発性に注目し，風の関与を考えたのであろう。

肝風内動は，肝の陰陽失調により発生し，激しいめまい・痙攣・震えなどの「動揺」を特徴とする病機である。しかし本症例では，これら動揺を示す症状はみられないので，肝風内動とは考えにくい。

また，陰虚生風とは，体内の陰液が極度に損傷された，重度の陰陽失調である。通常，陰虚生風による内風は，肝腎の陰液が大量に消耗されることによって生じると理解されている。その場合，症状は肝風内動と非常によく似ているが，咽喉頭の乾燥・ほてり・五心煩熱などの陰虚症状を伴う点が違っている。ところが本症例では，発作期でも非発作期でも気虚証が中心であり，突然気虚証から気陥証へと転換する場面もみられる。陰虚による症状もあることはあるが，あくまでも一部であり，「時に微熱が出ることもある」という程度では，陰虚生風とはいえないだろう。

治療へのアプローチ　高橋楊子

弁証

弁証結果

弁証：気虚証。陰虚も少し兼ねる。
治法：健脾補腎・益気養陰
処方：黄耆桂枝五物湯 合 麦味地黄丸 の加減
　　　黄耆6g，人参・山薬・熟地黄・芍薬各4g，大棗3g，麦門冬4g，五味子3g，陳皮・桂枝各2g

CASE 3　低カリウム性周期性四肢麻痺

解説

黄耆——健脾補肺・益気固表

人参・山薬・麦門冬——益気養陰

熟地黄・芍薬・大棗——養血和営

五味子——益腎固精

陳皮——理気健脾

桂枝——温通血脈

　脾は運化を主り，気を生成する後天の本である。脾気を補うことによって，精微物質の化生を促進して四肢の筋肉を十分に養うことができ，四肢麻痺・筋力の低下を防ぐことができる。治療は，黄耆桂枝五物湯に，人参や麦味地黄丸などを加減して，健脾益気・固表を強化し，補腎と益気養陰も行う。黄耆は主薬として健脾補肺・益気固表の働きをし，人参は黄耆の健脾益気と相乗しながら，また山薬・麦門冬と配合することで益気養陰の働きをする。熟地黄・芍薬・大棗は，補腎・養血和営の働きがあり，五味子は益腎固精をする。最後に少量の陳皮と桂枝を加える。陳皮は理気健脾の働きで，補薬の壅滞を防ぐ。桂枝には温通血脈の働きがあり，四肢末端の血流を良くし，また芍薬と配合することで調和営衛にも働く。

　低カリウム周期性四肢麻痺の改善には，正しい食事および良好な生活習慣を守ることも大切である。普段から，飽食・大酒・過労・寝不足などを避け，食事量は少なめにし，よく噛んで食べ，新鮮な野菜・新鮮な果物（特にリンゴ・バナナ）などを積極的に摂る。また規則正しい生活リズムを心がけ，カゼを予防することなども大切である。

症例分析

　低カリウム性周期性四肢麻痺は，臨床ではまれに遭遇する疾患である。本症例の発病経過をみると，発症から初診までの10年間に，大きな発作による入院治療は年に3〜4回，軽い発作は月に4〜5回あった。西洋医学の治療は，カリウム剤の投与などにより一時的に症状を改善できても根本的な解決にはならなかったので，患者は入退院を繰り返すばかりで病気をうまくコントロールできていないと感じている。

　このような病気に対しては，中医学的な治療に食事を含む正しい生活指導を加えれば，発作の頻度を減らすことができ，病気を快方の方向に向けることができると考える。

▶ 主訴について

　主訴は，10年に及ぶ低カリウム性周期性四肢麻痺である。発作時，四肢末端が痺れ，無力軟弱が起こり，ひどくなると腰以下の下半身すべてが麻痺に陥る。また口唇の周りにも痺れが起こり，胸悶や息苦しさを覚えることもある。ここでは，まず発作時の四肢麻痺と四肢無力軟弱および誘発原因に注目したい。『素問』陽明脈解篇で「四肢，

第1章　全身症状

諸々の陽気の本」といわれるように，四肢末端の温感・四肢筋肉の強さのもとは，陽気のエネルギーが充実しているかどうかが深く関係する。陽気が虚すと，四肢が冷えて筋肉の働きが悪くなり，筋力が低下して，四肢麻痺・軟弱無力を引き起こしやすい。しかし本症例では四肢の冷えの症状はないので，陽の温煦機能の異常ではない。気が虚して四肢や全身の筋肉を栄養する精微物質を化生できず，カゼや過労が引き金となって発作を起こすに至ったと推測することができる。つまり，気虚が発作を起こす根本的な原因である。さらに五臓と身体の関係から探ってみると，脾は四肢の筋肉を主り，その華は口唇であり，腎はその府が腰であり，下半身と深く関係し，肺はその府が胸であるので，臓腑のなかでは特に脾気虚・腎気虚，そして肺気虚と関係することがわかる。脾と腎は，それぞれ気の生成の「後天の本」と「先天の本」である。脾腎の気虚が改善されなかったために，根本的な体質は改善されておらず，結果として病気を繰り返しながら長期化してしまったと考えられる。

▶ その他の症状について

- 痩せ型・顔色は萎黄で艶がない──脾気虚・気血両虚を示す。
- カゼを引きやすい・また治りにくい──肺衛気虚を示す。
- 疲れやすい・めまい・活気が足りない・持久力もない──気虚，また気虚から元気虚にも及んだのではないかと考えられる。
- 腰がだるい・昼間尿1日8～10回，夜間尿1日1～2回・低音性耳鳴り・耳診の異常・家族歴──腎気虚弱・腎虚不固を示す。23歳の若さでありながら，すでにこのような腎虚の症状が現れたのは，遺伝的な腎気虚があるか，あるいは長期間の脾気虚が腎気虚に及んだと考えられる。
- 盗汗がひどい・寝不足も発作の誘因の一つである──陰虚を示す。陰の不足に対しては水を飲んでも解消されないので，咽と口唇は乾くが水を飲みたがらない。
- 時に原因不明の微熱が出る──気虚発熱か，あるいは陰虚内熱を示す。
- 沈細弱脈──虚証・臓腑機能の低下を示す。
- 苔薄，舌痩・紅・少津──陰虚・陰津損傷を示す。

弁証のポイント

- ◉ 周期的に四肢の痺れ・軟弱無力・ひどくなると下半身や唇の周りに痺れが起こることおよび全身症状は，脾腎気虚を主として判断する
- ◉ 盗汗がひどい・時に微熱が出るのは，気虚発熱か陰虚内熱が考えられる

50

CASE 3　低カリウム性周期性四肢麻痺

アドバイス

▶弁証における鑑別点

陰虚内風・虚風内動の考え方について

　周期的に突然の発作を起こす症状から，これは陰虚内風・虚風内動が起こっていると考える方がいる。たしかに風の特徴の一つは，「来去迅速」である。しかしこれはおもに外風致病にみられる特徴である。内風致病の大きな特徴は，『素問』至真要大論に「諸風掉眩，皆肝に属す」とあるように，身体の動揺感・眩暈あるいは筋肉の痙攣・震顫・蠕動などの動きである。特に肝の異常による内風致病の場合には，必ずこれらのような症状がみられるはずである。

腎精不足の考え方について

　低カリウム性四肢麻痺はイコール筋骨痿軟，その根本原因は腎精不足にあると考える方がいる。本症例には脾気虚による筋肉の痿軟はあるが，精血虧損による筋骨の痿軟はまだ現れていない。なぜなら本症例では発作のないときに，痺れや麻痺はまったく感じず，日常生活に支障はなく，健常者とまったく変わりはないという記載があるからである。病気はこの時点ではまだ骨髄まで達しておらず，健脾益気を中心としたうえで補腎を兼ねるという治療法のほうがよいのではないかと思う。

51

CASE 4

リウマチ1年

患　者	女性，42歳，自営業。
初診日	2009年2月8日
主　訴	リウマチ症1年
現病歴	2008年1月10日，カゼを引き，悪寒・鼻づまり・咳・右膝の腫れと痛みなどの症状が起こった。市販のカゼ薬を3日間服用し，鼻づまり・咳などの症状は消えたが，膝の腫れと痛みに変化はなく，両側の肩・手首・指節関節および右側の顎関節にまで腫れと痛みが広がった。すぐに病院へ行くと入院となり，X線・血液CRP・血沈・抗CCP抗体・リウマチ因子などの検査結果により，リウマチ症（RA）と診断された。ステロイド剤を中心としたリウマチ治療を始めたものの，3日後，全身に薬疹が現れ，リンパ節が腫れ，激しい下痢などの副作用が起こったため，治療を中止。鎮痛・消炎剤のみの治療に変更し，この治療により痛みが一時的に抑えられたため退院となった。 　退院後も，鎮痛・消炎剤の服用を継続しているものの，関節の腫れ・痛みは一進一退の状況である。ここ3カ月は，午後に37.5℃未満の発熱がある。体重はだいぶ減った（発症前50kg，現在43kg）。途中，漢方薬・鍼灸治療も併用したが，目に見えた効果を得られないため，友人の紹介で当院に来院した。
望　診	痩せ型・顔色白・歩行困難。
問　診	毎日午後に発熱する（37.5℃未満）。顔面部潮熱・食欲がない・めまい・立ちくらみ・疲れやすい・口は渇かない，頻尿（1日10回以上）・1回の尿量は少ない・残尿感がある，軟便1日2～3回・排便不暢で時間がかかる・時に下痢する，右顎関節の痛みと腫れ・開口障害，両肩関節の痛み・硬直・挙上不利，両手関節の腫れ・発赤・熱感が顕著で激痛により関節を動かせない。また，両側の拇指・示指・小指の指節関節も腫れ，痛みで屈伸できない。両股関節から鼠頸部に至る放散痛のため，歩行困難がある。右膝関節の腫れと痛みは内側が顕著。
脈　診	弦・細・数。また不整脈あり。
舌　診	舌苔白膩・乾燥・裂紋・舌下静脈やや太い。
爪甲診	十指の爪甲が淡紫色。艶がない。

（呉澤森）

第1章　全身症状

 # 治療へのアプローチ　呉　澤森

弁証

弁証結果

弁証：湿熱留恋筋骨・兼有気虚
　　　虚実挟雑証のため標本同治・攻補共施が必要
治法：補中益気・清熱祛湿
選穴：三気海穴・建里・関元・足三里・太白・脾兪・胃兪・腎兪・曲池・合谷・陽陵泉から陰陵泉への透刺・三陰交・陰谷
手技：三気海穴（膻中・中脘・気海）は，膻中は切皮後，下に向け沿皮刺0.5寸，灸頭鍼。中脘・気海は切皮後，直刺0.8寸，捻転補法。建里・関元・足三里は切皮後，直刺0.5～1寸，捻転補法。脾兪・胃兪・腎兪は切皮後，椎体に向け斜刺0.8寸，捻転補法。太白は切皮後，直刺0.3寸，灸頭鍼。曲池・合谷は切皮後，直刺0.3寸，捻転瀉法。陽陵泉は切皮後，陰陵泉へ向け1.2寸刺入，導気法。三陰交・陰谷は切皮後，直刺0.5寸，導気法。

解説

　三気海穴・建里・関元・足三里・太白・脾兪・胃兪・腎兪──補中益気
　曲池・合谷・陽陵泉から陰陵泉への透刺・三陰交・陰谷──清熱祛湿
　ここで，患部の関節に対する鍼灸法について説明したい。腫れと痛みのある関節には鍼灸を併用できるが，発赤・熱感をもつ関節の場合には多鍼少灸，あるいは鍼だけで灸は用いないという原則がある。また，鍼の場合は，直刺あるいは関節腔に向けての刺入は避け，沿皮刺・囲刺（腫れている関節の周囲に沿って刺鍼する），排刺（激痛がある関節の表に向け3本の鍼を平行に刺鍼する。それぞれの鍼の間隔を等間隔にあける）などを使う。灸の場合は，隔物灸・カマヤミニ灸・箱灸などを用いる。最初の3カ月は，週に2～3回治療を行う。それ以上かかる場合は週に1回にしてもよい。
　しかし，本症例の場合，患者の初診時の一番つらい症状は，痛みによる歩行困難である。この歩行困難を緩和しなければ来院も困難で，治療に対する信頼も得られない。そのため，まず急則治其標の治則にもとづいて，最初の2回は速効性の高い治療を行う。その後，上記の弁証施治を行う。
　患者は，治療を継続することにより病状が安定し，腫れ・激痛・発赤・熱感は

完全に消え，寒い日の朝などに手のこわばりを感じるものの約5分で自然に消失するという状態になった。

治療経過

治療経過と併せて，中医鍼灸のリウマチ症に対する有効性4つを紹介する。

1．治療の速効性

　主訴は全身の大小関節の痛み。また，両股関節から鼠頸部にかけての放散痛のため歩行困難があり，これが特につらい。患者は当院の程近くに住んでおり，ゆっくり歩いても15分もかからないはずであるが，初診日には，40分ほどかかってようやく来院できたとのこと。全身の関節が腫れ，激痛を伴っているため，患者は少しでも早く全身各所の痛みを取り除いてくれることを希望した。しかし，患者に言われるがまま個々の関節に鍼灸をすることは弁証治療ではないし，患者の体力もそれに耐えられないだろう。では，どのような治療を施せばよいだろうか。私の経験では，患者の病状を把握し，証を立てたうえで，一点突破する速攻法が効果的である。

　中医治療は敵との戦いをイメージするとわかりやすい。現在，敵（邪気）は体のあちこちに侵入し破壊している最中である。もし，腫れ・激痛があるすべての関節の邪気を攻撃（鍼灸治療）したとすると，攻撃（治療）は分散されその威力は弱まってしまう。弁証にもとづき，突破口を見出すのがより良い治療である。患者は痛みを取り除いてもらうことを熱望している。しかし，患者の現在の最も大きな問題点は歩行困難である。歩行困難があるので，来院はたいへん不便であり，日常生活動作にも支障を来している。もし，この問題が解決できれば，患者は来院治療もできるし，生活動作の面でも楽になるだろう。

　突破口は歩行困難の治療に決まった。では，治療に移ろう。関元兪・次髎・気衝・髀関・関上（髀関の上1.5寸）・伏兎などの穴位に1.0寸以上刺入し，導気法をしたうえで灸頭鍼を施す。この治療を終えたあと，患者は自分で着替えができるようになった（治療前は夫の介助が必要だった）。診察室に戻ると，「体がホカホカし，軽くなった」と言い，両脚を交互に外方に向けて広げ，「あら，ずいぶん変わったわ。脚が痛くない」と微笑んだ。2日後の2回目の診療では，「脚の痛みはほとんど消えました。普通に歩くことができるので，治療院まで20分しかかかりませんでした」と報告してくれた。その日の治療後には，両股関節から鼠頸部に至る放散痛が完全になくなり歩行困難も解消された。その後，弁証施治を開始し，現在に至るまで再発はまったくない。この初診および2診の治療の速効性により，私と患者の間には信頼関係ができ，患者の闘病の決意を高めることができた。

2．治効の持続性

　リウマチ症は，難病の一つであり，病状が徐々に進行する，緩解と再燃を繰り返すなどの特徴がある。ところが，本症例の患者は，当院における2年間の治療により，

第1章　全身症状

各関節の激痛・腫れは次々に軽減あるいは消失し，治癒した関節は二度と再発することはなかった。また関節の変形も起こらなかった。

3．QOL（生活の質）の抜本的な改善

　鍼灸治療前，全身の関節に激痛・腫れがあるため，患者のQOLは極端に下がっていた。例えば，両肩・両手関節の激痛・腫れにより，包丁や鍋を持てず，インスタント食品中心の食生活になり，両肩関節の痛み・硬直・挙上不利により，洗濯した衣類を干すことができなかった。さらに，症状が増悪したときには身の回りのこと，例えばボタンを嵌めたり箸を使うこともできず，つらい状況に陥っていた。ところが，鍼灸治療を受けているうちに，激痛・腫れは軽減あるいは消失したため，身の回りのことは自分でできるようになった。また，炊事でも包丁・フライパンが使えるようになり，インスタント食品はテーブルから消え，家族に豊かな食生活が戻ってきた。このように，生活の質が抜本的に改善された。

4．検査データの改善

　リウマチ症の基本病理は，関節の滑膜における抗原抗体反応であり，その免疫反応によって，関節に炎症が起こり，激痛・腫れを生じ，最終的には関節の破壊・変形・硬直をもたらすものである。リウマチ患者の最大の苦痛は，免疫反応によって生じる関節の激痛・腫れであり，それに伴って現れる日常生活の質の低下で，本症例も同様である。

　鍼灸治療の効果は，症状の改善・生活の質の向上だけでなく，リウマチの血液検査データの改善にまで及ぶ。CRPの測定は炎症反応を鋭敏に読み取る検査であり，本症例のCRP値は以下のとおりである。

　　2009年 2月 6日　　4.93
　　　　　 3月24日　　3.8
　　　　　 6月14日　　2.28
　　　　　12月 2日　　1.48
　　2010年 4月12日　　0.29
　　　　　 9月21日　　0.13
　　　　　12月16日　　0.11

　治療前の異常な高値から，鍼灸治療を経て徐々に下がり，ついには正常値に回復していく変化がわかる。CRP値の低下とともに，患者の関節の激痛・腫れ・発赤も次第に軽減あるいは消失していった。同時に生活の質にも抜本的な改善がみられた。

　本症例は「速効性」「持続性」「QOLの改善」「検査データの改善」という面から，中医鍼灸のリウマチ症に対する有効性を証明していることと思う。鍼灸師の皆さんには，この症例を参考に，ぜひともリウマチの治療に積極的に対応していただきたい。

CASE 4　リウマチ1年

症 例 分 析

　リウマチの中医鍼灸治療の特徴は，四診法を用いて証を立てたうえで，局所の治療を加えることである。もし，弁証をせずに，局所治療だけを行ったならば，本症例のような理想的な治効は得られなかっただろう。30年以上の臨床から体得した治療の秘訣である。

　さて，本症例の弁証についてまとめてみよう。まず，局所と全身の2つの側面に分けて考える。局所では，顎・肩・手・股・膝などの関節に痛み・腫れがみられる。このうち両側の手関節が重症で，関節の腫れ・発赤・熱感が顕著で，激痛により関節を動かせない。右顎関節・肩・股関節などの部位では痛み・腫れだけの症状であり，関節によって病状に差がみられる。関節の熱感・発赤・激痛の病状の変化は，熱邪・湿邪が関係していると考えられる。

　次に全身であるが，注目したいのが，午後の発熱（37.5℃未満）である。この微熱はどこから来たものであろうか。一般的には，微熱の発生は，陰虚の可能性が最も高いが，本症例の場合はほかに陰虚の症状は確認できないので，陰虚は排除できる。ほかに微熱を生じるものとして瘀血・陽明日晡発熱が考えられるが，それらの徴候もみられない。残る可能性は中医脾胃論の名家・李東垣が提起した気虚発熱である。金元時代の四大名医の一人・李東垣は長年の臨床実践において，脾胃気虚・中気不足の場合，脾気が清気を昇揚できず，鬱滞により微熱を生じることを発見した。さらに，補中益気湯を作り，臨床で用いたところ，満足できる治効を得られたのである。では，本症例に戻って考えてみよう。患者は痩せ型で顔色白・食欲がない・立ちくらみ・疲れやすい・頻尿・軟便・排便時間がかかるなどの症状がみられるが，すべて虚証に属する。五臓の虚実でいえば脾気虚であろう。これらの気虚症状と午後の発熱を考え合わせると，患者の発熱は気虚発熱であることがわかる。では，気虚発熱とリウマチ症とのつながりはどうだろう。症例の発症経過をみると，長期にわたり苦痛に耐えていたことがわかる。久痛傷気により，患者の元気は大量に消耗していた。つまり，全身の気虚による症状は2次的なものと考えられる。脈診・舌診と爪甲診は全身の状態を反映する徴候である。脈診では，弦脈は痛みの反映であり，数脈は熱象の主脈であり，細脈は虚実両面の理解は可能であるが，本症例では実の可能性が高く，湿邪の現れであろう。舌診では，白膩・乾燥・裂紋は湿邪を示し，熱化している可能性も視野に入れたい。爪甲診では，難病においては十指に変化がみられることが多い。淡紫色は深部の熱邪を示し，艶がないのは元気不足の現れである。

▶ 弁証のポイント

関節の変調から邪気の性質を判断する

　リウマチ症は，その関節の変調から邪気の性質と軽重を判断することができる。一般に，関節の激痛や夜に痛みがあって眠れない場合は，おもに寒邪が関節を犯してい

57

第1章 全身症状

ることを示す。関節の重だるさやこわばりなどの症状が多くみられ，特に朝起きる時によく現れる場合は，湿邪の侵入が重点になっている。関節の痛み・腫れが転々と移動するようであれば，風邪が原因である。このように，関節の変調から邪気の主次を知ることができ，積極的に対応することができる。

虚熱と実熱を区別する

実熱の場合，関節の赤腫熱痛が現れる。また同時に発熱（38℃前後）・口苦・口渇・面赤・便秘などの熱性症状も伴う。しかし，虚熱の場合は，関節の赤腫熱痛がそれほどひどくみられない。同時に微熱・食欲がない・疲れやすい・めまい・立ちくらみなどの脾気虚による症状を伴う特徴がある。両者をしっかり区別し，間違わないように対応しなければいけない。

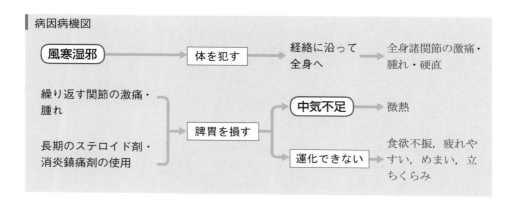

弁証のポイント

- 関節の変調から邪気の性質を判断する
- 虚熱と実熱を区別する

アドバイス

弁証における鑑別点

陰虚証について

本症例に対し「陰虚証」「気陰両虚」「肝腎陰虚」といった弁証をする方が多い。午後の発熱という症状で誤解してしまうようである。先に分析したように，局所・全身症状ともに，患者には陰虚証にもとづく症状（のぼせ・ほてり・咽乾・盗汗・便秘など）はみられない。ところが，患者の全身症状には，食欲がない・疲れやすい・頻尿・軟便・めまい・立ちくらみなどの気虚による症状が現れている。この午後の発熱は陰

虚とは無縁で，気虚と密接な関係をもつ気虚発熱なのである。

陽虚証について

　リウマチ症が長引いて肝腎陰虚・腎陽虚になったと考える方もいる。その根拠となる症状は食欲不振・立ちくらみ・易疲労・時に下痢であり，その理由は肝脾不和で，その裏に腎陽虚があるのではないかと分析し，また舌苔白膩は，陽虚・痰湿によるものという考えである。さて，どうだろう。食欲不振・易疲労・時に下痢などの症状は消化器系の症状であり，一般的に脾胃気虚に起因するものと考えられている。また，舌苔白膩はたしかに痰湿が関係しているケースはあるが，もし，陽虚であるならば，舌胖大・淡紫色・辺歯痕・白滑苔などが現れていてもおかしくない。陽虚は，気虚＋内寒の病態である。つまり，気虚の症状とともに，冷え・四肢厥冷・五更泄瀉・浮腫などの内寒による症状も現れるはずである。ところが，症例を通読すると，気虚の症状は確認できるものの，内寒の症状は見当たらない。本症例に陽虚証は存在しないとみるのが正確な分析といえよう。

風熱証について

　風熱証とは外感表証の一種であり，カゼ（感冒）でよくみられる。対して，リウマチ症は，中医の痺証に属し，風・寒・湿の３つの邪気の侵入により，関節に痛み・腫れなどが起こる疾病である。リウマチ症の炎症反応は激しく，関節に発赤・熱感・激痛・腫れが現れる場合には，中医では白虎歴節風などと呼ばれることもある。これらの風邪・寒邪・湿邪あるいは熱邪を，普通のカゼと同様に論じるのは不適である。

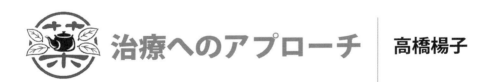

治療へのアプローチ｜高橋楊子

弁証

弁証結果

弁証：湿熱蘊結・脾気已虚
治法：利湿健脾・清熱止痛
処方：薏苡仁湯＋石膏 合 防已黄耆湯 加減
　　　薏苡仁・石膏各10g，蒼朮・黄耆各6g，防已5g，威霊仙・秦艽各4g，
　　　忍冬藤5g，鶏血藤・芍薬各4g，甘草2g

解説

　薏苡仁・防已・蒼朮——利湿消腫・除痺止痛

第1章　全身症状

石膏・忍冬藤──清熱利水・消腫止痛

威霊仙・秦艽──祛風湿・除痺痛

黄耆──健脾益気

鶏血藤──活血通絡

芍薬・甘草──甘緩止痛

　薏苡仁湯から，辛温の麻黄・桂枝を除き，辛涼の石膏と甘寒の忍冬藤を加えて，処方の働きを利湿清熱・除痺痛に変える。さらに威霊仙・秦艽を加えて，湿熱蘊結筋骨による関節の腫痛・発赤・熱感，また午後の微熱の改善をはかる。防已は利水消腫・除痺痛の作用があり，黄耆は健脾益気のほかに，防已と配伍することで利水消腫の働きをもつ。患者は軟便が多いので，薏苡仁湯の当帰の代わりに，活血通絡止痛の鶏血藤を配合し，また芍薬・甘草の組み合わせで甘緩止痛の目的を果たす。

症例分析

　リウマチは臨床でよくみられる病気の一つである。この症例を通して，リウマチに関する弁証論治を一緒に勉強しよう。

▶関節病状の分析

　発病の経過によれば，2008年1月，カゼがきっかけとなり，悪寒・鼻づまり・咳とともに，膝の腫れと痛みが現れた。その後，カゼの症状は治ったが，関節の腫れと痛みが膝だけではなく，肩・手首・指・顎の関節にまで広がってきた。1年間の間にさまざまな治療を受けたがあまり改善せず，多数の関節の腫脹・痛み・硬直・挙上不利の症状のほかに，両手関節に発赤・熱感が顕著で，激痛で動かせないとのことである。これらの記載から，はじめは風寒湿の外邪が体表の皮膚腠理・経絡に侵入し，その後，風寒外邪は鬱久化熱となり，粘膩性質の湿邪と絡んで湿熱邪気として経絡・筋骨に停留しているとうかがわれる。関節の腫脹・痛み・硬直および膩苔は湿邪を示し，関節の発赤・熱感・激痛および，3カ月前からの午後の微熱と舌脈は，湿熱鬱結を示している。

▶全身症状および舌象・脈象の分析

● 3カ月前から，午後になると37.5℃未満の微熱が出る──臨床では微熱を引き起こす原因はさまざまであるので，必ず他の症状と合わせて分析しなければならない。この患者は，午後の微熱のほかに，口は渇かない，尿の回数は多いが量が少なく残尿感があり，また軟便1日2～3回と排便不暢もあることから，湿熱が体内に蘊結していることがわかる。故にこの微熱は湿熱による微熱だと推測できる。関節の腫痛と脈・舌の症状もその証左となる。

60

- 食欲がない・軟便下痢・排便不暢・頻尿・残尿感——これらの症状は，一つは脾気虚弱，もう一つは湿邪停留を示す。痩せ型・顔白の望診の情報を参照すれば，おそらくもともと脾気虚体質であり，外湿の侵入により，脾虚内湿も引き起こしたのではないかと考えられる。
- 痩せ型・顔白・めまい・立ちくらみ・疲れやすい——素体の気虚を示す。
- 脈象——弦脈は痛みを示し，細脈は湿邪が脈管を圧迫するか，あるいは素体の脾気虚を示す。数脈は熱を示し，不整脈は経気の阻滞を示す。関節と全身の症状とを合わせて分析すると，この脈象は，湿熱阻滞による不通則痛を示している。
- 舌象——膩苔は湿邪を示し，白苔・乾燥は寒邪化熱を示す。舌裂紋について，舌色は書かれていないため，はっきりわからないが，おそらく湿蘊脾虚によるものではないかと考えられる。舌下静脈がやや太いのは気血経絡阻滞を示している。

弁証のポイント

◉ 関節の腫脹・疼痛・発赤・熱感・硬直などの症状および午後微熱・舌象・脈象は，湿邪化熱と判断する
◉ 食欲がない・軟便下痢をしやすいなどの全身症状は，脾気虚弱と判断する

アドバイス

　リウマチは痺症に属す。痺症の弁証論治は，教科書では行痺・痛痺・着痺・風湿熱痺・頑痺などの証型に分けられているが，実際の臨床では，患者の体質や基礎疾患などが絡んでいるので，教科書の類型よりかなり複雑になることが少なくない。

▶ 処方治療について

　本症例に対しては，漢方薬治療の視点からいえば，利湿清熱・消腫止痛を中心とし，それに健脾益気利湿を加えることに絞ったほうがよいと思う。

　湿熱を排除するには，白虎加人参湯合薏苡仁湯，白虎加蒼朮湯，越婢加朮湯などを加減すればよいと思う。経絡・筋骨の深いところの湿熱を取り除くために祛風湿・除痺痛の威霊仙と秦艽（清湿熱・退虚熱の作用もある）のペアを加え，さらに四肢や関節に走って通絡止痛の作用のある忍冬藤・鶏血藤・桑枝などの蔓・枝のような生薬を引経薬として加味することを薦めたい。

　本治の健脾は，脾の運化水穀と運化水湿の機能を高めることにより，正気（免疫機能）を高め，湿熱の排除も助けることができる。現在の，食欲がなく，軟便，排便不暢，時には下痢もある状態では，扶正として健脾益気利湿を薦める。例えば防已黄耆湯などである。

第1章　全身症状

　膝と股関節の腫痛・走行困難から，補肝腎・養陰血を考える方もいる。今の段階では杜仲や桑寄生はまだよいが，熟地黄・当帰などを使うと，却って脾胃と腸の消化・吸収に負担をかけてしまい，標治にも不利になると思われる。まず健脾益気を行い，胃腸の症状がある程度改善されてから，補肝腎・養陰血を加えたほうがよいと思う。

▶弁証における鑑別点

細脈の分析について

　細脈はおもに気血両虚や陰血不足や脾気虚などの虚証によく現れるものであるが，湿邪があるときに現れることもある。それは，湿邪が脈管を圧迫するためである。故に細数脈イコール陰虚内熱・陰虚火旺ではなく，時には温熱病や湿熱病を示唆することもある。本症例で，口が渇かないのは津液や陰液の損傷はないことを，二便の状態は湿邪の存在を明確に提示しており，さらに膩苔・午後の微熱などと合わせると，この細数は湿熱蘊結，あるいは脾虚湿邪化熱を示すのではないかと考えられる。

CASE 5

蕁麻疹

患　者　女性，42歳，主婦。

初診日　2011年12月14日

主　訴　蕁麻疹が頻発して痒い

現病歴　今年の4月頃から，ボランティアなどの多忙により身体が疲れ，胸が痞える感じがしてきた。5月の初め，全身の柔らかい部分に蕁麻疹が現れ，異常に痒くなった。病院で抗アレルギー薬を出され，しばらく服薬していたが，効かなかった。6月には排尿痛・残尿感も現れ，尿検査での異常もあるため膀胱炎と診断され，抗生物質と抗アレルギー剤，猪苓湯合四物湯エキス，半夏厚朴湯エキスなどを処方された。膀胱炎と胸の痞えはすぐになくなり，ひどい蕁麻疹の痒みも軽減したが，抗アレルギー薬を飲まないと再び痒くなるので，体質改善のため相談に来た。

望　診　肥満ぎみ，頸・腕・腹に紅線状あるいは紅片状の発疹がみられる。

問　診　皮膚を少し圧迫するか摩擦すると，たちまち紅い線状か片状の発疹が現れ，遊走性が認められる。汗をかいたりまたは興味のない話を聞いたりすると痒くなりやすい。シャワーの後，痒みが軽減する。動くと汗をかきやすい。昔から咽が痛くなりやすく，カゼを引きやすい。今年の10月から目と鼻の痒みが現れている。食欲正常。便通は1日1回，残便感がある。尿は1日5～6回，やや黄。足冷。月経周期正常，月経痛なし。

生活習慣　甘いものやチョコレートを嗜好。煙草（－），飲酒少量。毎日1時間ぐらい犬の散歩をする。

舌　診　淡紅やや暗，歯痕少，薄白苔。

脈　診　弦滑。

家族歴　父親は花粉症，弟は喘息。

(高橋楊子)

治療へのアプローチ｜高橋楊子

弁証

弁証結果

弁証：風湿熱鬱表・兼有裏熱
治法：疏風止痒・清熱利湿
処方：消風散　7.5 g／日，分3
　　　防風通聖散　5.0 g／日，分2　　（14日分）

解説

　消風散は疏風養血・清熱除湿の効能があり，風熱湿による蕁麻疹や湿疹の代表的処方である。防風通聖散は疏風解表・清熱通便の効能があり，表邪の疏散と裏熱の排除を果たす。
　また，衛気虚と気滞に対しての生活習慣指導を行う。通気性のよい綿製の服を着用し，汗をかいたらすぐに拭き取る。普段からチョコレートなどの甘いものを避け，芋類・豆類・キノコ類および緑黄色野菜類を積極的に摂取し，よく運動して減量に努めることと，うまくストレスを発散することなどをアドバイスする。

治療経過

2診　発疹と痒みは軽減した。便通は1日1～2回，残便感はなくなった。咽痛がまだ少しあるので，宣肺清熱・利咽の働きのある「胖大海」をお茶として飲むように勧めた。同処方を維持する。
3診　紅い発疹と痒みはかなり減った。運動時に汗をかいても痒みはない。咽痛もすぐになくなった。便通は良い。体調は良い。同じ処方を維持。
4診　対人関係のストレスにより，つい甘いものを食べてしまったので，紅線状の発疹と痒みがまた現れた。食事指導をしながら，同処方のうえに，清熱涼血・祛風理気の働きのある荊芥連翹湯（5.0 g／日，分2）を追加した。
　その後，同じ処方を続けて発疹と瘙痒は減った。翌年3月中旬，38度の発熱と悪風を伴うカゼを引いたが，同じ漢方薬を飲んで，翌日から熱が下がった。発疹と痒みもあまりなかった。しばらく同じ漢方薬を服用してから，すべての薬を止めて，おもに普段の生活からの体質改善に努めている。特に甘いものや脂っこいものを避け，よ

く運動をしている。現在の体調は良く，体重も減ってきた。たまに発疹と痒みがあるが，あまり気にしなくて済むようになった。

症例分析

蕁麻疹は臨床上よくみられる疾患の一つである。突然発疹が現れ，痒みが強く，またあちこちに出たり消えたりする特徴があるので，中医学ではその発病原因にはおもに風邪が関係すると考え，そのため蕁麻疹のことを「癮疹」（発疹が出たり消えたりする），「風疹」「風団」などと呼んでいる。

風邪は「百邪の首」といわれるように，臨床では熱邪や寒邪などを挟雑して，病気を引き起こすことが多くみられる。蕁麻疹が風熱型か風寒型かは発疹の色により見分ける。一般的にいえば，鮮紅色や紅い発疹は風熱型に属する。白っぽい，あるいは薄いピンク色の発疹は風寒型に属する。また蕁麻疹の発症内因は，脾胃・肝腎・気血の異常とも関係するので，臨床では，全身症状により腸胃湿熱型・気血両虚型・衝任不調型などにも分けられる。

発疹の特徴から，病因病機を分析する

● 皮膚にすぐに紅い線状か片状発疹が現れ，遊走性が認められる──発疹の遊走性は風邪の存在を示し，紅線状や紅片状の発疹の色は風熱挟雑がうかがわれる。発病当初の5月は，ちょうど春の主気の「風」から夏の主気の「熱」に変わっていく時期なので，風熱挟雑の邪気を受けたと推測できる。そのほかに，汗をかいたりすると痒くなり，シャワーの後に痒みが軽減するので，さらに湿邪も挟雑して，風湿熱邪気が肌膚に蘊結して発疹と痒みを繰り返し引き起こしていると推測することができる。

● 頸・腕・腹の発疹──風邪と熱邪は上昇する性質があるので頸や腕などの上半身に発疹を起こし，湿邪は下降する性質があるので湿邪が挟雑すると腹部の下半身にも発疹を引き起こしてしまう。

● 興味のない話を聞いたりすると痒くなる──肝鬱を示す。胸の痞えが半夏厚朴湯エキスなどの治療ですぐ取れたという経過から肝鬱気滞はあるが，現在は特に憂鬱不安やイライラなどの情緒不安定がないので，蕁麻疹を起こす主因ではないと推測できる。

全身症状の分析

● 動くと汗をかきやすい・汗をかくと痒くなりやすい──裏熱・湿熱と考えられる。肥満ぎみ・残便感があり尿色やや黄色い・咽痛を起こしやすいというのも裏熱や湿熱の存在を裏付ける。その原因としてはおそらく嗜好品の甘いものやチョコレートおよび飲酒が，裏熱や湿熱を生じさせたと考えられる。

● カゼを引きやすい・足冷──衛気不足を示す。

第1章　全身症状

- 舌診──淡紅舌・薄白苔は、気血があまり損傷されていない、あるいは病位が浅いことを示す。舌歯痕は、湿蘊か気虚を示し、舌やや暗は少しの気血停滞を示している。
- 弦滑脈──痰湿か湿熱の存在を示す。

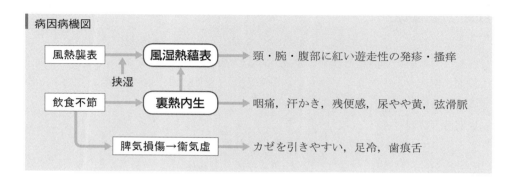

病因病機図

弁証のポイント

- 蕁麻疹の特徴および病因病機を把握する
- 頸・腕・腹部の紅い遊走性の発疹は、風熱湿と判断する
- 喉痛・汗かき・残便感・尿やや黄色い・弦滑脈は、裏熱と判断する

アドバイス

弁証における鑑別点

　体表の皮膚異常は、外邪の侵入と関係するほかに、体内の臓腑気血の異常とも関係している。本症例の外因は風湿熱挟雑の邪気であるが、内因は普段の生活習慣から招致した裏熱や湿熱、および気虚と気滞と考えられる。多くの方は風熱湿邪気の存在をとらえて消風散・桔梗石膏・梔子柏皮湯・防風通聖散などを選び、また内因の気虚・気滞に対して祛邪のうえにさらに玉屏風散・補中益気湯・防已黄耆湯・加味逍遙散などを加えられるだろう。以下にいくつか注意すべき点を述べさせていただく。

まず祛邪が必要

　初診時、発病から半年が経過しているが、風熱の邪気が湿邪と纏綿して、いまだに皮膚に蘊結している状態が続いている。さらに体内の裏熱や湿熱も兼ねているので、病気は複雑になっている。外邪未清の場合には、まず祛風止痒・清熱利湿の祛邪治療を考えなければならない。推奨する処方は、やはり消風散である。

血虚内風について

　病因を血虚内風によるものと考える方がいるが、血虚生風の場合は、肌が白くてカ

サカサしたり乾燥しやすく，発疹の色は真っ赤ではないことが多い。さらに月経量少・月経隠痛・月経前後に発疹が出やすいなどの症状をよく伴う。この患者は紅い発疹が出て，汗をかくと痒くなりやすい，皮膚のカサつきもなく月経も順調であるので，血虚生風とはいえないだろう。養血祛風の当帰飲子は，祛風清熱に対する力は足りない。また全体に温性の薬味が多いので，本症例には適切ではない。

体質の改善のために

①まず胃腸の裏熱や湿熱をしっかり排除する

皮膚は肺と関係し，肺は裏の大腸との関係があるので，便通が良くなると，皮膚に蘊結した邪気を早めに取り除くことができる。そのためにも清熱利湿通便を行うとよい。また，積極的に運動をして減量することも勧めるべきである。

②衛気を高める

アレルギー体質を改善するには，衛気を補い，免疫力を高めることが大切である。漢方薬ならば，玉屛風散・補中益気湯などを薦める。また，食養生の面からは，甘いものや脂っこいものを避け，芋類・豆類・キノコ類・緑黄色野菜などを積極的に摂取することも勧めるとよい。

③気のめぐりを良くさせる

疏肝理気として，四逆散・加味逍遙散を使うこともよいが，何事も気にせずにうまくストレスを発散する心構えも大事である。また，春菊・三つ葉などの香味野菜，ミカン・オレンジなどの柑橘類，およびミント・菊花・ラベンダーなどのハーブ類も勧めるとよい。

 # 治療へのアプローチ　　呉　澤森

弁証

弁証結果

弁証：標：風湿熱邪鬱表
　　　本：脾胃失調・衛気不足
治法：標：清熱祛風化湿
　　　本：調和脾胃，少々の補助として調和営衛
選穴：標：大椎・風池・風府・曲池・支溝・合谷・百虫窩穴・陽陵泉・陰陵泉・陽輔・耳尖穴

第1章　全身症状

> 本：脾兪・胃兪・中脘・建里・足三里・豊隆・公孫・列欠・外関・肺兪
> 手技：大椎・耳尖穴（奇穴。耳介を前後半分に折り畳んだときの上部尖端にある）・
> 　　　百虫窩穴（奇穴。俗称は血郄穴。大腿部内側，膝蓋骨の内上角より上3寸
> 　　　の所にある）は，梅花鍼で叩き，微量の出血が得られると効果が高い。曲池・
> 　　　支溝・合谷・陽陵泉・陽輔は直刺1～1.2寸，捻転瀉法。風池・風府・建里・
> 　　　豊隆・外関・陰陵泉は導気法を施し，直刺0.5～1.2寸。脾兪・胃兪・肺
> 　　　兪は椎体に向け斜刺1寸，捻転補法。中脘・足三里は直刺1.5寸，平補平
> 　　　瀉法。列欠・公孫はカマヤミニ灸。

解説

　大椎・風池・風府・曲池・支溝・合谷・陽陵泉・陰陵泉・陽輔・耳尖穴・百虫
窩穴──清熱祛風化湿

　脾兪・胃兪・中脘・建里・外関・足三里・豊隆・公孫・列欠──健脾和胃・調
和営衛

　蕁麻疹の発作が頻繁に起こる場合は治標を優先し，蕁麻疹の発作が軽減あるい
は落ち着いている場合には標本同治あるいは治本を優先する。臨機応変の対応が
必要である。

症例分析

　蕁麻疹は，皮膚に現れるアレルギー疾患の一つである。一般的には，発症後，抗ア
レルギー剤の投与により，すぐに症状の改善あるいは消失をみるケースも多いが，そ
の後しばしば再発するケースも少なくない。なかなか完治せず，持病になる人もいる。
本症例もその一つの例であろう。さて，中医学では蕁麻疹をどのようにとらえている
だろうか。

▶発症の経過

　2011年5月，蕁麻疹を発症。異常な痒みがあり，病院で処方された抗アレルギー
剤も効果はなかった。6月，膀胱炎を発症。抗生物質と抗アレルギー剤および漢方薬
の併用により，膀胱炎はすぐに良くなり，蕁麻疹の痒みも軽減した。つまり，膀胱炎
の熱邪を抑えた結果，蕁麻疹のひどい痒みも軽減したのである。これは，患者の体内
に強い熱邪が存在することを暗示している。

▶症状および病因・病機の分析

　熱邪の関与を中心に分析を行おう。
● 頸・腕・腹部に紅線状あるいは紅片状の発疹がある。また，皮膚を圧迫したり摩擦
　したりすると，皮膚にたちまち紅色の線状・片状の発疹が現れる──五色望診にお

いて，紅色は熱に属し，白色は寒に属する。本症例にみられる紅色の線状や片状の発疹は体内の熱邪が体表に現れた徴候である。

- 発疹は遊走する——風邪には，よく変化し定着しないという特徴がある。風邪と熱邪が一緒になることにより，紅色の発疹が体表のあちらこちらに遊走性に現れる。
- 10月から目と鼻の痒みが現れている——痒み・痛みなどの感覚は，「小熱則痒，大熱則痛」という古訓にもあるように，熱邪が関与している場合がある。臨床においても，皮膚病の痒み・痛みの発現や増悪・軽減に，熱邪が深く関わっている例が散見される。

臨床では，風邪・熱邪が一緒に病気を引き起こしている場合，さらに湿邪も加わるケースがよくみられる。本症例の皮膚症状をみると，湿邪を思わせる特徴は見出せないが，全体的にみれば，湿邪の存在を示す情報を確認できる。例えば，患者は肥満ぎみである。肥満者は多湿の体質をもち，「肥人多湿」との古訓もある。また，苔薄白・舌歯痕少，滑脈は湿邪の存在を提示することもある。このことから，本症例の蕁麻疹は風湿熱邪が体表に鬱滞不散したものと判断することができる。

患者の体質（脾胃失調・衛気不足）

5月から12月までの半年以上，継続的に抗アレルギー剤を服用してきたが理想的な効果は得られず，体質改善を目的として来院した。体質改善は本症例の重要なテーマの一つである。患者はどのような体質であるのか？　改善策は？　この2点について考えてみよう。

患者は甘いものやチョコレートを好んで食べる。偏食といえるレベルである。甘いものやチョコレートなどを食べ過ぎると，脾胃の負担が大きくなり，脾胃の運化機能を損ないやすい。脾胃の運化失調により，水湿が体内に停滞し，体が肥満ぎみになる。また，脾胃の運化失調により，脾胃の昇清・降濁ができなくなり，残便感が起こる。五行生剋の関係から，脾胃失調の場合，肺気不足に陥りやすく（土不生金），表衛が弱くなる。本症例の患者も汗をかきやすく，昔から咽が痛くなりやすくカゼを引きやすい。上述のことから，患者は脾胃失調・衛気不足の体質であることが考えられる。患者のこの体質に対する改善策については前述の弁証結果を参照されたい。

弁証のポイント

発疹局所の様子から病因を探る

発疹が点々と転移する，または周辺の発疹が融合し拡大するのは風邪。発疹は紅い点状・線状・片状であり，痒みがひどいのは熱邪。発疹は白っぽい，あるいは薄いピンク色は風寒邪。肌が白くてカサカサしたり乾燥しやすく，発疹色は真っ赤ではないのは血虚生風による内風。女性の場合，月経来潮の前後に発疹が好発し，経量の減少や月経隠痛などを伴うのは血虚生風。

第1章　全身症状

弁証のポイント

◉ 発疹局所の様子から病因を探る
◉ 舌・脈から，発症の元となっている体質を追究する

ア ド バ イ ス

▶ 弁証における鑑別点

陽虚の弁証について

　本症例を，陽虚・腎陽不足と弁証する方がいる。陽虚とは，気虚が一歩進んだ段階にあり，内寒の症状が現れる。では，本症例に戻って検討してみよう。発症経過から初診日の望・聞・問・切によるデータまで概観すると，陽虚の根拠となる寒がり・厥冷・水様性下痢・五更泄瀉・月経痛，舌淡紫，脈沈・伏などの所見は一切みられない。つまり，陽虚と弁証することはできない。

▶ 蕁麻疹の治療について

体質改善の治療には注意が必要

　蕁麻疹の発作に対し，抗アレルギー剤は症状の軽減・消失には有効であるが，あくまで一時的な標治だけであり，蕁麻疹が再発・増悪するケースはよくある。このことから，ただの標治の不十分さがよくわかる。

　脾胃の働きを健全にし，元気を強くさせることで，体表を防御する衛気の力を充実させる，このような治療を加えることで，蕁麻疹に対する治効は高まる。体質改善の治療には注意が必要である。

蕁麻疹治療においては治内と治外が重要

　蕁麻疹は単なる肌の病気ではない。特に，繰り返し発症する患者は，体内の邪気や臓腑の働きの異常が無視できない。そのため，蕁麻疹治療においては，発作期に標治を採り，蕁麻疹を起こす病邪を徹底的に駆除する。これは治外である。そして，非発作期には，体質の改善をすることを忘れてはいけない。これは治内である。脾胃を調和させ，中気が健全になれば，邪気を駆除する力も増えるだろう。

痒み治療の要諦

　当院では，蕁麻疹の治療において意識していることが2つある。

　まず第1に，痒みをできるだけ早く止めることである。おもな穴位は曲池・合谷・百虫窩穴である。曲池は手の陽明大腸経に属し，疏散熱邪・祛風化湿の作用をもつ。合谷は虎口の別名をもち，合は会合の意，谷は肉の集まりの意であり，合谷は肉の盛り上がる所にある。また，気の関であることから，疏風止痒・通経止痛などの作用を

70

もつ。百虫窩穴は奇穴で血郄の別名もあり，血海の上1寸の所にある。各穴に直刺1寸，3分間の導気法を30分間の置鍼の間に2～3回施す。この治療により，止痒の治効は十分現れるはずである。

　もう1つは，1回の治療でできるだけ疹塊を消すことである。次のような例がある。ある蕁麻疹患者は，一日中，頸部と下肢の蕁麻疹に悩まされていたものの，仕事が忙しく病院に行く暇がなかった。同僚の勧めで当院に来院し，私は，四診により，胃腸熱邪・外鬱肌表と弁証した。曲池・支溝・合谷・中脘・大椎・百虫窩穴・足三里・上巨虚などを取り，瀉法あるいは導気法を施し置鍼した。すると，置鍼中，イライラしていた患者は徐々に落ち着き，「体の熱感がだいぶ減りました」と口にした。また，治療後の着替えの時に，治療前の疹塊が消え始めていることに気が付いた。「魔法のような治療だ。信じられない」と患者は驚きを隠せなかった。このような例は当院ではよくみられる。

　ここで言いたいことは，蕁麻疹あるいは湿疹・アトピー性皮膚炎・老年性皮膚瘙痒症などの頑固な痒みの治療は，本治が唯一の抜本的な治療だということである。私の個人的な経験では，蕁麻疹の本治には2つの側面がある。一つは胃腸の治療であり，上述した例のように対処する。そして，もう一つが涼血・和営の治療である。「治風先治血」の古訓があるように，歴代の中医治療家は，活血涼血の重要性を説いている。遊走性の痒みの強い発疹は，熱邪が血分に入り，血熱になり，外泄されず，血流とともに全身をめぐり，あちこちに風疹状に現れたものである。治療は，疏風清熱止痒の穴を取ったうえに，血海・三陰交・太衝などの穴を加え，平補平瀉法を施すと効果が高い。

CASE 6

2カ月続く原因不明の発熱

患　者 女性，15歳，学生。

初診日 2016年3月23日

主　訴 ほぼ毎日高熱が出ており，2カ月続いている。

現病歴 1月26日に上顎の過剰歯の抜歯術を受けてから，ほぼ毎日38〜39℃の熱が出るようになり，歯痛はないが，頭痛を伴うことが多かった。歯科で処方された解熱鎮痛剤を服用すると，熱は下がるが，翌日また発熱するという繰り返しになる。服薬を嫌がり，ここ1カ月，氷嚢で冷やして対応している。3月19日に41℃の熱と頭痛があり，大学病院で詳しい検査を受けたが，特に異常はみられなかった。

望　診 中肉中背・顔色は特に異常なし。

問　診 ほぼ毎日，おもに昼間に38〜39℃の熱が出て，頭痛を伴うことが多い。咽痛とだるさはない，食欲は変わらない，睡眠良好，小便正常。大便は硬く，3〜7日に1回，腹脹・腹痛が少しある（1年前は大便正常，1日1回）。月経は1年来ていない（以前は月経周期28〜30日，月経期間3〜5日間，経血量少，血塊と月経痛があった）。1月に婦人科でホルモン剤を処方され1カ月間飲んだところ，2月下旬にほんの少しの出血があった。
[生活環境の変化]ダンサーを目指しており，2015年1月に地方から東京へ転校して，一人暮らしをしている。放課後に週3回，1回3〜6時間ダンスのレッスンを受けている。この2カ月，熱のため練習を止め，授業もときどき休んでいる。

舌　診 やや淡舌，薄膩苔，舌下静脈怒脹。

切　診 手足の皮膚温度は正常，腋下皮膚の温度は高い，浮腫は認めない。細やや滑脈。

（高橋楊子）

治療へのアプローチ｜高橋楊子

弁証

弁証結果

弁証：気血不和・瘀血化熱
治法：逐瘀泄熱・理気活血
処方：桃核承気湯　2.5g/日，夜1回
　　　加味逍遙散　5.0g/日，分2を朝・晩の食前に各1回
　　　当帰芍薬散　2.5g/日，朝1回　　　　　　　　（21日分）

解説
　　桃核承気湯——逐瘀泄熱・通便活血
　　加味逍遙散——清熱疏肝・理気
　　当帰芍薬散——健脾養血

治療経過

2診（4月13日）　3月末に1回だけ40℃の熱が出たが，その時以外には発熱はまったくみられず，頭痛もなかった。2カ月間の苦しみから解放されたので，本人は喜んですぐにでもダンスのレッスンを再開したいと言う。服薬後，大便は2〜3日に1回になったが，お腹がゴロゴロして，少し腹脹・腹痛があるとのことから，加味逍遙散は不変，桃核承気湯と当帰芍薬散を5.0gに増量。

3診（5月11日）　ずっと平熱で，頭痛はなかった。便通は2日に1回，腹痛はないが，腹脹がある。4月29日に月経のような出血が1日あった。ダンスのレッスンに週4回通っている。舌は淡紅で薄苔，脈は小滑。桃核承気湯と当帰芍薬散は不変，加味逍遙散を四逆散（5.0g/日，分2，朝・晩の食前に各1回）に変えた。

4診（6月8日）　体調は良い。月経が5月20日から28日まで1年半ぶりに再開し，初日に軽い下腹部痛があった。便通は1日1回。処方は不変。便の状態により桃核承気湯を減量してもよいと伝えた。

　以後，体調は良く，便通も月経も順調である。本人の希望により，7月14日で治療を終了。

CASE 6　2カ月続く原因不明の発熱

症例分析

　2カ月間続いた原因不明の発熱に対して，解熱鎮痛剤は一時的に熱を下げることしかできなかったが，漢方治療で完全に熱を消すことができたのは，なぜだろうか。その決め手となったのは弁証論治であり，熱を発生する根本原因を見つけて根本から治療したからである。その弁証論治の手順を紹介しよう。

▶ 症状からの病因病機の分析

　抜歯後，2カ月間発熱が反復しているが，歯痛はなく血液検査にも異常はなかったので，菌による炎症の可能性はまず排除した。発熱のほかに，咽痛や悪寒はなかったので，表証の可能性も排除した。昼間に高熱が出て，2カ月続いているが，ひどくやつれた様子はなく，痩せもだるさもなかったので，虚証ではなく，裏実熱証ではないかと推測した。そして，全身の症状を聞き，便秘と無月経の2つの点に注目した。

便秘

　大便は硬く，3〜7日に1回，腹脹・腹痛を少し伴う。詳しく聞くと，もともと排便は1日1回と普通であったが，1年前にダンサーを目指すために，地方から東京へ転校して来てから，便秘になってしまった。

　14歳で上京し，親から離れた生活環境の変化が精神的にも肉体的にも緊張をもたらしたのではないかと思われる。その緊張が体内の気機を阻滞させてしまい，さらに食生活の変化もあり，大腸伝導を失調させて便秘・腹脹・腹痛になったものとうかがわれる。陽明の胃経・大腸経は体内において一番の多気多血の経絡であるので，気機が鬱滞すると，容易に化熱を起こし，津液を消耗し，便も硬くなってしまうのである。

無月経

　月経状態を尋ねると，なんと上京してから1年間月経はなかったとのことであった。以前の月経状況は，周期は正常だが経血量が少ないのは血虚と考えられ，血塊と月経痛は気血不和と考えられる。

　もともとの気血不和のうえに，新たに気滞が加わり，血液が瘀阻して月経が止まってしまったのではないかと考えられる。瘀血は新血不生をもたらし，さらに過度のレッスンによって血虚がさらに重くなり，1年間無月経となってしまったのであろう。ホルモン剤の1カ月間の治療だけでは月経が回復しなかったのは，背景に瘀血と血虚の存在があるからである。

　胞宮瘀血と気滞は下焦に停留し，互いに悪影響をもたらして鬱滞化熱を起こしてしまう。こうした背景に，抜歯がきっかけとなり，何らかの邪気が陽明経に入り，発熱を引き起こしてしまい，その後，邪気が裏に進んで下焦の瘀熱・宿便と結び付いて，身体に居座り，陽明経が旺盛となる昼間の時間帯に高熱を繰り返し発生させることになったと考えられる。

75

第1章　全身症状

その他の症状
- 発熱とともに，頭痛を伴うことが多い――瘀熱が上擾清竅していることを示す。
- 食欲は変わらない――陽明胃経に熱があることを示す。
- 睡眠良好――心の蔵神機能が損傷されていないことを示す。
- 舌診――高熱がほぼ毎日出るが舌色がやや淡は素体血虚を示し，ここでの膩苔は宿便滞留を示し，舌下静脈怒脹は瘀血阻滞を示す。
- 切診――手足の皮膚温度は正常であるが腋下の皮膚温が高いのは肝胆の気滞蘊熱を示し，浮腫はない・小便正常は水分には問題がないことを示し，細脈は気血不足を示し，やや滑脈は裏熱または宿便を示している。

病因病機図

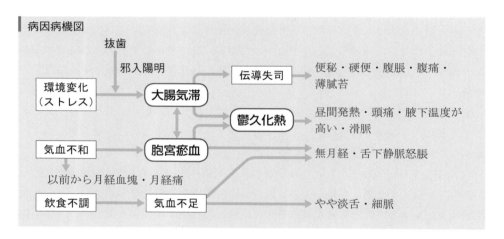

弁証のポイント

- 発熱はまず表裏・虚実を見分ける
- 原因不明の高熱は，1年間のひどい便秘・無月経と関係する
- 下焦蓄血と陽明潮熱の症状の特徴・病因病機・代表方剤を把握する

アドバイス

弁証における鑑別点

　本症例の病態は少し複雑である。血瘀発熱と分析し，桃核承気湯・血府逐瘀湯・芎帰調血飲第一加減・加味逍遙散などを考える方がいるが，これは良いと思う。2カ月間反復する高熱は，1年間の無月経および便秘と関係するため，瘀熱がキーとなることをとらえて，逐瘀瀉熱・活血理気の桃核承気湯・加味逍遙散などを使うと，効果が早く現れる。また，他にもさまざまな考え方があると思う。ここではいくつか注意が

必要な点について，意見を述べさせていただきたい。

陽明潮熱・陽明裏熱・陽明腑実について

　反復する高熱とともに，便秘・腹脹・腹痛もあるので，陽明裏熱・陽明腑実と判断することは間違いではない。また，高熱の現れる時間が日晡時刻（15～17時）だけではなく昼間にも出やすいので，陽明潮熱といってもよい。しかし，この症例の治療は，陽明腑実症の承気湯類だけでは力が足りない。なぜなら，便秘のほかに1年間の無月経もあることから，邪気は気分の陽明腑実だけでなく，下焦の血分にも深入し，瘀熱と結び付いて，頑固になり症状が長く反復しているからである。下焦瘀熱を改善しないと，再び熱が出てくる可能性があり，承気湯類よりも最初から瀉下逐瘀の桃核承気湯を使うほうが，治療への一番の早道だと思う。

　陽明経瘀熱証と考えて白虎湯を選ぶ方もいるが，便秘・腹脹・腹痛があるので，陽明経証ではなく陽明腑証である。せっかく血瘀を分析したのであれば，白虎湯よりも桃仁・桂枝に調胃承気湯を加えた桃核承気湯を連想するとよいと思う。

虚証発熱について

　血虚発熱・腎虚などの考え方もあるが，これは違うと思う。虚証の発熱は，高熱よりも微熱が多く，昼間より午後や夜間に現れやすい。また，だるさ・やつれ・めまい・ふらつき・動悸などの虚の症状を伴うはずである。この患者にはたしかに血虚が存在するが，それは反復する高熱の根本的な原因ではない。もし初診の時点で補剤だけの治療を行うと，まるで「火上加油」（火に油を注ぐ）ように，瘀熱を膠着させ，発熱をどんどん悪化させてしまうおそれが高く，注意すべきである。昔から治療においては「虚虚実実」（虚をさらに虚し，実はさらに実す）が戒められているので，ぜひもう一度症例をみて，発熱の根本原因を探し出してほしい。

　また，肝陽上亢による発熱と考える方もいるが，これも賛成できない。なぜなら，肝陽上亢に伴う眩暈・目乾・寝汗・夕方か夜間の微熱の症状がないからである。

治療へのアプローチ　｜　呉　澤森

弁証

弁証結果

弁証：腸胃積滞・胞宮瘀阻
治法：清熱導滞排便・活血祛瘀泄熱
選穴：胃兪・大腸兪・中脘・下脘・大椎・曲池・支溝・大横・子宮穴・血海・太

第1章　全身症状

衝・曲骨・気海・合谷

手技：胃兪・大腸兪は椎体に向け斜刺1寸。大椎は切皮後，鍼尖を下方に向け斜刺，大幅捻転瀉法0.6寸。子宮穴・曲骨・気海は切皮後，鍼尖を外陰部に向け斜刺1〜1.2寸，導気法を3分間。中脘・下脘・曲池などその他の諸穴は直刺0.3〜1寸，導気法。

解説

胃兪・大腸兪・中脘・下脘・大椎・曲池・支溝・大横──清熱導滞排便

子宮穴・血海・太衝・曲骨・気海・合谷──活血祛瘀泄熱

2カ月続く38〜39℃の高熱は体力を消耗させているはずだが，症例を通読すると，虚弱な症状は見当たらない。しかし，やや淡舌・細脈などの虚弱な症候は確認できる。脈・舌の診察は，四診法の重要部分であり，無視できない。患者の淡舌・細脈は，血虚か気血両虚を示していると考えられる。症例の発熱の直接的な要素は宿便と瘀血なので，「急則治其標」の治則にもとづいて，まず，宿便と瘀血を排除し熱を下げる。次は，患者の虚証を補うことである。そのため，上述の治法を採る。

症例分析

発熱は，臨床でよくみられる症状であり，発生時間・熱の軽重および患者の自覚症状により，外感発熱と内傷発熱の2種類に分けられる。本症例の発症経過をみると，外邪侵入の可能性は低く，外寒の発熱は排除できるだろう。では，内傷発熱ならば，その病因と病理はどのようになっているのだろうか。以下，症例分析を行う。

①症例では，1月26日に上顎の過剰歯の抜歯術を受けて以来，ほぼ毎日昼間に38〜39℃の高熱が続いているとのこと。歯科で処方された解熱鎮痛剤を服用すると，いったん熱は下がるが，翌日また発熱する。つまり，高熱の発生は抜歯と関係していることがわかる。経絡の流注と歯の繋がりを調べると，足の陽明胃経の流注が，鼻傍の迎香穴から始まり，鼻を挟み上行し，鼻根部で交差し，目の内角に入り，足の太陽経膀胱と合し，鼻外側に沿って下行し，上歯に入る。また，手の陽明大腸経の流注も，その分枝は鎖骨上窩より上行し，側頸部・面頬部を通り，下歯に入ることがわかる。②患者の排便の状態を調べると，大便は硬く，3〜7日に1回，腹脹・腹痛が少しある（1年前は大便正常，1日1回）。③さらに，ほぼ毎日，38〜39℃の熱がおもに昼間に出る「日晡発熱」の特徴がある。以上の3点を総合的に考えると，本症例の発熱は陽明宿便結滞による発熱の可能性がある。

次に，患者の月経についても注意する必要がある。患者の月経は1年来ていない。以前は月経周期28〜30日，月経期間3〜5日，経血量少，血塊と月経痛があった。1月に婦人科でホルモン剤を処方され，1カ月間飲んだところ，2月下旬にほんの少しの出血があった。すなわち，患者は一時停経，あるいは月経困難だった。2月のほ

んの少しの出血と舌下静脈怒脹の所見を同時に考えると，瘀血の存在がわかり，瘀血に起因する発熱の可能性もみてとれる。

　3番目に，なぜ，大便が硬く3〜7日に1回で，腹脹・腹痛があり，月経が1年来ないという異変が起こっているのだろうか。それは，生活環境の変化に原因を求めることができる。15歳の少女はダンサーを目指し，1年前に地方から東京へ転校し，一人暮らしを始めた。放課後に，週に3回，3〜6時間のダンスのレッスンをする生活を続けた。大きな生活環境の変化と過酷な練習は，成長発育途上の15歳の少女に対し，精神的にも肉体的にも大きな負担となっていた。その結果，正常だった排便・月経にも異変が生じた。

　つまり，今回の発熱は，まず，過剰歯の抜歯が発熱の誘因になっている。抜歯により，熱が起こり，その熱が陽明経に沿って胃腸の宿便熱邪を煽動し，発熱を繰り返すことになった。加えて，熱が血分に入り，血液が煎熬され，瘀血も増え，熱がさらに発生し，熱が下がりにくい状況を作っている。

　以上のように，本症例の2カ月続く原因不明の壮熱のポイントは，宿便と瘀血の2点である。

弁証のポイント

発熱の虚と実の特徴を把握する

　虚熱は，微熱で長期持続する，夜に好発し，咽乾・口燥・盗汗・のぼせなどの陰虚による症状を伴うことが特徴である。

　実熱は，高熱で，昼に好発し，面赤・口苦・口渇・喜冷飲・尿赤・便秘などの熱邪による症状を伴うことが特徴である。

陽明実熱が発熱の根本要因である

　1年前は大便1日1回であった。しかし，上京後，生活環境の変化により大腸伝導が失調し，大便は硬く3〜7日に1回となり，腹脹・腹痛も伴うようになった。そのうえに，上顎の過剰歯の抜歯をきっかけにして，胃腸の実熱が一層強くなり，さらに胃・腸の陽明経の流注に沿って上炎し，頭痛を引き起こした。また，38〜39℃の高熱はほぼ毎日出る。これらのことから陽明実熱が発熱の根本要因であることがわかる。このため，陽明実熱による宿便の一掃が，毎日の発熱・頭痛を解除する一番有効な治療であろう。

弁証のポイント

- 発熱の虚と実の特徴を把握する
- 陽明実熱が発熱の根本要因である

第1章　全身症状

ア　ド　バ　イ　ス

▶ 弁証における鑑別点

肝陽上亢について

　本症例を肝陽上亢と弁証する方がいる。肝陽上亢とは，肝陰虚あるいは肝腎陰虚により，肝陽が上がる本虚標実の虚実挟雑の証である。症例を調べると，めまい・目渋・耳鳴り・脇痛・腰酸膝軟・口乾咽燥などの肝陰虚・肝腎陰虚による代表的な症状はみられないため，肝陽上亢の病理は成立しないだろう。なぜ肝陽上亢と弁証したのか類推してみよう。

　1年前から環境が大きく変わり，肝気鬱結になった。肝気鬱結が長期間続き，肝火上炎を引き起こした。肝火犯胃により発熱が生じ，長期間続いたことで陰液を消耗して肝陰虚を引き起こした。肝陰虚から肝陽上亢に発展し，原因不明の発熱が続いているとの分析であろう。まず，肝についての病理分析は納得できる。しかし，病理分析の基礎は症例の実情である。患者に現れている症状や脈・舌象などからは，肝火上炎あるいは肝陰虚・肝陽上亢に起因するものを確認することはできない。弁証では，患者の症状・脈・舌にもとづくことから離れ，ただ理論上の推理・分析を行うと，誤った結論を導くことがある。要注意である。

▶ 清熱では熱の出口が必要である

　発熱という症状に対しては，熱を下げる清熱瀉火の治法がよく使われる。この点は西洋医学も中医学も同じである。しかし，清熱瀉火の治法により熱が一時的に下がっても，再び上昇し，本症例のように2カ月も続き，解熱剤も効果がないケースがある。なぜ，解熱剤が効かないのか。その原因を追求すると「排熱の出口」が1つのポイントとなる。排熱の出口が確保されれば，熱はその出口から順調に排除され，清熱の効果が高まるだろう。

　ここで，1つの例をあげて説明しよう。友人の子供がカゼを引いて，39℃以上の高熱が3日間続いた。氷嚢で冷やしたり解熱剤を飲めば一時的には熱が下がるものの，3～4時間後には再び熱が出てくる。友人からの依頼で往診に向かった。高熱で子供の顔色は真っ赤で，触ると体も熱い。目を閉じて元気はなく，唇には燥裂ができている。問診をしたところ，気になることが1点あった。それは，カゼを引いたあと，5日間排便がなかったということである。腹診をすると，案の定，腹部は膨満し圧痛があり，宿便の硬さと形が触知できた。治療は，清熱排便の小児推拿を施し，しばらくするとおならが数回出た。その後，浣腸をした。そして，水分の十分な補給と解熱剤の継続を指示して治療を終えた。夕方頃，友人の奥様から電話があった。「浣腸のあと，10分くらいして，排便しました。悪臭のある黒い便がたくさん出ました。熱がスーッと下がり，肌の熱さもだいぶなくなり，顔色も普通に戻りました。子供は今ジュース

80

CASE 6　2カ月続く原因不明の発熱

をガブガブ飲んでいます。本当にありがとうございました」という話である。その後
も，子供の熱は再発することなく，学校にも行けるようになった。熱を下げる場合に，
熱の出口を作ることがいかに重要であるかが，とても理解しやすい例だと思う。

第**2**章

頭部・頭頸部の症状

CASE 7

視力減退・視野欠損
（網膜中心静脈閉塞症）

患　者　男性，43歳，会社員。

初診日　1998年2月7日

主　訴　左眼の突然の視力減退・視野欠損

現病歴　昨年末，突然左眼の視力が減退した。霧が降るようにボヤーッとしか物が見えない。同時に左視野が部分的に欠損していた。正月明け，大学附属病院で左網膜中心静脈閉塞症（黄斑周囲出血，水腫を伴う）と診断され，即刻入院となった。5週間の入院中，プレドニン®・アドナ®・プロスタンディン®および頸部ブロックの治療を受けた。退院してから週3回の通院治療を受けているが，左眼の自覚症状は発病時点と変わらないので，漢方治療を求めて来た。

望　診　顔色萎黄，目が充血している，瞼にやや浮腫

問　診　コンピューターを操作する仕事柄，目が疲れやすい。昨年末の発病以来，左眼がはっきりとは見えなくなった。同時に，部分的に視野欠損を伴っている。気分がイライラする。肩こり・頭痛・動悸がある。ぎっくり腰や腰痛がよく起こる。長時間座っていると足が痺れる。食欲はある。便通も良い。小便は1日に7回，夜間尿はときどきある。冷たいものや辛いものをよく食べる。今までビールを毎日1本飲んでいたが，発病以後は飲酒を止めた。

舌　診　舌暗紫，辺尖紅，歯痕がある。苔薄白膩，舌中やや黄。

脈　診　細沈やや弦，尺弱。

西洋医学的検査　血圧は正常。視力：右1.2，左0.4（発病前は両眼共1.2）。

西洋医学的診断　左網膜中心静脈閉塞症
　　現在はプレドニン®10mg／日，アドナ®3mg／日，ガスター®40mg／日，および隔日の頸部ブロックを受けている。

中医診断　目衄暴盲

（高橋楊子）

治療へのアプローチ｜高橋楊子

弁証

弁証結果

弁証：肝腎虚損（本証）
　　　瘀阻目絡・水湿停留（標証）
治法：補益肝腎・養血明目（本治）と止血活血・利湿消腫（標治）を同時に行う。
処方：杞菊地黄丸と二至丸の加減 合 田七末

　　　生地黄・山茱萸・枸杞子各4g，杭菊花・丹参各3g，女貞子4g，旱蓮草3g，車前子・沢瀉・茯苓・白茅根各4g，仙鶴草3g，炒続断・黄耆各4g （14日分）
　　　田七末 1回1.5gを1日2回

解説

　　生地黄——補腎養陰

　　枸杞子・山茱萸・杭菊花——補益肝腎・養血明目

　　丹参——活血化瘀

　　田七——活血止血

　　女貞子・旱蓮草——補益肝腎・止血明目

　　車前子・沢瀉・茯苓——利湿消腫

　　白茅根・仙鶴草——止血

　　続断・黄耆——補腎益気

　杞菊地黄丸の熟地黄は温性・滋膩であり，出血および舌尖辺紅・舌中黄苔などの熱象がみられる現段階の使用は適切ではないので，補腎養陰と涼血清熱の作用をもつ寒涼の生地黄に変える。枸杞子・杭菊花・山茱萸・女貞子・旱蓮草などは，補益肝腎・養血明目の作用をもつ。特に女貞子・旱蓮草で構成される「二至丸」は，補肝腎・止血作用があるので肝腎不足による出血性疾病によく使われる。黄斑周囲などの眼底出血に対しては，再出血を防ぐために強い活血化瘀の薬を避け，丹参と田七を選ぶ。丹参は活血化瘀・養血の作用により眼底の微小循環の改善に優れ，田七は活血化瘀とともに顕著な止血作用ももつ。この2味を加えることにより，活血と同時に新たな出血を防ぎ，止血と同時に血流の瘀阻を成さない利点をもたらす。また，涼血止血の白茅根，益気止血の仙鶴草を配合し，黄斑周囲の水腫に対して

CASE 7　視力減退・視野欠損（網膜中心静脈閉塞症）

清熱利湿明目の車前子と淡滲利湿の沢瀉・茯苓を加え，最後に補腎益気の強化のために続断・黄耆を配合する。

治療経過

2診（2月21日）　眼科の眼底検査の結果，出血が止まり，黄斑周囲の水腫がかなり減ったことが確認された。ボヤーッとしていた左視力が0.7まで回復し，目の充血も消退した。プレドニン®は5mg／日に減量された。症状は安定しているので，前回処方から続断を除き，補腎養血の熟地黄4g，および活血化瘀・利水消腫の益母草3gを加えた。

3診（3月7日）　ボヤーッとしている部分が少なくなった。今まで見えなかった活字が見えるようになった。眼科の検査結果では眼底の状況が安定しているので，2月28日からプレドニン®を使わないことになった。足の痺れがなくなった。最近，朝，顔に少しむくみが出る。脈細弦・尺沈，舌淡暗・歯痕あり・苔薄。前回処方から生地黄・女貞子を除き，健脾益気利湿の白朮3gを加えた。

4診（4月1日）　自覚症状は良い。視野暗点（欠損）もかなり改善された。同処方を維持する。

5診（4月25日）　4月7日の眼底造影写真により，水腫がかなり減ったことが確認された。全体の状況も良くなった。左視力は1.0まで回復した。頸部のブロック注射は1週間に1回になった。同処方を維持する。

6診（5月9日）　体調が良い。症状が安定してきた。本人の希望により，煎じ薬を杞菊地黄丸の丸薬と田七末に変えた。

7診（6月6日）　朝に目のむくみが出る。丸薬に変えてから腹部にガスが溜まりやすくなったので，煎じ薬に戻した。前処方から白朮を除き，女貞子3gと，肩こりの症状に対して葛根3gを加えた。

9診（7月18日）　眼底の検査により，黄斑周囲に浮腫と影（新しい出血か古い血の跡か不明）があると言われた。自覚症状は特に変わっていない。脈細小滑，舌暗紅・歯痕あり・苔薄。前回処方を枸杞子6g，益母草5g，茯苓6g，黄耆6gと量を調節し，紅花3gを加えた。

10診（8月1日）　眼底造影の結果によれば，黄斑周囲の影は新しい出血ではなく，古い血の跡であることが判明し，ホッとした。その後は，視力の回復は横這いである。漢方薬を服用して腰痛・足の痺れ・夜間尿・肩こりがかなり良くなってきた。ときどき胃のもたれがあるので，前回処方に縮砂2gを後煎として加えた。

13診（9月26日）　9月19日の眼底造影写真の結果，水腫と古い血は完全に吸収しきれていないが，前よりかなり良くなってきたとのことで，眼科での検査を1週間に1回から1カ月に1回に延ばした。煎じ薬は，杞菊地黄丸をベースに，牛膝・車前子などを加え，同時に田七末を使用した。

87

第2章　頭部・頭頸部の症状

15診（10月24日）　全身の症状は良い。左視力は発病前の1.2まで回復した。視野
暗点はかなり減ってきた。眼底の検査結果も良好で，同処方を継続した。

　現在，視力がボヤーッとした部分はかなり取れ，視野暗点は少しだけ残るものの，
欠損以外の視力は正常に戻った。全身症状も良い。初診から1年後の1999年2月7
日の造影検査の結果では，水腫と古い血はかなり吸収されたと言われた。同じ治療を
続けながら，化痰軟堅散結の昆布・海草類を食べるように勧めた。発病当初は眼科専
門医から治らないと言われたが，ここまで回復したのでとても喜んでいる。

症 例 分 析

　網膜中心静脈閉塞症は，失明に至る重篤な眼科疾患の一つである。もし早期に適切
な治療が行われれば，視力は回復させることができ，出血性緑内障などの併発も防止
できる。ところが長年中医学に携わっている私でも，本症例のような複雑な疾患と遭
遇することは初めてであった。患者さんが突然来られた時は，病気の深刻さを知って
いるだけに，どれだけの改善をしてあげられるのか不安を感じた。しかし，詳しく病
状を聞き，一つ一つの症状に対して綿密に分析し，弁証および眼底検査の結果に対す
る弁病をしながら治療のアドバイスに踏み出すと，病状は着実に良い方向に向かって
行った。現在，患者の患眼の視野欠損はかなり改善され，欠損部分以外の視力は，当
初の0.4から発病前の1.2までに回復してきた。専門医による眼底検査の結果によれ
ば，出血が早めに止まり，新たな出血もなく，古い出血と水腫もかなり吸収されたと
のことである。

　この症例の経験を通して，あらためて中医治療の神髄である弁証論治の素晴らしさ
を感じた。また，眼底疾病の治療では，全身症状からの弁証と，眼底検査結果の弁病
を結合することの重要さを感じた。臨床の現場ではさまざまな病気と出合うことがあ
る。そのなかには，西洋医学でも未だに原因が解明されていない病気も少なくない。
しかし，どのような病気に遭遇しても，中医学の弁証論治と，西洋医学の知識を携え
ていけば，必ず良い治療効果を見出だすことができると確信した。

▶ 病態および病因病機の分析

　まず八綱弁証の観点からみると，これは明らかに裏証である。眼底血管の突然の閉
塞・頭痛・イライラ・舌暗紫・舌薄白膩などの実証が顕在しているが，長期間の目の
酷使による目の疲れ・慢性腰痛・足の痺れ・夜間尿・歯痕舌・脈細沈・尺弱などの虚
証も同時に存在している。全身の症状からみると寒証はないが，目の充血・舌辺尖紅・
舌中やや黄苔などから，体の中に少しの熱邪が籠もっているとみられる。

　次は臓腑弁証・気血津液弁証によって，病変の臓腑・病変の性質・病変の原因など
を詳しく分析してみよう。臓腑学説では，目は肝の外竅であり，「肝は血を受けて能
く視る」といわれるように，視力は肝の陰血の滋養と関係する。また『霊枢』に「骨

88

の精は瞳子と為す」「髄海が不足すれば，目は所見無し」と論述されているように，腎は骨を主り，髄を生じ，脳海を滋養し，五輪学説の水輪（瞳孔の後ろの水晶体・硝子体・脈絡膜・網膜・視神経などの総称）を主る。長期間目を酷使したことで，患者の体内の肝血・腎精はかなり消耗してしまった。また，腰痛・足の痺れ・夜間尿・脈細沈尺弱など腎虚の症状もあることから，肝腎精血虚損は発症を引き起こした根本の原因と考えられる。顔色萎黄・動悸などは精血不足のため顔面・心血を滋養できずに現れた症状であり，肩こり・頭痛・舌暗紫は血液瘀阻による症状である。イライラ・動悸・脈細沈やや弦は肝気鬱結を示し，瞼の浮腫・苔薄白膩・黄斑周囲水腫は，飲食不節がもたらした痰湿，および腎虚気化不能がもたらした水湿と関係する。突然に発病した直接原因は，瘀血が主として水湿と絡み合って，血管を塞いだためと考えられる。

　まとめると，臓腑弁証では，おもに肝腎虚損・肝鬱と関係があり，気血津液弁証では，血虚・瘀血・水湿と関係があり，眼底検査の弁病では，瘀阻目絡・水湿停留と関係する。つまり，標証は瘀阻脈絡・水湿停留で，本証は肝腎精血虚損である。西洋医学の消炎・活血・止血の治療方法は標証的な治療法であるが，本治もしなければならないので，標本同治に踏み出した。

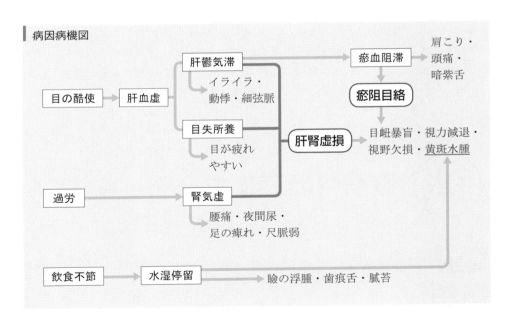

病因病機図

弁証のポイント

◉ 視力減退・視野欠損・目の酷使・腰痛・夜間尿・脈象などから肝腎精血虚損を病気の「本」として判断し，瞼にやや浮腫・舌象・脈象・眼底検査（黄斑周囲出血・水腫）から瘀阻目絡・兼水湿を病気の「標」として判断する

第 2 章　頭部・頭頸部の症状

◉ 仕事上の習慣・飲食習慣に注意する
◉ 五輪学説を把握する

アドバイス

治療について

- 「単に出血に対応しただけでは枝葉末節の標治」と指摘し，症状・所見の分析から肝腎陰虚と脾虚が本であるととらえ，治療として六味丸の加減による「熟地黄 6 g，山薬・山茱萸・牡丹皮・茯苓・沢瀉各 4 g，蒼朮・白朮各 2 g，薏苡仁 4 g，丹参 6 g，鬱金・赤芍各 4 g，黄柏 2 g」を考える方がいる。これは良いが，杞菊地黄丸を使用すればさらに良い。枸杞子は滋補肝腎・養血明目の眼科の要薬として，ここでは加えるべきである。また，目赤・舌尖辺紅などに対して清熱の黄柏が入っているが，私なら清熱明目・利湿消腫の車前子（補益肝腎の作用も兼ねる）を推薦したい。
- 肝鬱血瘀・熱鬱・脾腎気虚と弁証して，通竅活血湯の加減を選ぶ方がいる。通竅活血湯は活血化瘀・通散血脈の作用が強いため，網膜中心動脈閉塞の初期で，眼底血管が細くなり網膜が乏血したとき，あるいは中心血管阻塞の後期で，古い血の吸収が悪いときに用いるが，新生血管が脆く出血のおそれのある現時点では，例えば田七などを配合したとしても，血管の再破裂の心配があるので使わないほうが安全である。

 治療へのアプローチ　呉 澤森

弁証

弁証結果

弁証：肝腎虚損・精血不足（本証）
　　　瘀血阻滞・兼有痰湿（標証）
治法：養肝血・補腎精・祛瘀・除痰・通絡・明目
選穴：肝兪・期門・腎兪・志室・絶骨・膈兪・太渓・太衝・風池・風府・血海・攅竹・新明 2 穴・中脘・水分・陰谷・陰陵泉・合谷
手技：肝兪・腎兪・膈兪・志室は切皮後，椎体に向け斜刺 0.5 ～ 0.8 寸，捻転補法。

CASE 7　視力減退・視野欠損（網膜中心静脈閉塞症）

　　期門は切皮後，外へ向け沿皮刺 0.5 寸，刮法。風池は切皮後，鼻尖に向け
斜刺 0.8 寸，導気法。風府は切皮後，下に向けやや斜刺 0.5 寸，導気法。攢
竹は切皮後，晴明に向け沿皮刺 0.5 寸，刮法。新明 2 穴は切皮後，前方に
向け 30 度斜刺 0.5 寸，小幅捻転。血海・中脘・合谷は切皮後，直刺 0.5 〜
0.8 寸，導気法。水分・陰陵泉・陰谷は切皮後，捻転瀉法。太衝・太渓・絶
骨は切皮後，直刺 0.3 〜 0.5 寸，補法。

解説

　視力・視野および目の分弁力は，肝血腎精の充実潤養と密接な関係がある。患
者は長年コンピューターを操作する仕事をしていることから，目を酷使していた
ことがわかる。肝は目に開竅し，肝血と腎精は目を充養する重要物質である。肝
腎精血を過度に消耗すると，目の働き（視力・視野・分弁力）が急速に悪くなる。
これが，患者が急に左網膜中心静脈閉塞症を発症した基本要因である。しかし，
舌紫暗・脈細沈やや弦・肩こり・頭痛・足の痺れ・黄斑周囲の出血や水腫などが
あることから，瘀血の存在がうかがわれる。また，苔白膩・舌歯痕・眼瞼にやや
浮腫などもあるので痰湿の存在も否認できない。そのため，上述の弁証を考えた。

　肝兪・期門・腎兪・志室・絶骨・膈兪・太渓・太衝：補肝腎・充精血――養目

　風池・風府・血海・攢竹・新明 2 穴・中脘・水分・陰谷・陰陵泉・合谷：活血祛瘀・
利水通絡――明目

　肝兪・期門は兪募配穴であり，腎兪，志室（別名は精宮であり，腎精の所在居所），
髄会の絶骨，血会の膈兪，太渓（足の少陰腎経の原穴であり，腎精の代表穴），
太衝（足の厥陰肝経の原穴であり，肝血の代表穴），これらの経穴に補法を使えば，
補肝益腎・益精補血の治効が期待できる。

　風池・風府は治目疾の常用穴である。特に，風府は督脈の一穴であり，督脈の流
注は風府から脳に入り目系（眼球裏の神経・血管などの組織の総称）に繋がるの
で，眼底の諸病に効くことが理解できる。血海は血の海であり，養血の治効があり，
導気法を施すと活血祛瘀の治効も期待できる。新明 2 穴は奇穴であり，眉の外端
から直上 1 寸，そこから外方 0.5 寸の所にある。近年発見された急性視神経炎・網
膜炎・網膜中心静脈閉塞症・急性充血性緑内障などに有効な奇穴である。攢竹は
足の太陽膀胱経の一穴であり，眼球の近隣穴である。足の太陽膀胱経の流注は目の
内角にある晴明からスタートする。そのため，攢竹と新明 2 穴の併用は急性眼疾に
よる視力減退・視野欠損に効く。中脘は胃の募穴であり，六腑の募穴でもある。胃気
が健全になれば，食物の消化や水液の運化の力が強くなり，内湿を生じにくく，生
じた水湿も停滞することができない。中脘と同時に，水液を分利する水分・足の太
陰脾経の合水穴である陰陵泉・足の少陰腎経の合水穴である陰谷を併用すれば，利
水祛湿の治効を高めることができる。合谷は気の関であり，全身の気機を統轄する。
血液の流れ・瘀血の駆除・痰湿の除去，これらは皆気の推動力に関わり，全身の気

第2章　頭部・頭頸部の症状

機を統轄する合谷は，導気法を繰り返し施術することで，その気のパワーにより瘀血・痰湿を一掃する治効が期待できる。合谷には「画竜点睛」のような妙用がある。

症例分析

本症例は眼科疾患で，主訴は左眼の突然の視力減退・視野欠損である。目の病を治療するときは，目だけではなく，必ず全身の状態について考えなくてはいけない。

▶中医学における目に対する認識

五輪学説

2千年前の『黄帝内経』にはすでに眼病に関する記述があり，その後も目の生理・病理・疾病に関する探究は続くが，唐代の『秘伝眼科龍木論』で提唱された「五輪学説」が，後世の医家たちに広く用いられるようになった。

五輪学説とは，眼睛を外周から中心に向けて肉輪・血輪・気輪・風輪・水輪の5つの部位に分け，その部位と内臓の生理・病理の関係を考えるものである。

肉輪：上・下の眼瞼を指し，筋肉を主る脾に属する。

血輪：内・外の眼角を指し，血を主る心に属する。

気輪：眼球結膜（白眼）を指し，気を主る肺に属する。

風輪：虹彩（黒眼）を指し，木の臓である肝に属する。

水輪：瞳孔を指し，水を主る腎に属する。

五臓六腑の病気は，上記の相当部位に影響を及ぼす。このため目の各部位の異常から，関連する臓腑の病状を把握することができる。

『霊枢』大惑論には「五臓六腑の精気は皆上がって目に注ぎ，目の働きを為さしめている」とあり，『霊枢』脈度篇には「肝気は目に通じており，肝の機能が正常であるなら，視力ははっきりし，青・赤・黄・白・黒の五色を正確に見分ける」とある。中医学では，五臓六腑の精気が経脈を通じて上昇して目に注ぎ，目はその滋養を受けて視覚機能を発揮することができる，と考えるのである。そのため，五臓六腑の働きが低下または五臓六腑に病気が起こると，目に影響して目の病気が引き起こされる。特に肝や腎の虚弱・脾気不足が発生した場合，目のさまざまな病証が発症する危険性がある。

目と関連する経絡

では，経絡と目の関係について考えよう。

『霊枢』邪気臓腑病形篇には，「人体をめぐる12の経脈と，それに相通ずる365経脈の気血の流れは，すべて顔面部に上がり集まり，耳・目・口・鼻に注ぎ，これらの働きを為さしめている」と記載されている。故に十二経脈および奇経八脈と目とは，直接あるいは間接的に連絡している。

●手の少陰心経：支流が心から上がって，目に繋がっている。経別は上行し，咽喉に通じ，頬部を浅行して，目の内角に会合する。

CASE 7　視力減退・視野欠損（網膜中心静脈閉塞症）

● 手の太陽小腸経：支流が欠盆から頸部に沿って上行し，顔面頬部を浅行し２つに分かれ，１つは目の外角に至る。もう１つは鼻の横に沿って上行し，眼内角の睛明に会う。

● 足の陽明胃経：経別が心・食道に沿って上行し，鼻根・眼窩下方を経て，目に繋がる。

● 足の太陽膀胱経：内眼角の睛明から出る。この経筋の直行支脈は頭頂を通り，前額より「目上綱」を形成する。

● 足の少陽胆経：目の外角から始まる。この経別は食道の両側に沿って上行し，顔面部に分布し，目に連絡する。

● 足の厥陰肝経：咽頭部の後面に沿って上行し，鼻咽部を通り，目に連絡する。

● 任脈：前正中線に沿って直行して上がり，咽喉を通り顔面部に入り，目に連絡する。

● 陽蹻脈：目の内眼角に至る。陰蹻脈は，目の内眼角に属している。陽蹻脈も陰蹻脈もともに，目に集まっている。

　上述の経絡が目に直接または間接的に繋がっているので，目の病が起こった場合，相関する経絡・経穴を使えばより良い治効が現れることがわかる。

▶本症例の発病基盤

　本症例を弁証論治するには，上述した目に関する理論を理解する必要がある。

　主訴の視力低下・視野欠損は，一朝一夕に形成されるものではない。相当な期間を経て，ある日突然視力が低下し，視野欠損となる場合が多い。本症例の患者も，コンピューターを操作する仕事で常に目を酷使している。中医学の五労説で「久視傷血」というように，目を長時間酷使すると，目に開竅する肝血が著しく消耗される。このとき，肝腎同源・精血相生の関係にある腎精は血に変化し，肝血を補充しようとする。このため腰痛・ぎっくり腰が起きやすい。事実，患者には排尿量が多い・夜間尿がときどきあるなど，腎虚の症状が現れている。腎の虚弱は，腎精の消耗によって一層重くなり，結局は腎肝の精血不足となる。これが突然の視力減退・視野欠損の発病基盤となる。

　もう一つ，重要な発病基盤がある。患者は発病前にビールを毎日１本飲み，冷たいものや辛いものをよく食べている。これは脾胃の働きを損ね，痰湿が生じやすくなるとともに，気血の不足を招く。このため，顔色は萎黄となり，瞼（眼瞼は脾に属する）にやや浮腫があり，眼底検査でも黄斑の水腫がみられたのである。

　以上の２つが発病基盤であるが，このような状態でコンピューターの操作を続けると，弱い血管は破れて出血する。この血が瘀血となって視力・視野に悪影響を及ぼしたと考えられる。

　したがって本症例の弁証は，肝腎虚損・精血不足が本証であり，瘀血阻絡・兼有痰湿が標証である。治療は「急すれば標治，緩すれば本治」の治則にもとづく。本症例のように瘀血と痰湿が目の血絡を阻害しているような場合，まず標証である視力減退・視野欠損を先に治療しなければならない。しかし本症例は発症から２カ月以上経っているので，標・本を同治するのが適当と考え，治療法則は，養肝血・補腎精・祛瘀・除痰・通絡・明目となる。

第2章　頭部・頭頸部の症状

弁証のポイント

◉ 目の病気の場合，患部だけ見るのではなく，全身の様子も重視する
◉ 重篤な急性眼病の場合，西洋医学の検査データも積極的に活用する
◉ 症状を詳査したうえで，舌象・脈象を重視する

アドバイス

▶ 弁証における鑑別点

　本症例に対し，肝腎陰虚・肝陽上亢・痰瘀阻絡と適切に弁証をまとめながら，治療に祛痰・化湿の穴位を選ばない方がいる。突然の視力減退・視野欠損のポイントは，瘀血と痰湿なので，化瘀活血・祛痰化湿は不可欠と考える。

▶ 眼病における祛痰・化湿の有効穴

　眼病において祛痰・化湿をはかる有効穴位について考えよう。以前，私は上海市鍼灸経絡研究所で多数の眼病患者を治療した。このときよく使った穴位は，中脘・水分・足三里・陰陵泉・三陰交・曲泉・陰谷である。ただし瘀血と痰湿が経絡の流れを塞いでいるときは，活血化瘀の穴位と祛痰・化湿の穴位を併用すると，血流が良くなって水腫を取り除くことができる。治療後，眼底検査をすると，黄斑部の出血・水腫の吸収，さらに視神経乳頭蒼白色の改善が認められる。
　眼病治療では，次の2点に注意するべきである。

①出血がある場合

　眼底検査で黄斑周囲出血・水腫などが認められ，目が充血しているときは，止血治療が大切である。出血が長く続くと視力・視野の不調はさらに悪化するので，早急に止血する必要がある。
　有効穴位は太陽穴・耳尖穴・行間などを選び，手技は三稜鍼または梅花鍼で瀉血する。急性出血では，だいたい1回瀉血すると目の充血は軽くなる。3回瀉血すると充血はほとんど改善する。眼底出血の場合は止血まで時間がかかるが，弁証施鍼によって，徐々に止血して出血を吸収することができる。

②眼周囲の穴位と遠隔穴位の活用

　眼病では眼周囲の穴への刺鍼は有効であり，よく使われる。しかし使えない場合がある。本症例もその一つである。
　球後穴は急性出血の際には使ってはならない。慢性の場合または安静期には様子を見ながら使うが，注意が必要である。球後穴は視神経萎縮による視力低下の場合によく使われる。この穴位に施鍼をすると，鍼は眼球の後壁に沿って回り，上がって，視

神経の周囲に至る。弱視または失明した患者の球後穴に刺入すると，ピカピカとした火の粉や星が見える，と患者が言うことがある。したがって，視力の回復には有効な穴位であるが，眼底出血には使わないほうが無難であろう。

目の周囲の穴位では，太陽穴・瞳子髎・攢竹・四白，または風池・上天柱穴・天柱などが有効穴である。特に，瞳子髎・風池・上天柱穴・天柱は視力・視野の改善によく効く。

しかし目の周囲穴位を取穴するだけでは，最初と比較して次第に効果が弱くなることがある。このときには遠隔の穴位を使うとよい。よく使う穴位は，太衝・光明・三陰交・合谷・養老・曲池などである。

弁証をして，目の周囲の穴位と遠隔部の穴位を適切に併用すると，鍼灸治療の効果は一層大きなものとなる。

▶ 失明の危険性が高い疾患に対する鍼灸治療

「もし，初めから鍼灸や漢方治療だけを行っていたならば，失明の危険性が高かったことを認識しておかなければならない」と提言される方がいる。提言の指摘のとおり，現在の日本の鍼灸・漢方薬治療のレベルでは，網膜中心静脈閉塞症のような失明の危険性が高い疾患を治療することは不可能だと思う。

しかし，失明の危険性が高い眼病でも，最初から鍼灸・漢方薬治療で治る症例もある。例えば，網膜中心動脈閉塞症・網膜中心静脈閉塞症・急性視神経炎・急性鬱血性緑内障などは，中国では鍼灸・漢方薬治療によって失明をまぬがれた例が報告されている。このような実績は，残念ながら日本では紹介されていない。

私自身にも失明の危険性が高い救急患者を治療した経験があるので，そのなかの1つを紹介しよう。

70歳の主婦が，救急車で運ばれて入院した。激しい頭痛・頻繁な嘔吐があり，光の周囲に色の着いた輪が見えるという。視力が突然低下し，眼圧は82mmHgであった。眼科の診断は原発性閉塞隅角緑内障である。緊急手術をしないと失明する危険性が高かったが，患者の事情で緊急手術は不可能となった。このため眼科医から鍼灸治療を要請された（以前に急性緑内障患者の眼圧を鍼灸で下げた実績があったため）。

肝胆火旺証と弁証し，風池・上天柱穴・行間などを取穴して手技を施した。30分後，眼圧は60mmHgまで下がり，激しい頭痛・嘔吐は止まった。患者が手術よりも鍼灸治療を希望したので，今度は耳鍼を施した。40分後，眼圧は43mmHgまで下がった。この後，手術は中止して鍼灸治療だけを行った。眼圧は次第に下がり，10回の治療後に退院できた。

これは治癒例の一つであり，手術を避けて鍼灸治療で視力が回復した実績はほかにも多数ある。正しい弁証・適切な取穴・上手な手技を施すと，鍼灸は普通の病気だけではなく，緊急の場合にも活用することができる。

CASE 8

口臭

患　者	女性，62歳，主婦
初診日	2000年6月6日
主　訴	口臭13年
現病歴	幼少時から甘いものが好きで，虫歯が多く，歯科治療に長く通った。食欲は旺盛で，体重はだんだん増え，高校卒業頃は身長152cm，体重64kgであった。その後，2年間ダイエットして体重は8kg減った。結婚して2人目の子供を産んだ後から，体重はまた増えて60kgに戻った。48歳から歯痛がひどくなり，歯科診療を受けたところ，歯槽膿漏症と診断され治療を始めた。49歳から月経が不規則になり，経量が増えたり減ったりした。食欲は旺盛となり，よく間食をし，甘いものをよく食べるようになった。のぼせ感が強く，汗をよくかき，便秘と軟便を繰り返した。この頃から口臭が気になり出した。最初は，家族から朝の口臭を指摘された。本人は歯槽膿漏症による口臭と考え，歯科治療に熱心に通った。しかし治療を続けても口臭は消えず，1年後に歯槽膿漏症が完治した後も残った。口臭は朝だけでなく一日中あり，人との会話を嫌うようになり，自分でも口を開けると口臭を感じるようになった。このため口臭の専門クリニック・心療内科に長期間通ったが，良い結果は得られなかった。雑誌に載った口臭の文章を読み，当院を訪ねて来た。
現　症	一日中，口臭を感じる。消穀善飢，甘いものをよく食べ，間食をよくする。食事量は同年齢の人の2倍くらい。右下歯に痛みを感じる。右の肩こりがひどい。口渇・倦怠感・疲れやすい。排尿は1日2回，黄色尿，量少。排便困難と軟便を交互に繰り返す。
検　査	身長151cm，体重61kg。
脈　診	濡やや数。
舌　診	舌胖大・苔黄膩且滑。
耳　診	胃・食道・小腸・大腸に穴圧痛がある。小腸・大腸に紅斑がある。
爪甲診	中指の爪甲に紅斑・溝がある。

(呉澤森)

第2章 頭部・頭頸部の症状

 治療へのアプローチ │ 呉 澤森

弁証

弁証結果

弁証：胃腸実熱，兼有脾気不足
治法：清腑瀉火・補脾健運
　　　　治療は2段階に分けて考える。まず，清腑瀉火の治法を採り，口臭を解消する。次に補脾健運の治法を採り，内湿を除き，脾胃を調和する。
選穴：［第1段階］人中・大陵・合谷・足三里・上巨虚
　　　［第2段階］脾兪・胃兪・中脘・水分・足三里・豊隆・三陰交
手技：［第1段階］人中は切皮後，鼻に向け斜刺0.3寸，捻転瀉法。合谷は切皮後，直刺0.3寸，捻転瀉法。足三里・上巨虚は切皮後，直刺1寸，強い捻転・提挿瀉法。大陵は梅花鍼で潮紅するまで叩く。
　　　［第2段階］脾兪・胃兪は切皮後，椎体に向け斜刺0.7寸，捻転補法。足三里・三陰交は切皮後，直刺0.5寸，捻転補法。中脘・水分・豊隆は切皮後，直刺0.5寸，平補平瀉法。

解説
［第1段階］
　人中は督脈の水溝の別名である。鼻は呼吸により天気を吸入し，口は食物の摂入により地気を補充する。水溝は口と鼻の間にあるので人中と呼ばれる（天・人・地の三才説の考えの一つである）。人中は手足の陽明経と交会する穴位である。督脈は諸陽の会であり，人中への瀉法は実熱・陽邪を瀉する力が強い。さらに，瀉熱の治効が経絡の交会を通じて，手足の陽明経の実熱を清瀉する治効を期待できる。そのため，人中は清瀉胃腸実熱の主穴である。
　大陵は手の厥陰心包経の輸土穴である。五行説では土は火の子であるので，「実則瀉其子」にもとづいて大陵を瀉する。足三里は胃の下合穴であり，上巨虚は大腸の下合穴である。「合治内腑」という取穴法がある。内腑（六腑）の病では，通暢・運送の故障による実熱証が多くみられる。胃の下合穴である足三里と大腸の下合穴である上巨虚に瀉法を施せば，胃腸の実熱を一掃する治効が期待できる。合谷は手の陽明大腸経の原穴であり，気の関である。胃腸の実熱を除く場合，清熱瀉火だけでなく，気の推動力の協力があれば，清熱瀉火の治効を一層加速させるこ

CASE 8　口臭

とができる。このために合谷の力を加えるのである。

[第2段階]

　胃兪・中脘は兪募配穴であり，脾兪・足三里と併用すれば，健脾和胃により脾胃の働きを健全にする。さらに足の陽明胃経の絡穴である豊隆を取れば，脾と胃の協調は一層強化され，内湿の駆除力が高まる。体内の水液を分利・運送する水分と健脾利湿の三陰交を併用することで，より良い治効が期待できる。

治療経過

　第1段階の3回の治療で，13年間の口臭は完全に解消した。その後，第2段階として，胃強脾弱に対する治療を続けた。

症例分析

　患者の口臭は13年間続き，いろいろな口臭クリニック・心療内科で治療を受けたが，治らなかった。ところが当院で3回鍼治療をしたところ，長年の苦しみ・悩みから完全に解放された。なぜこのような治効が現れたのだろうか。私は弁証論治が正しかったことを実感している。

▶ 口の病と経絡

　中医学には「脾は口に開竅する」「脾は胃と表裏関係をもつ」という説がある。胃経の経絡流注は鼻の傍らの迎香からスタートし，足の太陽膀胱経の睛明と交会し，目の下方の承泣・四白を通り，上歯に入り，口を回り，人中と交会する。同じく陽明経に属する大腸経の流注は，その上行する支脈が鎖骨上窩から上行し，面頬部を通り，下歯に入り，口の周囲を通し，人中と交会し，最後に迎香まで流注する。この理論から考えると，口の病は脾・胃・大腸と密接な関係をもつ。

▶ 症候分析

　口臭の原因は大きく2種類に分けられる。胃火上炎の場合と，胃腸の宿食の場合である。胃火による口臭は，口渇・口苦・便秘などの症状を伴う。胃腸の宿食による口臭は，げっぷ・呑酸・口酸（口中の酸味）・悪臭の下痢などを伴う。本症例はどちらのタイプの口臭だろうか。あるいはより複雑なタイプの口臭であろうか。症例の病歴・症状・脈・舌・爪甲・耳などを総合的に分析しよう。

　病歴には，幼少時から甘いものが好きで，虫歯の治療をしていたとある。また食欲旺盛で，高校卒業頃は体重が64kgまで増えている。この頃の胃火過剰が本症例の基盤になっている。口臭は49歳頃の更年期から気になり出し，月経が不規則となり，のぼせ感が強く，汗をよくかいた。食欲旺盛でよく間食をし，甘いものもよく食べた。

99

第2章　頭部・頭頸部の症状

本人は歯槽膿漏による口臭と考え歯科治療を続けたが，口臭は消えなかった。口臭は朝だけでなく一日中あり，本人も歯の疾患による口臭ではないと気付いている。じつはこの口臭は，昔の胃火過剰という基盤が悪化した，胃腸実熱による口臭である。胃腸実熱の標象の一つに口臭がある。

　次に症状と検査から分析すると，問題が3点あげられる。「実熱」と「気虚」と「湿」である。特に実熱は重要であり，発生・発展・転帰の主軸になっている。

　「実熱」は胃腸の実熱である。この口臭は胃腸の実火が経絡に沿って上行して現れたものである。正常な胃火は消化の原動力となる。しかし過剰に燃えると食欲旺盛となり，さらには消穀善飢という症状になる。患者は右下歯に疼痛があり，右の肩こりがひどい。これは大腸の熱が盛んで，経絡に沿って現れた症状と解釈できる。検査では，耳診の食道・胃・小腸・大腸の圧痛があり，小腸・大腸には紅斑がある。この紅斑は火熱の徴候である。また，中指の爪甲に紅斑・溝があるが，中指は胃・腸・消化系の異常が集中して現れるところで，これは胃腸の実熱の徴候である。

　この実熱が体内で2つの異常を引き起こしている。一つは津液の消耗で，口渇・尿量減少などが起こった。もう一つは気の消耗，「気虚」である。では，五臓のうち，どの臓が最も気虚になりやすいだろうか。それは脾である。患者は13年間の口臭歴をもち，その間次第に脾気を消耗し，脾気虚になっている。倦怠感・疲れやすい・舌胖大・脈濡は脾気虚による症状である。

　脾気虚になると，内湿が生じることがある。これが問題点の3つめ，「湿」に繋がる。13年間の口臭は，胃腸の火熱が燃え続けたことを示している。この火熱が次第に脾気を損ない，脾気虚になり，ついに内湿を生じた。

　以上のように，本症例を貫いている主軸は胃腸の実熱である。

▶弁証のポイント

経絡の流注から口臭を考える

　口に密接に関わる経絡は2つある。足の陽明胃経が上歯に入り，口を回り，人中と交会する。手の陽明大腸経が鎖骨上窩から上行し，面頬部を通り，下歯に入り，口の周囲を通し，人中と交会する。このことから，口臭の発生は，胃腸の経絡と直接的な関連があることがわかる。

胃火の正常・異常な状態を把握する

　胃は飲食物の受納・腐熟・消化を促す。この腐熟・消化の原動力は胃火である。胃火の存在があるからこそ，物を食べると物の形が変わって，栄養分を生み出し，体を充養することができる。このため，「有胃則生，無胃則亡」「胃は後天の本」といわれる。しかし，何らかの原因で，胃火が異常に盛り上がって，胃火亢盛上炎の病態が生じると，口臭・消穀善飢・呑酸・げっぷ・歯痛・口渇などの実熱の症状が現れる。そのため，正常な胃火と異常な胃火上炎，そして亢盛を区別しなければいけない。

100

CASE 8　口臭

病因病機図

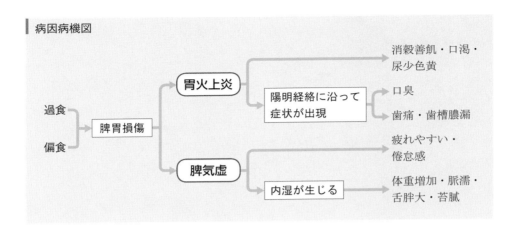

弁証のポイント

● 経絡の流注から口臭を考える
● 胃火の正常・異常な状態を把握する

アドバイス

弁証における鑑別点

歯の病と口臭

　虫歯や歯槽膿漏の原因は，食物残渣・歯の破損・局所の炎症などであり，このために口臭が発生する。歯科医は口臭を歯の問題だけと考える。ところが中医学では経絡学説から考えて，足の陽明胃経・手の陽明大腸経の流注がそれぞれ上下の歯に入るので，歯の病は胃・大腸と繋がっていると考える。胃・大腸の火熱は，燃えると経絡に沿って上行するので，口臭が発生する。

　本症例の歯痛・虫歯・歯槽膿漏症も口臭と同様に，すべて胃腸の実熱が原因になっていると考えてよい。

更年期と口臭

　患者が口臭を気にし出したのは49歳頃からで，この時期は更年期で，月経が不規則となり，のぼせ感が強く，汗をよくかいている。

　なぜ更年期になるのだろうか。女性の一生には，2つの激動期がある。一つは月経初潮の思春期，もう一つは月経が終わる時の更年期である。後者の時期は身体内部の変動がかなり大きく，以前に体内に潜伏した病気が突然再発することがある。本症例では幼少期からの胃火過剰（食欲旺盛・虫歯など）が更年期に再発している。したがって，更年期に入っている患者の治療においては，以前の病歴について十分調べること

第2章　頭部・頭頸部の症状

が大切である。

肝の疏泄太過と口臭

　「特に肝の疏泄太過となると，過食・のぼせ・汗をよくかく・消穀善飢・口渇・尿少・黄色尿・脈数そして口臭などの熱証が現れる」と考える方がいる。肝の疏泄太過と口臭の間にどのような関係があるのだろうか。私見を述べる。

　肝主疏泄の疏とは，疏通・通じるという意味で，泄は発泄・発散・昇発という意味である。したがって，肝主疏泄は肝の上昇・疏通など，動的な生理の特徴を指している。正常な肝主疏泄には，「気機を調え，脾胃の働きを促進し，精神情志を調える」という3つの作用がある。

　「気機を調える」に関しては，肝の疏泄太過の場合，肝気は上昇太過し，肝気上逆になる。症状としては，頭痛・頭脹・目赤・目痛・顔色紅色・易怒などがあげられ，さらに吐血・喀血・昏厥など気厥の症状もみられる。

　「脾胃の働きの促進」では，正常ならば胆汁の分泌や排泄を促進し，脾胃の昇降を調える。しかし，肝失疏泄の場合，胆汁の分泌や排泄が影響を受け，脾は昇清作用が不可能になる。症状としてはめまい・下痢などがみられる。また胃気も下降できず，げっぷ・嘔吐・腹脹・便秘などの症状が現れる。

　「精神情志を調える」では，肝の疏泄太過の場合，気が短い・怒りっぽいなどの症状が現れる。

　以上，肝の疏泄太過について説明したが，これらに口臭という症状はみられない。したがって，口臭と肝の疏泄太過とは無関係と考える。

▶鍼灸治療について

　口臭に効く穴位は人中・大陵・労宮である。昔からの経験でも，現代の臨床でも穴位の効果は証明されている。

　人中は督脈と手（大腸）・足（胃）の陽明経との交会穴である。このため開竅・醒脳・昇陽・清熱・腰脊の強化などの作用がある。

　明代の高武による『鍼灸聚英』巻四「玉龍歌」にも，「大陵，人中頻瀉，口気全除」という経験が載っている。口気とは口中から出る気味のことで，口臭を指している。したがって，「人中・大陵に数回，瀉法を施すと，口臭は完全に除去できる」という意味になる。

治療へのアプローチ｜高橋楊子

弁証

弁証結果

弁証：胃火上炎・胃腸湿熱
治法：清胃降火・清熱利湿
処方：黄連解毒湯 合 白虎湯 加減
　　　　黄連3g，石膏8g，知母・山梔子・車前子・竹葉各4g，佩蘭4g（後下），牛膝3g，枳実・粳米各4g，生甘草2g

解説

　黄連——清胃瀉火・清熱解毒

　石膏・知母——清熱瀉火

　山梔子・車前子・竹葉——清熱利湿

　佩蘭——化湿醒脾

　牛膝——引熱下行

　枳実——行気導滞

　粳米——保護脾胃

　生甘草——清熱解毒・調和諸薬

　黄連は清胃瀉火の要薬で，主薬として使う。本症例では肺熱と腎熱がないので，黄連解毒湯から黄芩・黄柏を除去する。石膏・知母は陽明胃経の実熱を瀉す作用により，主薬の黄連の清胃火の作用を増強する。山梔子・車前子・竹葉はともに清熱解毒利湿の働きをするが，山梔子はおもに胃火・胃腸湿熱を大便から除去し，車前子・竹葉はおもに胃火・胃腸湿熱を小便から除去する。牛膝は玉女煎の方意に倣って加え，上炎の胃火を下行させる。枳実は行気により胃腸の食滞を消導し，腸中の気機を調節して排便困難と軟便の状態を改善する。佩蘭は芳香化湿醒脾の作用で口臭を改善する。粳米は苦寒薬から脾胃を保護する。生甘草は清熱解毒作用と，保護脾胃・調和諸薬の作用をもつ。

　黄連解毒湯・白虎湯は清熱解毒の代表方剤で，苦寒の生薬が多いため強力な清胃瀉火清熱解毒の作用をもつ。しかし不適切な使用，あるいは長期間の使用により却って脾胃の正気を損傷する欠点があるので，臨床使用には症状の緻密な観察が必要である。本症例では，いったん胃火が治まったら苦寒の薬を減らし，健脾

第2章　頭部・頭頸部の症状

助運の薬を加えるほうがよい。

症例分析

中医学では口臭を起こす根本的な原因は，臓腑機能失調により，穢濁の気が上逆することと考える。

胃は水穀の受納と腐熟を主り，降濁をもって「和」とする。脾は運化および吸収を主り，昇清をもって「健」とする。脾胃は，経絡の流れを通して口に絡み，口唇に開竅する。故に口臭の原因の多くは，脾胃機能の異常と関係する。

▶ 症状の分析

幼少の頃から甘いものを好んで食べ，食欲旺盛ということから，胃熱的な体質があると推測できる。消穀善飢は，胃熱が化火となり，水穀の受納と腐熟機能が亢進していることを裏付ける。

陽明胃経は上歯に至り口唇をめぐり，陽明大腸経は下歯に至る。胃火が陽明経絡に沿って歯肉に上炎すると，歯痛・歯槽膿漏となる。そして胃火上炎により濁気不降を来し，胃火と濁気はともに陽明経絡により口へ上循して，ひどい口臭となる。口渇・尿少・尿黄・脈数は，火熱が旺盛して津液を消耗していることを示す。

また，長期間の多食が脾の運化機能を低下させて，以下の症状も現れている。一つは，食物から重要な水穀精微を吸収できないために起こった，倦怠感や疲れやすいという気虚の症状である。もう一つは，運化ができなかったものが食滞や湿邪に転化し，火熱と絡んで体内に停留することによって起こったものであり，肥満体・脈濡数・胖大舌・黄膩滑苔は湿熱内停を示し，排便困難と軟便が交互に出るのは湿熱および食滞の存在が大腸気機を阻滞していると考える。

現時点では胃火上炎は標であるので，当面急務とすることは標証からの治療である。

弁証のポイント

◉ 長年の過食・間食・甘いものをよく食べるという飲食不節は，口臭・歯痛の発生の根本の原因である
◉ 全身症状および舌診・脈診・他の診断法の結果より，胃火・胃腸湿熱と判断する
◉ 歯齦への陽明経の走行ルートを把握する

CASE 8　口臭

アドバイス

▶弁証における鑑別点

病因分析について

　更年期前後から食欲が再び旺盛となり口臭が現れ始めたということから，肝腎から発病の原因を推測する方がいる。しかし，本症例には更年期の肝鬱や肝火を裏付ける症状，例えばイライラによる過食行為，あるいは口苦・弦脈などがないので，肝鬱化火の推測は適当でないと思う。たしかに更年期は肝腎不足になりやすい時期ではあるが，患者のそれぞれの体質は異なり，個人差がある。弁証論治は，あくまでも現在の症状に依拠して，その由来を探り，その病理機序を掘り出して，正しい治療方法を導き出すべきである。

▶生薬治療について

清胃瀉火・清熱利湿に関して

　多くの方は清胃散・半夏瀉心湯・黄連解毒湯などの処方を選び，清胃瀉火・清熱利湿の目的を果たされるだろう。

　黄連は苦寒で，心・胃・大腸経に入り，清心火・清胃火・清中焦湿熱の特効薬である。本症例にはぜひ黄連を主薬として使いたいが，黄連はかなり苦いので，3〜4ｇ以上使うと時折日本人の口には受け入れられないこともある。故に処方の際には工夫が必要となる。私なら主薬の黄連を3ｇにし，清瀉胃熱の石膏をやや多めに入れ，清熱利湿の山梔子を加え，それにより主薬の黄連の清胃瀉火作用を最大限に発揮させる。最後は処方に甘草を加え，黄連などの苦寒薬を調和させる。火熱の邪気は，いったん湿と絡み合うと，湿の粘滞性質によって排除しにくくなるので，清熱利湿は清胃瀉火の効果を高める重要な脇役である。

佩蘭に関して

　佩蘭は蘭草とも呼ばれ，芳香化湿醒脾の作用をもつので，口臭に対してよく使われる薬である。

　ここでは佩蘭の作用・用法などに関して詳しい説明を加えたい。まず佩蘭の芳香醒脾作用とは，どのような意味なのか？　「芳香」は佩蘭のもつ特別な清らかな香りを指し，「醒」は目覚める・覚醒する意味で，「醒脾」は湿邪によって停滞させられた脾の運化機能を活発にさせる・覚醒させるということを指す。佩蘭は，芳香化湿醒脾と同時に，清らかな香りで口内の嫌な臭いや嫌な味を除去して，口を爽快にさせる効果もあるので，臨床では脾胃機能異常による口甜・口臭・口粘膩によく使われる。有名な例としては，『黄帝内経・素問』に蘭草湯（佩蘭1味による処方）によって脾癉（脾胃湿熱による口甜・苦膩を主症状とする病気）を治療するという記載がある。

　気を付けてほしいのは，佩蘭は，古くなると芳香性が減退し，化湿醒脾作用も弱く

105

第2章　頭部・頭頸部の症状

なるという点で，できるだけ新鮮なものを使う，あるいは久煎しないようにしてほしい。ちなみに，胃熱・脾胃湿熱による口臭の治療には，私はときどき荷葉・熊笹・あるいは熊笹の抽出液「ササヘルス」をお茶代わりとして使っている。これらも口臭を除去する一定の効果がある。

CASE 9

嗄声（しわがれ声）
<small>さ　せい</small>

患　者	男性，64歳，会社顧問。
初診日	2005年8月19日
主　訴	嗄声2年
現病歴	約3年前から，痰が絡むようになり，高音が出にくいことがあった。最初は人と長時間話す時だけ症状が現れていたが徐々に悪化し，短時間の会話でも高音が出にくくなった。また，最初の頃は朝起きた時には高音を出しやすく夕方から声が低くなるような状態であったが，2年前からは朝でも夕方でも同じように声を出しにくくなっている。耳鼻咽喉科で何度も声帯・声門および関連する組織の検査を受けたが異常は認められず，心療内科での治療を薦められた。ところが，患者は心療内科での治療に拒否感があって受診せず，その後，ホームページを調べて当院に来院することとなった。
望　診	痩せ型・顔色㿠白
問　診	声は嗄れ，低音である。朝起きたばかりの時は小康状態であるが，会社へ行って人と話すと，いつも痰が絡み，声を出しにくくなる。痰は喀出しにくく，出ても少量・粘稠・白色。昼食後，声の状態はさらに悪化し，お腹に力を入れないと声が出しづらくなる。深い呼吸をすると気持ちが良い。話をしている時にいつの間にか汗をかいている。軽いめまい・立ちくらみがあり，口渇はない。小便は，昼間尿1日3～4回，排尿時間が長い，切れが悪い，夜間尿1日1回。大便は，軟便1日2～3回，排便直後は便の形があるが水に入ると散じて便の形は消える，残便感がある。睡眠1日7～8時間で，熟睡できる。
脈　診	沈細弱。特に右寸関部。
舌　診	淡舌，薄苔・根部膩苔，舌辺に浅い歯痕。
耳　診	右側の胃区・腸区に暗紅色の血管あり。
爪甲診	淡白色。特に示指。
血　圧	76／56mmHg
既往歴	10年前，ストレスによる過敏性腸症候群と診断され，その後，慢性下痢・軟便を繰り返し，持病となった。3年前に花粉症に罹り，毎年発作があり服薬中。青年時代から低血圧で現在も血圧が低いが，薬は服用していない。
生活習慣	40歳まで喫煙1日20～40本，現在は吸っていない。　　　　　（呉澤森）

治療へのアプローチ　呉 澤森

弁　証

弁証結果

弁証：肺脾気虚に痰濁を伴う
治法：補脾益肺・祛痰開音
選穴：三気海穴・足三里・脾兪・肺兪・太淵・豊隆・列欠・合谷・天突・強音穴
手技：三気海穴（膻中・中脘・気海）は切皮後，膻中は下に向け沿皮刺0.5寸，カマヤミニ灸1壮を追加，中脘・気海は直刺1寸，補法の後に灸頭鍼。肺兪・脾兪は切皮後，椎体に向け斜刺0.3～0.5寸，捻転補法。太淵・列欠・天突はカマヤミニ灸2壮。足三里・豊隆・合谷は切皮後，直刺0.3～1寸，導気法。強音穴（喉頭隆起の外2寸，人迎の後上方）は舌根に向け斜刺1寸，導気法。

解説

　三気海穴・足三里・脾兪・肺兪・太淵──補脾気・益肺気
　豊隆・列欠・合谷・天突・強音穴──祛痰・理気・開竅・増音

　三気海穴を取穴の重点とする。三気海は，上焦にある膻中，中焦にある中脘，下焦にある気海の3穴からなる穴位のセットである。膻中は，両肺の間にあり，開胸理気・補肺の効能をもち，補肺気を目的とする場合，肺兪・太淵（肺経の原穴）と併用すれば，より良い補肺益気の効果が得られる。また，膻中には開胸理気の作用があるので，列欠・天突と併用すれば，宣肺・開胸・増音の効果が増す。中脘は胃の募穴で，水穀が集まる部位である。脾胃は表裏関係をもち，後天の本として気血を生じる。脾胃は土に属し，肺は金に属する。中脘および足三里（胃経の合土穴）・脾兪を併用すれば，『難経』六十九難の「虚すれば，その母を補う」という治則にもとづき，補土生金の効果を得られる。気海は腎中の精気に関与する気の海である。人の一身は，肺が気の本であり，脾が気の源であり，腎が気の根である。したがって，気虚を治療する場合には，肺・脾・腎を補うことが不可欠である。

　本症例の嗄声の増悪原因として，頑固な痰濁があげられる。そこで，胃経の絡穴・豊隆を取り，直刺1寸，導気法（得気を得たうえで，徐入徐出15回）を行う。脾胃の経絡の経気を誘導・調和し，脾胃の運化作用が一気に良くなり，強い化痰効

CASE 9　嗄声（しわがれ声）

果が現れるはずである。さらに，面口の病の特効穴である合谷を取り，１分間以上持続的に捻転すれば，強い開竅効果がある。また，経験穴である強音穴を取り，舌根に向かって斜刺１寸刺入すると，声の大きさを改善させることができる。

治療経過

　本症例の治療では，嗄声の病理を十分把握したうえで適切な穴位を選択した。その結果，わずか11回の治療で２年間罹患していた嗄声は消えて，普通の人と同じように会話を楽しめるようになった。なぜ，これほどまでの速効を得られたのか。そのポイントは気虚の治療にある。５回目の治療後，患者の発声に改善（声が大きくなった）がみられたが，その声は不安定で，まるで波のような揺れがあった。そこで６回目から，神闕の隔物灸を加えたところ，治療効果がてきめんに現れてきた。声の大きさが安定し，さらに排便も改善された。最終的に，話し声は普通の人と同じようになり，会話を楽しめるようになった。また，10年間苦しんでいた持病である慢性的な下痢と軟便も治った。

　本症例では，腎は気の根であるという理論の重要さを改めて痛感した。とても印象に残っている症例である。

症例分析

　人の発声や会話は肺の働きと密接な関係をもつ。これは，中医学理論でいうところの「肺主気」にもとづく考え方である。本症例の嗄声もこの考え方を基本に分析していく。

　嗄声という症状には，軽症から重症までさまざまな段階がある。軽症の場合，初期には声が低くなる程度で症状は一時的である場合が多いが，増悪していくと声が低くなるだけではなく，さらに話している内容も弁別しにくくなる。重症例では，まったく声が出ず失音になることさえある。本症例の嗄声は，重症とはいえないものの，数年間罹患していることや，ほぼ一日中声が出にくいことなどから考え，けっして軽いものとはいえない。

　普通，健康な人であれば，呼吸や会話において意識的に力を入れたりすることはなく，それは無意識のうちに行われる。ところが病人の場合，声を出す時に自分の気力の度合いを意識することが多い。例えば，大手術を受けた患者を見舞いに行ったとしよう。こちらからは，いろいろと挨拶や聞きたいことがたくさんある。相手も最初のうちはこちらの質問に応え楽しげに会話をしているが，声は徐々に低くなり，息が荒くなったり，脂汗が出たり，もうそれ以上会話を続けるのは辛い状況になってしまう。なぜだろうか。これは気虚で，特に肺気虚弱になっていることを示している。人の発声・会話は気との関係が非常に深い。本症例も，気の側面から着手し，検討していくことにしよう。

109

第2章　頭部・頭頸部の症状

気虚は嗄声病理の核心部分である

　気虚の発生原因は，気の生成不足と気の消耗の2つに分けられる。本症例の場合，双方が関与しているが，嗄声を生じさせた最初の原因は気の生成不足にある。患者は10年前，ストレスによる過敏性腸症候群と診断され，その後，慢性下痢・軟便を繰り返し，持病となった。現在も，大便は軟便1日2～3回で，排便直後は便の形があるが水に入ると散じて便の形が消える・残便感があるなどの症状が続いている。脾胃は後天の本であり，水穀の消化・吸収を行う。慢性下痢・軟便という持病は脾胃気虚の現れである。特に，排便直後は便の形があるが水に入ると散じて便の形が消える・残便感という症状は中気不足の有力な証拠である。その持病自体が，またその増悪が，脾胃の気血生化不足の進行を示している。つまり，中気不足が本症例の嗄声の基礎となっているのである。五行の相生関係から考えると，土は金の母であり，金を生じる。持病の脾胃気虚は，五行相生の原則にもとづいて，この2年間，肺金に影響を与えてきた。これは，土不生金・母病及子の結果である。肺は気を主り，人の呼吸・発声・会話に関与する。したがって，肺気が不足すれば，呼吸不暢・発声低下・会話困難などの諸症状が現れてくるのである。以上のことから，気虚，特に肺・脾気虚が本症例の核心部分であると判断できる。

痰濁が嗄声増悪の原因である

　患者の嗄声は，約3年前，痰が絡み始め，高音が出にくくなることから始まった。人と話す時には，いつも痰が絡み，声を出しにくい。痰は喀出しにくく，出ても少量・粘稠・白色である。なぜ，痰が発生し，喀出しにくく，また消えないのであろうか？答えは次のとおりである。

　中医学の古典には，「脾は生痰の源であり，肺は貯痰の器である」という有名なフレーズがある。脾胃が弱くなると，水穀の消化・吸収に障害が出る。特に，飲食物の水分が利用できずにそのまま体内に残ると，痰湿が形成される。患者の慢性下痢・軟便の持病は，脾胃気虚により生じた病症である。脾胃気虚では，痰湿が容易に形成され，その形成された痰は肺に残る。痰は一般的には排泄物として肺から排出されるが，本症例の患者の場合，脾気虚という持病から，五行相生の理由で（土不生金）肺気虚も引き起こしており，排泄物である痰を排出する力が弱くなっている。したがって，痰がいつも絡み，痰を出しにくく，その結果として，声を出しにくくなり，嗄声となったのである。

　また，嗄声の発生時間と程度についてみると，朝起きたばかりの時には，嗄声は小康状態であるが，昼食後，声の状態は悪化する。お腹に力を入れないと声を出しづらい・深い呼吸をすると気持ちが良い・話している時にいつの間にか汗をかくなどの症状が出てくる。これらの症状はすべて肺気虚弱に起因するものだと考えられる。肺気虚弱で，痰を出す力が弱いので，痰が気道・声門に絡み，発声の邪魔をし，患者の声

110

は嗄れ，低音になり，嗄声となっているのであろう。

以上のように，この頑固な痰濁が嗄声増悪の原因であると考えられる。

弁証のポイント

嗄声の虚と実を把握する

虚証の嗄声の場合，肺腎陰虚火旺による「金破不鳴」の嗄声が多いが，肺・脾・腎の気虚による嗄声も忘れてはいけない。発症は緩慢で，病状は長く治りにくい特徴がある。

実証の嗄声は，風寒外邪が肺衛を犯し突然発症する病気であり，悪寒・頭痛・咽痛・鼻詰まりなどの表証を伴う，「金実不鳴」の病状である。

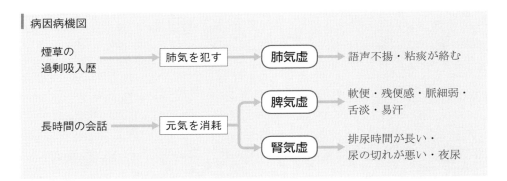
病因病機図

弁証のポイント

● 嗄声の虚と実を把握する
● 発声は肺気・中気と関わる

アドバイス

弁証における鑑別点

嗄声は肺腎陰虚が進行して起こったものかどうか

中医には，嗄声の病理において「金実不鳴」と「金破不鳴」という2つの伝統的な説がある。臨床の実践からみればたしかにこの2種は多い。金実不鳴とは，外邪が肺金に侵入し，肺気を宣暢できないことによる嗄声であり，金破不鳴とは，慢性的な消耗性疾患に罹ったために肺陰が消耗し，肺を滋潤・濡養できずに嗄声を生じるものである。金実不鳴も金破不鳴もそれぞれ特有の症状をもつ。金実不鳴の場合は，外邪侵入が原因であることから，嗄声は突然発生し，また外感表証の寒け・頭痛・鼻水・鼻

づまりなどの諸症状を随伴することが一般的である。金破不鳴の場合は，嗄声の発生は緩慢で，また，陰液消耗による諸症状がみられる。例えば，咽乾・口燥・盗汗・微熱・のぼせ・便秘などの症状である。

本症例の場合は，患者が64歳の高齢者で，嗄声に2年間罹患していることから，金破不鳴による虚証の嗄声であると考えられる。ただ，症例を通読すると，陰虚の症状はみられず，気虚による症状が多く存在することがわかる。例えば，声がかすれ低音である・昼食後声の状態はさらに悪化しお腹に力を入れないと声を出しづらくなる・深い呼吸をすると気持ちが良い・話している時にいつの間にか汗をかいている・排尿時間が長く切れが悪い・残便感がある，脈沈細弱・特に右寸関部，淡舌・舌辺に浅い歯痕など，すべて気虚による症状である。本症例の嗄声の発生は，脾気虚弱に起因する持病の慢性下痢・軟便との関連が深く，脾気虚弱があるために，一方では，全身に気虚症状が現れ，一方では，土不生金の原則により，肺気不足になっているのである。肺は気を主り，人の呼吸・発生などを統合する。肺気虚においては呼吸・発声の異常を生じやすく，嗄声もこのメカニズムによって生じたのであろう。

 治療へのアプローチ | 高橋楊子

弁証

弁証結果

弁証：肺脾気虚，痰濁を兼ねる
治法：健脾補肺・化痰昇清・利咽開音
処方：①補中益気湯加減
　　　　炒黄耆5g，党参4g，炒白朮5g，山薬・茯苓・陳皮・浙貝母・桔梗各4g，蝉退3g，柴胡1g，甘草2g
　　　②胖大海を1日1個，お湯に入れ茶代わりに常時飲む

解説

　黄耆・党参――健脾昇清・補肺益気
　白朮・山薬・茯苓――健脾益気・利湿助運
　陳皮――理気化痰
　浙貝母――化痰散結
　桔梗・蝉退・胖大海――宣肺・利咽・開音

CASE 9　嗄声（しわがれ声）

　　柴胡──昇提・解鬱

　　甘草──調和諸薬・利咽

　　食事では辛いもの・塩辛いもの・脂っこいものを避け，薄味・さっぱりしたものを勧める。

症例分析

　中医学では，話す声の大小・高低は宗気に拠ると考えられている。宗気の働きの一つは「走息道以行呼吸」である。この「息道」とは鼻・のど・気道を指し，宗気は息道を走って呼吸を行い，また話す声・音の大小・高低とも関係する。そのため周学海は『読医随筆』で「宗気者，動気也，凡呼吸，語言，声音……宗気之功用也」（宗気は動気であり，およそ呼吸・言語・声・音……すべて宗気の機能によるもの）といっている。中国では声が大きく音がよく響く人のことを「宗気足〔足：満ちているの意〕」，声が細く音も小さいこと人を「宗気不足」という。宗気は，肺の呼吸機能によって自然界から吸入された清気と，脾の運化機能によって飲食物から吸入された精微物質が結合して生成されたものであるため，充実しているかどうかは肺・脾の機能の盛衰とよく関係する。

　この症例の主訴は嗄声であり，宗気・肺・脾および他の臓腑の機能と，どのように関係するかをみてみよう。

経過および各症状からの分析

● 最初は人と長い時間話す時だけ症状が現れた。また朝は良かったが，その後徐々に悪化し，短時間の会話でも高音を出しにくくなり，2年前から朝でも夕方でも同じように声を出しにくくなっている──これらは肺気虚弱・宗気生成不足を示す。もともと喫煙歴があったので，肺機能はそれほど丈夫ではなかったとうかがえる。仕事の関係で長い時間話すことが多いようであり，長い時間話すことが過労として肺気を消耗させる。初めの頃は，一晩の休息によって肺気が回復されるため，朝は良かったが，夕方になり気が消耗するにつれて症状が現れていた。ここ2年間は無治療のままで，肺気がどんどん虚弱してしまい，朝でも夕方でも同じように症状が現れるようになった。

● 3年前から痰が絡み始め，高音が出にくいことがある。朝起きたばかりの時は小康状態であるが，会社へ行って人と話すといつも痰が絡み，声が出しにくくなる。痰は喀出しにくく，出ても少量・粘稠・白色──これらは痰濁がのどに停留することを示す。のどは上では口・鼻と，下では気道・肺と繋がり，気の通る要であり，呼吸や発声・発音と関係する。痰濁がのどに停留すると，発声が妨げられ声が出にくくなる。

● 昼食後，声の状態はさらに悪化──脾気虚・脾不昇清を示す。

113

第2章　頭部・頭頸部の症状

● 軟便1日2～3回・形のない便・残便感がある——脾の運化機能が低下した，脾不昇清による症状である。10年間ほど下痢・軟便の持病があるので，脾気虚がかなり進み，肺脾気虚・宗気の生成不足になってしまったと考えられる。

● 深い呼吸をすると気持ちが良い——気虚を示す。深呼吸によって清気がやや多めに吸入されるため，気持ちが良いと感じる。

● 話している時に汗をかいている——自汗であり，肺気虚を示す。

● 痩せ型，顔色㿠白，軽いめまい・立ちくらみがある，低血圧——気虚で清気不昇による症状である。

● 口渇はない——体内の津液は損傷されておらず，陰虚ではないことを示す。

● 小便は昼間尿1日3～4回・排尿時間が長い・切れが悪い・夜間尿1日1回——腎の気化機能が低下していることを示す。年齢からみると腎気虚があるが，全身症状や脈診などを考えると特にクローズアップしなくてもよいと思う。

● 沈細弱脈，特に右寸関部——裏虚証の脈であり肺脾気虚と判断する。

● 淡舌・薄苔・根部膩苔・舌辺に浅い歯痕——気虚とわずかに痰湿の停留を示す症状である。

● 耳診・爪甲診——脾肺気虚を示す。

　この症例の本は肺脾気虚，標は痰濁と思う。五行学説では肺は金に属し，脾は土に属し，互いに「子」と「母」の関係であり，宗気の生成と全身の水液代謝と関係する。喫煙歴と長時間の会話は肺気虚を引き起こし，10年前ストレスによる過敏性腸症候群を患ったことで脾気虚・脾不昇清を引き起こし，さらに脾気虚が進んで「母病及子」「土不生金」によって肺脾気虚になってしまった。肺失宣発・脾失運化によって宗気生成の材料である清気と精微物質が提供できず，宗気が虚弱になってしまい，また水液が滞って痰になり，のどに停留して発声が妨げられて，声が出にくく，嗄声になってしまったものである。

弁証のポイント

◉ 嗄声・お腹に力を入れないと声が出しづらい・立ちくらみ・慢性軟便下痢・舌・脈から肺脾気虚を主として判断し，いつも少量の痰が絡み声を出しにくいことから痰濁を兼ねると判断する

◉ 声の発生と宗気・肺気・脾気の関係を把握する

CASE 9　嗄声（しわがれ声）

アドバイス

弁証における鑑別点

　本症例は少し複雑にみえるものであるが，多くの方はしっかり分析して正しい証を立てられるだろう。補中益気湯をおもに健脾補肺・補中昇清に，六君子湯や四君子湯をおもに健脾益気・燥湿化痰に着目して選択し，また各自の経験によって加減を加えたり，主訴の嗄声に対してさらに利咽開音の生薬である桔梗・蟬退・訶子・甘草などを加えたりするのはとても良い。参考までに次のことについて説明を付け加えたい。

陰虚・肺燥による嗄声の場合

　慢性的な声の嗄れは，臨床では陰虚によるケースが少なくない。その場合は，肺陰虚，あるいは肺腎陰虚によってのどを滋養できず，虚火がのどに上擾することと関係する。症状としては，声が嗄れ，出にくくなるほかに，咽喉乾燥，あるいはのどがいがらっぽい・ヒリヒリして痛む・常に水を欲しがる・紅舌・少苔・無苔・乾燥少津・細数脈などがともに現れるはずである。本症例では口渇がなく，のどの乾燥感もなく，舌や脈などには陰虚・肺燥の症状もないので，肺燥津損の証を立てることは適当ではないと思う。

利咽開音の生薬

不思議な木の実──胖大海

　利咽開音の生薬には，桔梗・玉胡蝶・蔵青果・胖大海・訶子などいろいろあるが，声の嗄れ・声が出にくい場合には，私は特に胖大海を好んで使う。

　胖大海は，「莫大海」「大海子」とも呼ばれ，アオギリ科落葉高木の果実である。乾燥した実を水やお湯に入れてしばらくおくと，海綿状に大きく膨らんできて，何か不思議な物体のようなものになる。その抽出した褐色のエキスはのどに良い。初めてこの不思議な生薬と出合ったのは，まだ上海中医薬大学の中医診断学研究室に勤めていた頃である。ある先生が，いつもだんだんと膨らむ胖大海が入った褐色のお茶のコップを持って少しずつ飲みながら，講義をしていた。聞くと，長時間の講義の仕事で声が嗄れやすいので，胖大海茶を愛飲しているとのことであった。以来，この不思議な胖大海は脳裏に焼け付けられた。

　胖大海の薬味は甘であり，薬性は微寒であり，効能は清肺止咳・利咽開音・潤腸通便であるので，「喉科の要薬」といわれる。のどがいがらっぽく咳が出て痰が絡む声の嗄れや失声に，またのどが乾燥してヒリヒリする声の嗄れや失声によく使われる。利咽開音のほかに，美声（声を美しくさせる）の評判もあるので，中国ではオペラ歌手や教員など，のどを酷使する人に愛用されている。また，中国の健康茶の代表である「八宝茶」にもよく入っている。

　胖大海の使い方はいたって簡単である。煎じてもよいが，1日1～2個をコップに

第2章　頭部・頭頸部の症状

入れてお湯を注いで飲み，飲み終えたらまたお湯を注ぎ足して，お茶のように常時飲んでもよい。水分を含んで膨らんだ海綿状のものは，日本料理では刺身などのつまとしても用いられるため，お茶を飲み終わってから食べてもかまわない。ただし海綿状のものは通便作用があるので，軟便・下痢を起こしやすい人にお勧めできない。その意味で，本症例のような軟便の人には1個くらいの少量で使うほうがよい。

CASE 10

10年来の鼻づまり

患　者	女性，56歳，主婦。
初診日	2008年5月31日
主　訴	10年にわたって鼻づまり・息苦しさがあり，匂いがわからない
現病歴	30年前，副鼻腔炎を患い長期間の投薬治療を行ったが効果がなく，手術を受けた。手術後，鼻づまりに改善はみられず，嗅覚が徐々に減退した。特にここ2～3年は匂いがあまりわからず，生活に支障が出ている。何箇所か鍼灸治療院を訪ねたが，治療の結果は思わしくなく悩んでいた。2008年5月に当院のホームページを見て来院。
望　診	顔色蒼白・元気が感じられない。
問　診	両側の鼻づまりは一日中あり，左より右がひどい。息苦しい・胸悶・体がだるく疲れやすい・やる気が出ない・よく嘆息する。力を入れて深呼吸をすると鼻の通りは少々良くなるが，数秒後には元通りになる。嗅覚が弱く，コーヒー・花・焼き魚などの匂いがあまりわからず，家事などの生活に支障が出て悩んでいる。睡眠が浅く1日5～6時間・腹脹・便1日2回・おならをよくする・耳鳴り少々・めまいはない・腰部が疲れやすくだるく痛みがある。
脈　診	沈・弱。
舌　診	舌胖大・苔薄。
耳　診	両側腎区に2～3本血管が見える・肺区が淡白色。
爪甲診	右側の拇指・示指・中指の爪甲に褐色線あり。

(呉澤森)

第2章 頭部・頭頸部の症状

 ## 治療へのアプローチ　呉 澤森

弁証

弁証結果

弁証：肺腎気虚
治法：補肺・納腎・通竅
選穴：肺兪・中府・身柱・太淵・経渠・腎兪・太渓・照海・湧泉・通天・風池・鼻通穴・気戸・合谷
手技：肺兪・腎兪は椎体に向け斜刺1寸，捻転補法。身柱は切皮後，やや下に向け斜刺0.5寸，灸頭鍼。中府・気戸・太淵・経渠・湧泉はカマヤミニ灸1～3壮。太渓は直刺1寸，捻転補法。照海は切皮後，下方に向け斜刺0.5寸。通天は切皮後，直刺0.2寸，ゆっくり捻転。風池は切皮後，同側の眼球に向け刺入0.8寸，導気法。合谷は切皮後，直刺0.3寸，導気法。鼻通穴については下記の解説を参照。

解説

　　肺兪・中府・身柱・太淵・経渠——補肺気
　　腎兪・太渓・照海・湧泉——納腎気
　　通天・風池・鼻通穴・気戸・合谷——宣肺開竅

通天は，足の太陽膀胱経の一穴であり，足の太陽膀胱経は通天を通じて百会と繋がる。古人は頭頂を天と認識し，この穴位は天と直接通ずると考えたことからこの名がある。「通天袪鼻内無聞之苦」（『百症賦』）という古訓がある。「鼻内無聞之苦」とは，さまざまな病気により，鼻が詰まったり，嗅覚が減退したりする苦しみである。臨床では通天の速効性はよく知られている。刺鍼後，ゆっくり捻転しながら，患者に意識的に呼吸をさせる。1分間ほど経つと，詰まっていた鼻が通り，普通の呼吸に戻ることが多い。花粉症のピーク時には，ぜひ応用していただきたい。

　風池は教科書には対側の眼球に向けて刺すと書かれているが，鼻づまり・鼻水などの場合には同側の眼球に向けて刺すほうが効果的であり，導気法を加えれば効果はより一層高まる。

　鼻通穴は奇穴で，鼻の両側，鼻唇溝の上端にあり，利気開竅の作用をもつ。切皮後，鼻根部に向け，鼻の両側に沿って水平刺（皮膚に沿って刺入）0.3～0.6寸。捻転・提挿はせず，刮法（鍼柄をこするようにして刺激を与える方法）を15回行う。

CASE10　10年来の鼻づまり

　合谷は手の陽明大腸経の原穴であり，全身の気の関であり，気の流れをコントロールする重要なポイントとなる穴位である。したがって，気滞において導気法を施すと，理気・行気・利気の効果がみられ，気虚において補法を施すと，補気・調気の効果がみられ，気実において瀉法を施すと，通気・降気・止痛の効果がみられるなど，その活用範囲は広い。本症例には導気法を選び，行気・開竅の効果を期待する。

治療経過

　治療は週に２回，１回の治療時間は１時間とした。最初の５回で鼻づまりは顕著に改善したが，嗅覚には変化がない。そこで，肝気の疏泄不暢に起因する，やる気がない・よく嘆息するなどの症状に配慮し，内関（開胸・理気・開竅の作用をもつ）・太衝（養血・柔肝・理気の作用をもつ）の２穴を加えて治療したところ，症状に大きな変化が現れた。鼻の通りが良くなり，普通の呼吸ができる時間が延長し，嗅覚も徐々に改善されていった。

　15回の治療後，病状の改善がいったん止まり，治効が上がらない状態になった。肝気の疏泄は良くなったものの，やはり，気の根は腎であり，気の本は肺であり，気の源は脾なのである。このことを再確認し，私はさらに治療を継続した。脾兪・中脘・足三里を加えて灸頭鍼をし，湧泉を加えて多壮灸を施した。このように状況に合わせた治療を行っているうちに，患者が10年間苦しんできた鼻づまり・嗅覚減退などの症状は徹底的に解消された。

　そして３カ月間の治療後，「10年来の鼻づまりが治り，コーヒーや焼き魚の匂いがわかるようになりました」と，患者から喜びのメールが届いた。

　弁証論治は患者の発症経過・症状・脈・舌・耳などの診察情報を全面的に把握したうえで導き出されるものであるが，本症例の治療では，弁証論治は１回で終了するものではなく，治療期間中，病状の変化に伴い，次々と新しい弁証論治を立てる必要性があるということを強く痛感させられた。

症例分析

発症の経過から考える

　30数年前，副鼻腔炎の治療を始め，投薬・手術を受けたものの効果は得られず，徐々に症状は悪化していった。鼻づまりは改善されず，さらに嗅覚の障害が起こり，生活に支障が出るほどの頑固な持病となってしまった。もう１点，何箇所かの鍼灸院の治療を受けたことにも着目したい。鍼灸院では，合谷・迎香・太陽穴など数穴の治療を行うことが多かったようだが，この種の慢性化した頑固な病状に対しては，一般的な対症治療では効果が薄く，必ず，臓腑・気血などの内部治療が必要なのである。

119

第2章　頭部・頭頸部の症状

▶初診の情報から考える

鼻の状態について

　まず，呼吸についての中医学的な考え方を簡単に復習しよう。呼吸といえば，まず肺の宣発・粛降の働きを連想することだろう。ただ，鼻を通じた呼気・吸気の働きは，肺自身の力で調整されているだけではなく，他臓腑の協力も必要なことを思い出してほしい。呼気の場合は，肝の疏泄との関連がある。肝は疏泄を主り，人の情緒を調節し，人の気機を調暢し，胆汁の分泌を促進するという3つの働きを現す。気機とは気の昇降・出入の運動である。呼気・吸気という気の運動においては，特に呼気が肝の疏泄作用の協力を必要としている。肝の疏泄の力があってこそ，肺の呼気運動はより健全によりスムーズに行われる。次に，吸気の場合は，西洋医学的には，新鮮な空気が鼻から入り肺胞に達しガス交換が行われるという認識である。ところが，中医学では，吸気は肺に至って終わりということではなく，さらに沈み下行し，丹田（腎気の集まるところ）まで到達する。その沈下は肺の作用ではなく，腎の納気作用により実行される。このように，鼻を経由した呼気・吸気の運動は，肺・肝・腎の3者の緊密な協力のうえに成り立っているのである。

　以上のことを確認したうえで，呼吸時の患者の鼻の状態を再検討してみよう。患者の両側の鼻づまりは一日中あり，左より右がひどい。力を入れて深呼吸すると鼻の通気は少々良くなるが，数秒後には元通りになる。これは肺気不足もあるが，肝の疏泄失暢による気機〔昇降出入のうちの昇と出〕の不十分，そして腎の納気不足による吸気の沈下・集積の不十分もあるので，患者の肺・腎・肝の機能不足は十分認識できた。また，患者の嗅覚は減退し，コーヒー・花・焼き魚の匂いがあまりわからず，生活に支障が出ている。古典でいわれるところの「肺和則鼻能知臭香」（肺の働きが健全ならば，鼻は匂いがわかるという意味）である。患者は，鼻づまりなどの病状の進行とともに，徐々に嗅覚が減退し，ついにここ2〜3年は匂いがほとんどわからなくなり，生活に支障が出ている。これは，鼻づまりの長期化に伴い肺気虚に至ったためと考えられる。

全身の状態について

　呼吸における肺・肝・腎3者の協力関係を理解したうえで，全身の状態について検討しよう。両側の鼻づまり（一日中）・息苦しさ・胸悶・体がだるく疲れやすいなどの症状がみられる。肺気虚は2つに分けて考えることができる。一つは肺気の不足であり，もう一つは肺の働きの減退である。上述の症状はその両方の現れと理解することができる。耳診の肺区が淡白色になっていることも肺気虚の現れである。30年の闘病生活で病状が良くなることはほとんどなく，肝の疏泄も不暢になった。その結果，やる気がない・よく嘆息するなどの症状が現れた。また，肝の疏泄不暢により，腹脹・おならをよくするなどの二次的な肝気犯脾の症状も連鎖反応的に現れている。耳鳴りがあり，腰部が疲れやすくだるく痛みが出るのは腎気虚の現れである。腎は耳に開竅

120

し，腰に位置するからである。また，耳診において両側の腎区に2～3本の血管が見えるのも腎気虚の現れである。顔色蒼白・元気が感じられない，脈弱，舌胖大，右側の拇指・中指・示指の爪甲に褐色線があるのは，気虚の現れであり，特に，肺・腎・肝の虚を示す。

呼気と吸気

上述したように，呼吸は肺を中心とし，肝と腎の協力のもとに行われている。この認識にもとづいて，呼気と吸気という2つの動作（あるいは2つの働き）は，呼吸においてどちらが主になるか考えてみたい。その答えは吸気であり，呼気よりも重要である。中医学の吸気に対する認識は，単に新鮮な空気を吸入することだけではなく，さらに，沈下し，丹田に集まり，そこで腎気・穀気と交合し，新しい真気（元気）を作るところまでが含まれる。このように，（腎の納気作用に支えられている）吸気は，呼吸運動をコントロールする始動力であり，吸気が深くなれば，呼気は自然とそれに従うことになる。

以上の分析のように，長年にわたる頑固な鼻づまりを治すポイントは肺と腎にある。肝は副次的なものである。

弁証のポイント

鼻づまりの虚と実を把握する
- 虚証の鼻づまり：発症は緩慢で，病状は長く，治りにくい。肺・腎・肝の症状を伴うことを留意する必要がある。
- 実証の鼻づまり：突然発症し，寒邪・熱邪の侵入が発症の直接病因であることが一般的である。そのため治りやすい。

鼻づまりの熱性・寒性の区別をつける
- 熱性の鼻づまり：熱邪が発症の直接原因であり，発熱・鼻汁は粘稠で黄緑色などがみられ，同時に口苦・口乾などの症状を伴う。
- 寒性の鼻づまり：寒邪が発症の直接原因であり，稀薄な白色鼻汁・くしゃみなどがみられ，同時に悪寒悪風・頭痛・口淡などの症状を伴う。

病因病機図

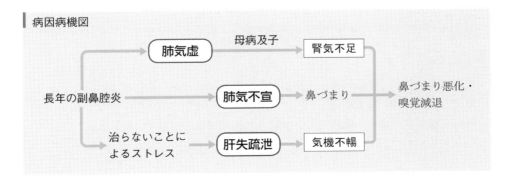

第2章 頭部・頭頸部の症状

弁証のポイント

● 鼻づまりの虚と実を把握する
● 鼻づまりの熱性・寒性の区別をつける

アドバイス

▶ 弁証における鑑別点

　本症例を，痰湿阻肺証と弁証する方がいる．胸悶と体のだるさを指摘し，「本症例の鼻づまりは，痰湿や気滞が肺（肺経を含む）を失調させ起こったものである」と認識してのことである．さて，痰湿に起因する症状が本症例にみられるだろうか．痰湿阻肺では，たしかに胸悶や体のだるさがみられる．しかし，この２つの症状だけで痰湿阻肺と見なすことは難しい．痰湿阻肺証は呼吸器系の疾患でよくみられ，一般的に，咳・多痰・白い痰液などの症状を随伴する．また，舌診・脈診でも特有な徴候がみられる．つまり，膩苔と細滑脈である．本症例の場合は，舌胖大・薄苔と沈弱脈である．舌脈をみるかぎり，痰湿の弁証は不適といえる．また，舌胖大と舌胖大・舌辺歯痕は弁証時，使い方を混同しやすい．一般論として，舌胖大は気虚の舌象であるが，気虚湿盛であるならば，舌胖大に必ず舌辺歯痕を伴っている必要がある．もちろん，これは舌診だけの話であり，臨床では，他症状や脈診の変化などを総合的に見て判断する必要があり，それが正しい弁証論治に繋がる．

 # 治療へのアプローチ　｜　高橋楊子

弁証

弁証結果

弁証：肺腎気虚・肺竅不利
治法：補肺益腎・益気通竅
処方：補中益気湯＋八味地黄丸＋少量の葛根湯加川芎辛夷＋少量の厚朴

CASE10　10年来の鼻づまり

解説

　　補中益気湯──補中補肺・益気昇清

　　八味地黄丸──温腎益気

　　葛根湯加川芎辛夷（少量）──宣肺通竅

　　厚朴（少量）──行気寛胸

　そのほかに，毎日の鼻のマッサージを勧める。鼻の両側に迎香・鼻通穴（別名・上迎香穴。詳細については呉先生の解説参照）というツボがある。これらのツボを指で毎日朝晩1回ずつ，毎回10分ぐらいマッサージをすれば，鼻粘膜の循環を良くさせて，粘膜の機能を改善することができる。中国では，鼻づまり・鼻水・くしゃみ・嗅覚減退，および蓄膿症・花粉症の鼻症状の治療によく薦められる自己マッサージ方法である。

症例分析

　肺は気を主り，宣発・粛降を主り，呼吸を主り，鼻に開竅する。「肺気は鼻に通じ，肺和せば，すなわち鼻はよく臭香を知る」（『霊枢』）といわれるように，慢性的な鼻づまり・匂いがわからないのは，邪気により肺気不和を起こしている，あるいは肺や他臓腑の機能異常により肺気不和を起こしていることと関係する。病歴や症状などを詳しく分析しながら，鼻づまりの原因やどの臓腑に異常が起こっているかを追及して，治療を行っていく。

▶ 病歴を見てみる

　「30年前，副鼻腔炎を患い長期間投薬治療を行ったが効果がなく，手術を受けた。術後，鼻づまりに改善はみられず，嗅覚が徐々に減退していった。特にここ2～3年は匂いがあまりわからず，生活に支障が出ている」ということから，おそらく今までの治療はおもに祛邪の標治が行われたのではないだろうかと推測する。長い年月を経て，現在は，悪寒や鼻水や痰はなく，また舌診・脈診の所見からみれば，邪気がなくおもに正虚と関連すると考えられる。

▶ 症状および病因病機の分析

● 10年にわたる鼻づまり・嗅覚減退・息苦しさ・胸悶──鼻は肺の外竅である。鼻づまりは長い年月続くと，肺の宣降・主気の機能を低下させ，肺気虚を起こす。また，肺気虚が続くと，主宣降・主呼吸の機能が低下して鼻づまりを改善することができなくなる。このような悪循環により肺気虚が一層進行し，肺失宣降になって嗅覚減退・息苦しさ・胸悶を生じてしまった。「肺気虚，すなわち鼻づまり，不利，少気」（『霊枢』）といわれる状態になったのである。

● 体がだるくて疲れやすい・やる気が出ない──気虚を示す典型的な症状である。

123

第2章　頭部・頭頸部の症状

- 顔色蒼白・元気が感じられない──陽気虚や元気虚を示す。
- 力を入れて深呼吸をすると，鼻の通気は少々良くなるが，数秒後には元通りになる──「肺は気の主であり，腎は気の根である」「肺は呼気を主り，腎は納気を主る」といわれるように，深呼吸は肺の主呼吸と腎の主納気，特に腎の主納気機能により行われている。五臓のなかで肺と腎は母子関係にあり，主気・主呼吸の面では互いに影響し合うため，肺気虚が長期間続いていくと，腎気虚に及んで腎の納気機能を低下させ，これらの症状および息苦しさ・胸悶が現れる。
- 耳鳴り・腰部が疲れやすい・腰痿腰痛──腎気虚を示す典型的な症状である。
- よく嘆息する・腹脹・おならをよくする──気虚がもたらした気滞の症状である。おそらく肺気は虚して宣発・粛降の機能が低下して気機失調を起こしたものと考えられる。
- 睡眠が浅い──鼻づまりによる症状である。
- 沈弱脈・胖大舌・薄苔──（陽）気虚を示す。
- 耳診と爪甲診──肺と腎の異常を示す。

▶ 鼻づまりの根本原因を探る

　鼻づまりは肺竅不利の症状である。「治病は必ず，其の本を求める」（『素問』）といわれるように，鼻づまりを起こす根本的な原因を探って治療を行うべきである。

　臨床では，急性の鼻づまりの多くは，外邪侵入によって肺失宣降・水飲内停を起こしたことと関係し，随伴症状は悪寒発熱・くしゃみ・鼻水・咳・喀痰などである。慢性の鼻づまりは大きく以下の3タイプに分けられる。

①肺脾腎の機能の異常による津液代謝失調と関係するタイプ（さらに，寒性水湿か熱性水湿かなどに分けられる）

　随伴症状は，鼻水が多く，時に粘稠性があり，痰が絡み，膩苔，滑脈などを伴う。

②肺脾腎の機能の減退による肺竅の失養と関係するタイプ（さらに，気虚か，陰虚か，陽虚かに分けられる）

　随伴症状は，鼻水が少ない，もしくはない，全身の虚証，虚証の舌脈を伴う。

③慢性化して，瘀血阻竅になるタイプ

　随伴症状は，頭痛がよく現れ，肩こり，暗舌，瘀点瘀斑などを伴う。

弁証のポイント

- ◉ 副鼻腔炎の術後・長年の鼻づまり・息苦しい・だるい・嗅覚が弱いなどから肺気虚と判断し，深呼吸をすると鼻の通りは少し良くなるがすぐに元に戻る・耳鳴り・腰部酸軟から腎気虚と判断する
- ◉ 胸悶・嘆息・腹脹から，気滞を推測する

アドバイス

弁証における鑑別点

　本症例には鼻水と痰はなく，脈状には水湿の徴候もない。胖大舌は水液代謝の停滞を提示するが，苔が薄いので，痰湿ではなく，陽気虚によって津液のめぐりが良くないと考えたほうが適切である。故に本症例の鼻づまりは，肺腎気虚・肺失宣降によるものと考えられる。多くの方は，肺腎気虚をとらえて，補中益気湯・八味丸・玉屏風散などを主として，葛根湯加川芎辛夷や麻黄附子細辛湯などを少し加える選択をされるだろう。これはとても良い。

● 鼻粘膜の萎縮・変性による嗅覚の減退から，腎陰虚で鼻を潤さないという推測をする方がいる。症例にははっきり寒証か熱証かの典型的な症状はないが，鼻燥・口渇の症状はなく，また顔色と脈舌の所見によれば，陽気虚に偏っているのではないかと考えられる。陽は化生を主るので，陽気が虚すれば，鼻粘膜の萎縮・嗅覚減退を起こすこともあるわけである。

● 胸悶・嘆息・腹脹・おならをよくするという症状の存在から，肝鬱気滞が鼻づまりの原因と推測する方もいる。しかし，これらの症状は肝鬱気滞により引き起こされたものか，あるいは肺気虚・肺失宣降により引き起こされた気滞の症状なのかを，ぜひもう一度分析してみてほしい。久病になると，肝鬱が少し現れてもおかしくないが，本症例では肝鬱の代表的な精神的な症状はまったくなく，弦脈もないので，この気滞は肝の異常よりも肺の異常から来たものと考えるほうが正しいのではないかと思う。したがって，補肺益腎・補気のうえに少し行気・理気の薬を加えればよいと考える。また個人的な経験であるが，臨床では，肝鬱気滞は鼻づまりを起こす根本的な原因より，むしろ間接的な原因や誘発的な原因になることが多い。

CASE 11

咽喉腫痛・両耳の中が痛痒い

患　者　男性，12歳，中学生。

初　診　2012年3月9日

主　訴　カゼを引きやすい。カゼを引くと，咽喉腫痛・高熱・耳の痛痒が現れやすい。

現病歴　幼児期から頻回に扁桃腫大・発熱・中耳炎を発症するので，いつも小児科から処方された抗生物質や消炎鎮痛剤などで対応していた。中学生になってからも，しばしばカゼを引きやすく同様の症状が現れる。今年の春先にインフルエンザに罹り，39℃の高熱や咽喉腫痛が出た。治ってからまたすぐにカゼを引き，高熱が出て咽喉腫痛などが現れた。現在は熱は下がっており，体質改善のため漢方治療を希望して来院した。

望　診　痩せ型。顔色が白っぽい，顔面に紅いにきびが多い。咽喉が紅い，両側の扁桃腺に中度紅腫，口蓋弓と咽喉両側に多くの濾胞が散在する。

問　診　咽痛咽乾。鼻づまり，鼻水がやや黄色い。両耳の中が痛痒い，滲出液はない。神経質ぎみ，食欲はあったりなかったりしてむらがある。熱がり。便通1～2日に1回，やや硬い。尿の異常は特にない。

舌　診　舌尖辺紅，薄白やや膩苔。

脈　診　弦滑脈。

既往歴　3歳時に左鼠径部ヘルニアの手術。アレルギー性鼻炎。

（高橋楊子）

治療へのアプローチ｜高橋楊子

弁証

弁証結果

弁証：風熱余毒蘊喉・兼少陽痰火（標証）
　　　衛気不足（本証）
治法：疏風清熱・解毒化痰（標治）
　　　益衛固表（本治）
処方：[標治] 柴胡清肝湯　5.0g／日，分2
　　　[本治] 補中益気湯　5.0g／日，分2　（14日分）

解説

　　疏風清熱・解毒化痰（標治）に柴胡清肝湯。益衛固表（本治）には玉屏風散が一番良いが，薬局に置いていなかったので補中益気湯で代用した。

治療経過

2診　初診で出された14日分の薬を服用していたが，3日前にまたカゼを引いた。37.5℃の熱と咽喉腫痛があり，咳が出た。解熱鎮痛剤の服用で現在は熱が下がったが，咽喉腫痛があり，鼻水もよく出て色が黄緑色，咳も少しあり耳が痛痒い。紅舌薄苔，弦滑脈。初診の弁証論治を振り返ると，弁証は間違っていなかったが，処方の清熱解毒化痰・清解少陽の力が弱すぎたと反省し，処方を以下のように修正した。
　　清熱祛痰・清解少陽のため，小柴胡湯加桔梗石膏7.5g／日，分3　14日分
　　清熱解毒・利咽化痰のため，荊芥連翹湯7.5g／日，分3　14日分
　　同時に衛気を強化するため，栄養バランスの良いものの摂取，特に芋類・緑黄色野菜などを勧めた。
3診　カゼの症状はなくなり，咽喉と耳の症状は軽減した。前回と同処方を14日分。
4診　咽痛と耳の痛みはなくなり，数日前に鼻血が少し出た。これは『傷寒論』太陽病脈証篇で論じられている衄血と類似し，滞留の風熱余毒を体外へ排除するための良い症状と考え，同じ治療を続ける。
5診・6診　カゼの症状と咽痛はない。体調は良い。同治療を続ける。
7診　カゼぎみで，発熱はなく咽喉腫痛は少しあるが，前と比べてかなり楽になった。

耳の痛みはないが，少し痒みが残る。舌尖紅，薄白苔，弦脈。同じ治療を続ける。

8診　前回の薬を服用後，カゼや咽喉と耳の症状はすぐに改善してきた。

その後，約1年間の治療（本治も含む）を継続し，高熱を伴うカゼは1度も引かず，咽喉と耳の症状もまったくなくなった。

症例分析

臨床では，カゼをこじらせて起こる咽喉腫痛・耳の痛痒い症状はしばしばみられる。特に子供や青少年の身体は，『小児薬証直訣』でいわれるように「五蔵六腑の形はできても未だ完成していない……，たとえ完成しても強壮ではない」（五蔵六府，成而未全，……全而未壮）という特徴があるので，カゼを引くと上気道炎だけに留まらず，中耳炎や肺炎などになってしまうことがある。早めに丈夫な体に改善しておかなければならない。

▶ 病歴から推測すること

幼児期からカゼを引きやすかったことは，まぎれもなく衛表気虚と判断することができる。それに加えてカゼを引くたびに高熱・咽喉腫痛・耳の痛痒い症状を起こし，また熱が下がっても咽喉腫痛や耳の痛痒さがしばらく続くというのは，外邪が完全に排除されず滞留していることを示す。「風多ければ則ち痒く，熱多ければ則ち痛し」（風多則痒，熱多則痛『諸病源候論』）と論じられているように，この種の咽喉腫痛・耳の痛痒は，風熱余毒の滞留がもたらしたものと推測できる。

▶ 咽喉腫痛から推測すること

咽痛咽乾・咽紅・両側の扁桃腺中度紅腫・口蓋弓と咽喉両側に多くの濾胞が散在・鼻づまり・鼻水がやや黄色いのは，風熱余毒を示している。患者の顔色は白っぽいが，顔面に紅いにきびが多く，また熱がり・舌脈などから，もともと熱性的な体質だと考えられる。「同気相求」（類は友を呼ぶ）といわれるように，風熱の邪気が好んで熱性的な体に侵入して，風熱と体の熱が絡み合い，熱毒となって滞留し，症状が悪循環に陥っているわけである。

▶ 耳の痛痒から推測できること

耳は清竅であり，少陽経などの経絡がめぐっている。風熱が少陽経を犯すと耳の痛痒が現れるが，本症例では滲出液は出ていないので，湿熱ではないと判断できる。しかし，耳の痛痒と咽喉腫痛が頻回に起こっていることから，風熱のほかにもしつこい病邪が存在しているのではないかと推測できる。

そこで，客観的なデータである舌脈と繋げて考えてみる。患者の舌象は舌尖辺紅・薄白やや膩苔で，脈象は弦滑脈である。舌尖辺紅は上焦風熱と少陽胆火を示し，弦脈

はここでは少陽経の耳の痛痒を示し，滑脈とやや膩苔は痰湿を示している。これら舌や脈の分析によって，頻回に起こっている咽喉腫痛と耳の痛痒は，風熱のほか，痰火も絡んでいるのではないかと推測できる。おそらく風熱余毒は，長期間にわたり津液を灼傷し続け，津液が凝結して痰となってしまい，その痰と絡み合って一層取り除きにくくなり，症状の反復が繰り返されたのではないかと思う。

その他の所見から考える

- 痩せ型──気虚を示す。
- 神経質ぎみ・食欲はあったりなかったりしてむらがある──肝鬱乗脾・脾運失調を示す。
- 便通1～2日に1回，やや硬い──熱盛傷津を示す。

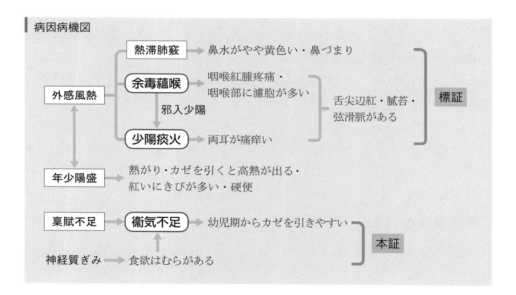

弁証のポイント

- カゼの後に咽喉紅腫疼痛・咽喉部に濾胞が多いなどは風熱余毒蘊喉と判断し，両耳が痛痒い・舌・脈は少陽痰火と判断する
- カゼを引きやすいのは，衛気不足と判断する

CASE11 咽喉腫痛・両耳の中が痛痒い

アドバイス

弁証における鑑別点

陰虚や虚熱があるかどうか

痩せ型・咽乾・便やや硬いことから陰虚・虚火上炎と考え，本治に滋陰の六味地黄丸・麦門冬湯などを採り入れる方がいる。たしかに陰虚・虚火上炎は慢性咽喉炎の咽喉腫痛の原因の一つであるが，虚火上炎による咽痛咽乾は限局性で症状も激しくない。また咽部は紅いが，あまり腫れない。この患者は咽乾のほかに，咽喉紅腫疼痛も耳の痛痒もあるので，陰虚・虚火によるものとは違っている。さらに患者の舌と脈をみると，すべて実熱・実火を示している。以上より，この症例の本は衛気不足と判断するのが正しい。

肝鬱気滞・肝鬱化火があるかどうか

神経質ぎみ・食欲にむらがあるのは，肝鬱気滞と推測できる。しかし，肝鬱化火ならイライラ・怒りっぽいなどの精神的な症状があるはずであるが，症例にはこれらの症状がみられない。患者の咽喉腫痛・耳の痛痒の症状は，カゼを引くたびに現れやすいということから，風熱邪気が体表に滞留したり，少陽経に波及したものと考えたほうがよいと思う。

治療について

咽喉腫痛に対して銀翹散・荊芥連翹湯・五味消毒飲などはよいが，耳の痛痒に対しては，柴胡を主薬とした柴胡清肝散や小柴胡湯加桔梗石膏などをお薦めしたい。なぜなら柴胡は少陽経の引経薬であり，清熱解毒薬と一緒に使うと，薬効の矢先が少陽経に向き，耳の症状を早めに改善することができるからである。

 治療へのアプローチ｜呉 澤森

弁証

弁証結果

弁証：標：外感余熱未清
　　　本：衛気不足
治法：清熱消痛・兼以固表

第２章　頭部・頭頸部の症状

選穴：大椎・風池・曲池・合谷・扁桃体穴（奇穴。下顎角直下 0.5 寸のところに
　　　ある）・外関・内庭・照海・頭竅陰・支溝
手技：大椎は切皮後，下方へ向けやや斜刺で 0.8 寸刺入し，捻転瀉法。風池は鼻
　　　尖に向け１寸刺入し，導気法。曲池・支溝は切皮後，直刺で 0.5 寸刺入し，
　　　捻転瀉法。外関・合谷は切皮後，直刺で 0.3 ～ 0.5 寸刺入し，導気法。内
　　　庭は切皮後，直刺で 0.2 寸刺入し，小振幅の捻転補法。照海は切皮後，下
　　　方に向け斜刺で 0.3 寸刺入し，小振幅の捻転補法。頭竅陰は切皮後，乳様
　　　突起の後縁に沿って横刺で 0.5 ～ 0.8 寸刺入し，刮法（鍼柄をこするよう
　　　にして刺激を与える方法）。扁桃体穴は切皮後，のどに向け 0.5 ～ 0.8 寸
　　　刺入し，刮法を 60 回。
※注意：扁桃体穴に対する大振幅の提挿・捻転は禁忌である。内出血の危
　　　険がある。

解説

　治法を清熱消痛・兼以固表とした理由は，外感余熱未清は，「死灰復燃」（余熱
が再度過激になること）の可能性があり，優先的に風熱余邪を除去する必要があ
るためである。また，長期間にわたり繰り返してきたカゼ・高熱による体力の消
耗にも配慮し，衛気を補うことも忘れてはならない。

　風熱余邪未清に対し，疏散風邪を目的に風池を取る。また，風池と合谷を配合
すると，強い開竅作用を発揮し，鼻づまりなどに効く。大椎は督脈の一穴であり，
強い清熱作用をもち，三焦経の経火穴である支溝と清熱の名穴である曲池を配合
すれば，その清熱作用を一層強めることができる。内庭は足の陽明胃経の滎水穴
であり，水は火を克することから，清熱作用が期待できる。足の陽明胃経の流注
はその頸部の分枝が大迎から下行し，喉嚨に沿って缺盆に入る。その絡脈の流注
も喉嚨・咽部に連絡する。したがって，滎水穴の内庭を取れば，経絡流注から，
咽喉腫痛にも効果を発揮する。さらに，奇穴の扁桃体穴を取れば，「気至病所」の
治効をみる。照海を加えれば効果はさらに高まる。照海は足の少陰腎経の一穴で
あり，別名は陰蹻である。足の少陰腎経の流注は，足の小趾の下からスタートし，
その上行する分枝は，喉嚨に沿って舌根に繋がる。『難経』二十八難には「陰蹻
脈者，亦起於跟中，循内踝上行，至咽喉，交貫衝脈」と記されている。すなわち，
陰蹻脈は足跟〔かかと〕に始まり，内踝を経て，咽喉に至るが，内踝部で交わる
足の少陰腎経の経穴が照海である。したがって，照海を取れば，腎経および陰蹻
脈の流注に乗って上行し，咽喉・舌根部の病に効果を発揮する。頭竅陰は足の少
陽胆経の一穴であり，祛風・清熱・開竅の作用をもつ。本症例では，外邪余熱未
清で，少陽経の伝変により耳に痛痒が生じている。この耳の痛痒は頭竅陰を取る，
あるいは風池・合谷と組み合わせて用いれば，その止痒・鎮痛・開竅の効果を一
層高めることができる。

CASE11　咽喉腫痛・両耳の中が痛痒い

症 例 分 析

　患者は12歳の少年で，幼児期からカゼを引きやすい体質である。カゼを引くと，咽喉腫痛・高熱・耳の痛痒などが現れやすい。抗生物質や消炎鎮痛剤を使えば一時的に改善されるが，親は西洋医学の治療に限界を感じ，子供の体質改善を希望して来院した。体質改善のためには，まず，患者の過去の病歴・現病歴，そして体質について分析・把握しなければならない。

▶ 咽喉腫痛・耳の痛痒・高熱の病理分析

　症例を通読すると，患者のカゼの特徴は，まず高熱が出て，その後，咽喉腫痛・耳の痛痒・鼻の症状が出やすいことがわかる。カゼは日常的によくみられる疾患の一つであるが，一般的に，悪寒・悪風・くしゃみ・鼻水・鼻づまり・頭痛・咳などの症状がみられる。ところが，本症例には，そのような記述はない。高熱・咽喉腫痛・耳の痛痒・鼻の症状についてのみ詳細に記載されている。なぜ，本症例では，悪寒・悪風などの全身症状がはっきり現れず，咽喉腫痛・耳の痛痒・高熱などの症状が集中的に現れるのだろうか。人体の解剖学的な構造からみると，鼻・のど・耳はトンネルのような管により相互に繋がっている。いったん，1箇所に感染炎症が生じれば，その炎症物質はそのほかの部位にも伝わる。したがって，五官〔この場合は鼻・のど・耳〕同時に発症する可能性は十分理解できる。本症例もその一つである。

　さて，五官の症状について，中医学ではどのように考えているだろうか。顔面部の五官はそれぞれ独立した器官であり，各経絡と繋がり，各臓の開竅部となっている。古人は，外感において，邪気が体表から侵入するだけではなく，口・鼻からも侵入することを強調している。特に，明・清代の温病学説では発症の重要なルートと認識されている。カゼの場合，外邪（おもな風熱邪気）が口から入りのどを侵すと，咽喉が赤くなり，扁桃体が腫れる。鼻から侵入すれば，鼻づまり・鼻水・鼻汁・くしゃみなどが起こる。では，耳の症状についてはどうだろう。これについて考える前に，まず経絡と耳との関係を復習する。耳を通る経絡には手・足の少陽経と手の太陽経の3本がある。手の少陽三焦経の流注では，耳後の1本の分枝が，耳後から耳中に入り，耳前に出て耳門となる。足の少陽胆経の流注では，耳後の1本の分枝が，耳後から耳中に入り，耳前に出て聴会となる。手の太陽小腸経の流注では，上行する分枝が，缺盆から頸部に沿って顔面を通り，外眼角（瞳子髎）から耳後へ下行し，耳中に入り，耳前に出て聴宮となる。

　風熱外邪は直接口・鼻から侵入し，咽喉腫痛・鼻づまり，鼻水・鼻汁などの症状を起こす。同時に，病気の伝変によって少陽経に侵入すれば，手・足の少陽経の流注に従い，耳の痛痒も起こしやすい。

　症例に戻って検討してみよう。症例を通読すると，まず，望診・問診・舌診・脈診では，寒性の所見は一切確認できない。しかし，顔面・のど・鼻・舌・脈に，紅色・腫

133

第2章　頭部・頭頸部の症状

れ・痛痒・黄色・熱がりなど熱性の所見がみられる。初診時，熱は下がっており，これらの熱性症状は余熱未清といえる。

▶患者の体質（衛気不足）

衛気は脈外を流れ，体表・臓腑・器官の表面に分布し，体幹・臓腑・器官を守る防御システムである。したがって，衛気不足になると，その防御機能は低下し，外邪が容易に侵入してくる。本症例の患者が幼児期からカゼを引きやすく，扁桃体の腫大・発熱・中耳炎を起こすのは，衛気不足が原因であると考えられる。

▶弁証のポイント

熱邪と余熱を区別する

熱邪も余熱も致病因子の一つである。その共通点は，熱性の症状を起こすことである。しかし，熱性病証が完全に治らない場合に，その熱邪が体内に残るとそれは余熱といわれる。

● 熱邪による致病の場合：発熱・高熱・口苦・口渇・冷たい水を欲しがる・便秘・尿少短赤・局所の赤腫熱病などがよく現れる。
● 余熱による致病の場合：発熱・微熱・のぼせ・やや口渇・少量欲水・疲れやすい・食欲不振・軟便・局所の瘙痒感・やや熱感などが現れる。

弁証のポイント

◉ **熱邪と余熱を区別する**
◉ **五官の病は，経絡注流から考える**

アドバイス

▶中耳炎についての考え方

中耳炎は西洋医学の病名である。中耳の炎症により，おもに耳の痛み・膿液の流出・発熱などの症状が現れる。中医学の視点からみると，中耳炎はどんな証があてはまるだろうか。臨床ではたいてい肝胆湿熱証と肝胆火旺証の2種類になる。この2つの証を区別するポイントは炎症による滲出液の有無である。本症例には滲出液はないと記載されているので，湿は存在していない可能性が高い。また，耳の痛みと痒みについて，古代には「小熱則痒，大熱則痛」の説がある。皮膚・五官の炎症では，初期には局所の発赤・痒みが起こり，病状が進行すると，腫れ・痒みだけでなく，ヒリヒリとした痛みも生じるようになる。これがまさに「小熱則痒，大熱則痛」の再現ではない

かと思われる。弁証の際には，病名をみるのではなく，目の前の患者の症状・所見を詳細に観察することが重要であり，これらの情報をしっかり把握すれば，正しい弁証を導くことができるだろう。

お薦めの有効穴

● 頭竅陰

頭竅陰は足の少陽胆経の一穴であり，竅とは五官七竅を意味する。頭竅陰は五官七竅の病によく効く経穴の一つである。特に，中耳炎・突発性難聴・メニエール症候群による耳の痛痒・耳鳴り・耳づまり・耳聾に有効である。耳病の鍼灸治療では，耳前の耳門・聴宮・聴会と耳後の翳風をセットで用いることが多いが，この４穴の刺鍼操作は熟練を要する。特に，翳風は耳後の陥凹にあるので，狭い部位にある耳前の３穴より刺しやすく，油断すると，刺鍼時に強烈な脹痛が起こり，抜鍼後も長時間の脹痛が残り，口が開けにくくなって食事に影響することもある。そのため，翳風の刺鍼を避ける鍼灸師もいる。そこで，翳風の代わりに頭竅陰を選択するわけである。翳風と同様の治効が得られるだけでなく，上記の後遺症も残らない。

次に，この経穴の刺鍼手技と注意点を紹介しよう。頭竅陰は，乳様突起の後上方の陥凹部にある。正確に取穴し，切皮後，乳様突起の後縁に沿って耳に向け１寸刺入する。より良い響き（ソフトな酸脹感）を得るために，60回以上の刮法を行う必要がある。刮法の振動により響きが次々と耳へ伝わっていく。耳病治療の有効穴として頭竅陰の使用を積極的にお薦めしたい。

● 扁桃体穴

また，扁桃体穴もお薦めである。扁桃体穴は奇穴であり，両下顎角直下 0.5 寸の所にある。急性および慢性咽喉頭炎・扁桃体炎・耳下腺炎による咽喉腫痛・乾燥・嚥下不便・声のかすれなどによく効く一穴である。正しい刺鍼方法により響きが得られればその効果は絶大である。切皮後，咽喉部に向け斜刺で 0.5 〜 1 寸刺入し，ゆっくりと捻転する。のどに脹麻感あるいは熱感が現れたら捻転を止める。その時，咽喉部に軽快感を実感できれば，効果が大きい。ぜひお試しいただきたい。

治療のポイント

扶正気に留意する

幼児期からの繰り返すカゼが，患者の正気虚弱の体質を示している。そのため，カゼを引いたときには，油断せず積極的に早く治療し，より早くカゼを治すことが大事である。しかし，カゼを引いていないときに正気の補充・免疫力の増加をすることが，もっと大切である。これは「予防為主，防治結合」，つまり日常の予防治療を主とし，予防と治療が密接に結合すれば一番良いということである。「正気存内，邪不可干」（体内に正気が十分あれば，外部の病邪は軽易に体を犯すことができない）といわれるように，本症例には，扶正気・補衛気が至急に必要なことである。

第**3**章

胸部・背部の症状

CASE **12**

胸痛

患　者	男性，54歳，教師。
初診日	1997年8月18日
主　訴	胸痛・胸悶・動悸
現病歴	子供の頃からスポーツが大好きだが，運動後，水を飲んだ後にときどき軟便がみられた。大学卒業後，中学校教師となり体育の授業を担当し，毎日放課後の部活指導も熱心にこなしてきた。40代後半に入ってから，ときどき軟便になり，食事の不摂生やビールを大量に飲むことで下痢しやすくなった。スポーツの訓練中に胸悶・動悸・一過性のめまいが起こることがあるが，気にしなかった。 　3週間ほど前のある日，突然，右眼が見えなくなった。眼科で，右眼圧46mmHg，右眼底静脈梗塞と診断された。薬を服用したが眼圧はなかなか下がらず，夜は熟睡できず，夢をよく見た。服薬3日後の朝，通勤途中に突然，胸悶・胸痛・動悸・めまいが起こり，顔色は蒼白となり，手足も冷たくなった。近所の救急病院で検査の結果，血圧165／120mmHg，心電図はST降下，T波の平低化があり，狭心症と言われた。1週間の入院治療により症状は多少安定したが，薬の副作用で出血性紫斑が全身に播散した。副作用のことを憂慮して，友人の紹介で当院を訪ねて来た。
望　診	肥満体型，顔色は暗色で艶がない，全身に紫斑。
問　診	動悸・胸悶・胸痛・めまいがある。胸痛の発作時は肩背または上肢の内側から小指までの牽引痛がある。疲れやすい，腰膝がだるく重い，食欲旺盛，口渇，唇乾，水は飲みたくない，下痢と軟便が交替して現れる。
既往歴	30代の時に超音波検査で慢性胆嚢炎・脂肪肝が発見された。血液検査で中性脂肪・コレステロール値が高かった。平素の食事は肉食が中心で，甘いものもときどき食べる。毎日ビールを飲む。眼圧が高くなってからはビールの量は制限している。
舌　診	舌胖大，歯痕，舌質淡，紫斑，苔白膩。
脈　診	細・滑・結，特に左寸口脈結・緩。
耳　診	心区白色，胸・上背・神門・腸区の圧痛がある。
経絡診	背部に紫斑があるが肺兪〜膈兪の区域は真っ黒になった。厥陰兪・心兪・督兪・神道・霊台・郄門・内関・陰郄の圧痛が顕著である。
爪甲診	示指の爪甲は厚く，紅斑がある。示指の根部は横線に変わっている。

（呉澤森）

第3章 胸部・背部の症状

 # 治療へのアプローチ　呉 澤森

弁証

弁証結果

弁証：心脾気虚・痰瘀互阻
治法：益気・化痰・活血・祛瘀
選穴：厥陰兪・心兪・督兪・膈兪・膻中・内関・郄門・脾兪・胃兪・中脘・水分・足三里・豊隆・公孫・陰陵泉
手技：厥陰兪・心兪・督兪は切皮後，椎体に向けやや斜刺0.3～0.5寸，灸頭鍼。膈兪は椎体に向け斜刺0.5寸，導気法。膻中はカマヤミニ灸3壮。内関・郄門・豊隆・公孫は切皮後，直刺0.3～0.5寸，導気法。脾兪・胃兪は切皮後，椎体に向け斜刺0.8寸，補法。足三里・中脘は切皮後，直刺1寸，補法。水分・陰陵泉は切皮後，直刺0.5寸，軽瀉法。

解説

　この症例は漢方薬・鍼灸どちらも効く。鍼灸では胸痛を速く緩和し，抑えることができる。治療の手順としては，まず胸痛を抑えておいて，次に体質の改善で心脾気虚を治す。

　　厥陰兪・心兪・督兪・膈兪・膻中・内関・郄門——大補心気・活血祛瘀
　　脾兪・胃兪・中脘・水分・足三里・豊隆・公孫・陰陵泉——健脾益気・化湿祛痰
　心包は心の外囲組織であり，心を保護する役目がある。厥陰兪は心包経の兪穴であり，心包の機能を反映する場所で，心包への治療を行う際に有効な穴位である。督脈は諸陽脈の代表であり，助陽行気の治効がある。そのため，厥陰兪・心兪・督兪を併用し灸頭鍼を施せば，大補心気の治効が期待できる。膈兪は血の会穴であり，補血・活血の効果がある。膻中は任脈の一穴で，気の会穴であり，心包の募穴である。膻中は心肺の間にある。このため，補気・行気・寛胸・止痛の治効をもつ。膻中にカマヤミニ灸を3壮据えると，温灸の力によって行気・寛胸・止痛の効果をより一層高めることができる。内関は手の厥陰心包経の絡穴であり，厥陰経は多血少気の経絡である。内関は導気法を使えば，より良い活血行血・理気開胸止痛の治効が期待できる。郄門は手の厥陰心包経の郄穴であり，急性病症・痛症に効く。膈兪・内関・郄門をセットにすると，温補心気・活血祛瘀止痛の治効を高めることができる。胃兪・中脘は兪募配穴であり，脾兪・足三里を加えれば，

健脾益気の治効が得られる。豊隆は足の陽明胃経の絡穴であり，公孫は足の太陰脾経の絡穴である。絡穴は表裏相関の2経絡の連絡穴であり，表裏経絡の働きを強化する。豊隆と公孫をセットにして導気法を加えれば，脾胃の協調を強化させ，化湿祛痰の力が増す。そのうえに，水液を分利する水分と足の太陰脾経の合水穴である陰陵泉を加えると，その健脾益気・化湿祛痰の治効が一層高くなる。

　また，本症例の痰濁と瘀血は同時に存在する。化痰・祛痰のため，脾経・胃経の絡穴を取る。前述のように，絡穴には表裏関係をなす臓腑を連絡し，表裏両経の働きをより密接に協調させる作用がある。このため，胃経の豊隆・脾経の公孫はよく使う。脾胃の協調性が良くなり運化がうまくいくようになる。もちろん痰濁も作られなくなる。活血祛瘀には，内関・郄門・膈兪をよく使う。郄門は手の厥陰心包経の郄穴で，急性病証に効く。膈兪は八会穴の血会穴で，活血・補血の作用がある。内関は大切な穴位で，陰維脈を通じて，心・胸部の病に効く。内関と公孫をセットにすると，奇経治療の一つになり，治効はもっと高くなる。

　臨床的には，内関に刺入し，0.5～0.8寸まで入れる。さらに得気を得たうえに小さな幅で捻鍼する。施鍼の間に，鍼の響きが徐々に上がり，胸部に至ると，治効が一番高くなる。鍼の響きが途中で停止したら，その止まった所にもう1本鍼を刺入し，小さな幅で捻鍼する。すると，鍼の響きがさらに上がる。鍼の響きが患部（痛みのある所）に至るまで2～3本の鍼を使うことがあるが，これを「連鍼接気法」という。もし胸痛の患者さんがいたら，この「連鍼接気法」を使ってみてはいかがだろうか。

治療経過

　初診の治療では，内関・郄門に5分間の導気法を行い，鍼の酸・麻の響きが肘を超えて上行した。その時，患者は「胸が軽く楽になった」と私に報告した。2診時，「前回帰宅後，胸の重圧感がなくなった。学校の軽い仕事に戻れた」と患者から嬉しそうに報告された。脈は細滑・やや弦で，結脈は消えた。舌質淡紅・苔は薄いなどの変化があったので，治療は前回の経穴と手技を継続した。

　患者は遠方に住んでおり，週に1回新幹線に乗って来院し，治療を続けていた。2カ月後，患者から「鍼灸治療開始後，胸痛の発作は1回もない。疲れたり寝不足のときだけ軽い動悸を感じるが，1分未満で自然に消える。これからは治療間隔を長くして欲しい」と相談された。私は患者の病状と経済力を考えて，以後は2週に1回の来院治療とし，併せて耳穴の自己治療を加えた（耳穴：心・神門・皮質下・脾・胃。方法：通気性の良い絆創膏で王不留行子を耳穴に貼り固定させる。毎日各耳穴を300回以上軽く按揉する）。

　それから3カ月後，動悸・胸悶・胸痛・めまいは完全に消えた。体が楽になり，毎日体育の授業と部活指導も熱心にできるようになった。心電図検査の結果でST段の

第3章　胸部・背部の症状

上昇とT波の正常が認められた。その後も安心のため，3カ月に1回上京し，来院治療を継続している。

症例分析

　胸痛・胸悶が主症状になっている場合を胸痺という。胸痺の形成と発作は，心血瘀阻・痰濁壅塞・陰寒凝滞・陽気虚衰・心腎陰虚・気陰両虚などに関与する。まず本症例の弁証をしてみよう。

　患者は子供の頃から現在までの間に，軟便や下痢を繰り返している。その原因は食生活の不摂生と大量の水分の摂取にある。長期にわたって飲食失常が続くと，脾を損傷する。脾の機能は胃で作られた栄養分を吸い全身に分布することであり，その栄養分は人体にとって大切な水穀の精微である。脾気虚になると消化・吸収・運送の働きがうまくいかないため，病理物質の停滞・蓄積が起こる。そのため「脾は痰を生じる源」という名言があるのである。

　本症例には肥満体型・舌胖大・苔白膩・脈滑などの典型的な症候がみられる。湿痰は重濁で，下行する特徴があるので，腰膝がだるく重いという症状がみられる。また，脂肪肝であること，血液検査で中性脂肪とコレステロール値が高いことも痰湿と密接な関係があることを示している。脾気虚は運化無力・生血不足・痰湿の生成が特徴であるが，他の臓に影響を及ぼすことも特徴の一つである。脾気虚による元気不足で，心気虚を引き起こすのもその例である。

　心は血脈を主るため，心気虚になると血行無力になり瘀血を形成する。あるいは脾気虚の不統血によって出血しやすくなって瘀血を形成することも考えられる。このため，患者の背部には紫斑があるが，肺兪～膈兪の区域は真っ黒になっている。舌の紫斑・左寸口脈の結脈など瘀血による症候がはっきりみられる。

▶弁証のポイント

胸痛の原因とその特徴を把握する

● 心陽虚脱の場合：寒冷の刺激が発症の誘因となることが多くみられ，左胸側あるいは胸骨体部に突然激痛が起こる。形寒肢冷，激しい動悸，息苦しさ，舌苔白滑，舌淡紫，脈沈緩無力などがみられる。

● 心血瘀阻の場合：胸部に刺されたような痛みがあり，痛みは固定している。口唇・四肢末端は紫色，上肢では手の少陰心経に沿う痙攣・刺痛が時に現れ，舌紫暗・瘀斑・瘀点あり，脈細濇有力などがみられる。

● 心気不足の場合：断続的な胸痛がある。胸悶・動悸・気短乏力・疲れやすい・自汗・顔色に艶がない・脈は遅緩無力または代脈・舌淡無華などがみられる。

細脈の虚と実を把握する

● 虚の場合：脈は細軟無力で，同時に，めまい・動悸・立ちくらみ・顔色萎黄で艶がない・

142

神疲乏力・食欲不振・舌淡白無華などの，気虚または気血両虚の病状を伴うことが一般的である。時に細脈と同時に濇脈がみられることもあり，これは精血虧損を示す。
- 実の場合：脈は細滑，または細濡である。これは体内に痰湿の存在があることを示し，体，特に下半身の重だるさが起こりやすい。関節の腫れ・重だるさ，浮腫，食欲不振，軟便，排便回数増加，舌苔厚膩または白膩滑などを伴うことがよくある。

病因病機図

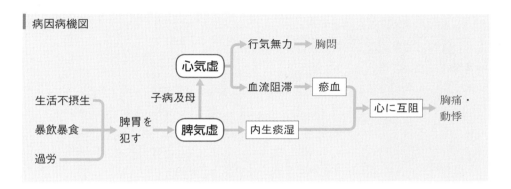

弁証のポイント

- 胸痛の原因とその特徴を把握する
- 細脈の虚と実を把握する

アドバイス

弁証における鑑別点

　飲食旺盛というのは，胃の働きが亢進しているということである。本症例の軸となるのは脾気虚である。通常の場合，脾と胃は表裏関係にあり相互協力・相互促進の良い関係にある。したがって，脾気虚があると胃気も弱くなる。ところが，本症例の患者は体育の教師なので，食べないと運動ができない。このため旺盛な食欲によって脾の吸収の弱さを補おうとするのである。この点からみると，自己調整によってコントロールしているといえる。私のところに来診する太った調理師は，ほとんどこのような傾向がある。ひどい場合には，よく食べた後にトイレにもよく行く。そして軟便か下痢である。これを，中医学では「脾弱胃強」と称する。

眼圧上昇について
　眼圧上昇のおもな原因は房水の流れが悪くなったり，閉塞したりすることである。水の流れを推動する力が弱くなるのは気虚のせいである。停滞した水流は体にさまざまな害を与える。眼圧の上昇とともに静脈の梗塞がみられるのも水流の停滞が原因で

第3章　胸部・背部の症状

ある。つまり眼圧の上昇は，気虚による痰湿の停滞が原因だといえる。

口渇・唇乾・水が飲みたくないことについて

　通常，口や唇が乾くときは水を欲しがる。しかし本症例の患者は「飲みたくない」と言う。その原因は何であろうか。口および口唇は脾の開竅する所である。脾は水液を運化し，経絡に沿って上昇する。その津液は口と唇を潤し栄養する。脾虚の場合には上昇できず，津液を口や唇にまで運送できないので，口渇・唇乾という現象が現れるのである。同時に，水液の運化が悪いので水湿は内停する。つまり，余分の水があるので飲みたくなくなるのである。

胸痛発作について

　本症例の記録を見ると，通勤途中の発作は，突然の心陽虚脱に関与している。この場合，顔色が蒼白くなったり手足が冷たくなったりする。現在の症状のなかで次のような表現があることに注意したい。

　「胸痛の発作時は肩背または上肢の内側から小指までの牽引痛がある」「胸悶・めまい・動悸がある」「経絡診：厥陰兪・心兪・督兪・神道・霊台・郄門・内関・陰郄の圧痛が顕著」「爪甲診：示指の爪甲が厚く，紅斑がある」。十二経絡の経気は指の末端に集まり，または指の末端より出る。故に末端は「所出為井」の説がある。人間の指の末端は気血の流動が盛んであるため，指の末端（爪の甲）を観察することによって，内臓の病態・病状を把握することができる。示指の爪甲の変化は人間の脳・心臓・胸部の病と絡んでいる。特に狭心症の場合には示指の爪甲が厚くなり紅斑もみられる。

　また，上述の症状のなかには内寒の症状も外寒の徴候もみられないので，心陽虚弱とはいえず，心気虚または瘀血が停滞していると考える。

細脈について

　細脈の脈形は糸のような形で細いが，測る時には指腹ではっきりわかる。いわゆる「応指明顕」（はっきりと指に応じる）である。細脈の出現は気血両虚または過労損傷に関与するが，もし湿痰が脈道の流れを阻害すると，細脈もみられる。細脈は気血両虚・過労および湿邪を主る脈である。本症例では，どちらを取れば適当であろうか。

　虚証・血虚だと答える方が多いかと思うが，私の個人的な見方では，湿邪・痰湿と理解するほうがよいと思う。その理由を以下に述べる。

　まず，本症例は標本兼病で虚実挟雑証である。心脾気虚は本虚で痰瘀互阻は標実である。主訴の胸痛・胸悶は痰瘀互阻によるものであると考える。細脈は，虚実が同時に存在する場合には，まず実のほうを優先して考える。次に脈診の時にみられる脈を一緒に考えると，細脈・滑脈は痰湿，結脈は瘀血で，現在の胸痛・胸悶の脈象であろう。さらに舌質淡・歯痕・心区の白色が虚証の反応である。このように舌診・脈診・耳診・経絡・爪甲診のなかで，たくさんの痰瘀の徴候がみられるため，本症例の細脈の理解は痰湿だと思う。

治療へのアプローチ｜高橋楊子

弁証

弁証結果

弁証：心脾気虚（本証）
　　　痰瘀互結・阻滞胸中（標証）
治法：まず化痰活血・温通陽気を先とし，同時に心筋の代謝状態を改善するため，大補心気の生薬も配伍する。
　　　胸痛などの症状が緩和したら，補益心脾の本治に入る。
処方：栝楼薤白半夏湯 合 冠心Ⅱ号方 加減
　　　栝楼皮5g，半夏3g，薤白・桂枝・丹参・川芎・当帰・人参各4g，焦山楂3g，生姜2g

解説

栝楼皮・半夏：化痰行気・寛胸除痺 ─┐
丹参・川芎：活血化瘀（冠状動脈の拡張）─┴─ 化痰祛瘀
薤白・桂枝：温通心陽 ─┐
当帰：養血活血 ─────┴─ 辛甘助陽・温通血脈
人参──大補心気（心筋の代謝や酸素不足状態を改善）
焦山楂──健脾消痰化瘀（肥満・高脂血症を改善）
生姜──化痰利水

処方全体としては，痰瘀の解決に重点を置くが，同時に補心気・温通の生薬を配伍して邪気を除き，正気を損傷しないようにする。

症例分析

病因病機の分析

　この患者は，普段からの食事の不摂生・多飲によって脾気が損傷された。脾気虚弱により水液の運化を失常させ，軟便・下痢をしばしば起こしている。疲労しやすい・めまい・下痢・軟便・舌淡・舌胖大・歯痕・脈細などは，脾気虚弱や水液運化失常によって起こる症状である。また，長期にわたる水液運化障害の結果，頑固な痰湿が生

第3章　胸部・背部の症状

じてきた。痰湿は体内および血管内で滞り，陽気・血液の流れを阻害してしまい，胸悶・膩苔・滑脈・肥満・高脂血症などの症候を起こしている。さらに，脾気虚弱が長い時間続いたことで，子病及母によって心気虚弱が引き起こされ，動悸・めまい・細脈・左寸脈弱などがみられるようになった。また，心気虚が心血を推動できず，瘀血が胸部に滞って，胸痛・口渇不欲飲・顔色が暗い・瘀斑舌・結脈なども現れるようになった。

　本症例の本証は心脾気虚であり，標証は心脾気虚がもたらした新しい「致病因子」である痰湿と瘀血が互いに絡み合って胸中の気血の運行を瘀阻していることである。

弁証のポイント

◉ 軟便下痢・疲れやすい・肥満体・血中脂質高値・胖大歯痕淡舌・白膩苔・細滑脈などは飲食不摂生がもたらした脾気虚・痰湿内停と判断し，動悸・胸悶・胸痛・めまい・顔色が暗い・左寸脈結緩などは心気虚・心血瘀阻と判断する
◉ 心脾気虚は本証，痰瘀互結・阻滞胸中は標証である

アドバイス

▶ 弁証における鑑別点

　ほとんどの方は，本証を心脾気虚とし，標証を痰瘀阻滞とする正しい弁証をされるだろう。ところが，標証を痰湿だけ，あるいは瘀血だけのとらえかたをする方もいる。胸悶・軟便・下痢・肥満・高脂血症の病歴・膩苔と滑脈（これらは典型的な痰湿の舌脈）から，痰湿の存在は明らかである。一方，胸痛がひどい・顔色が暗い・結脈・瘀斑舌（これは典型的な瘀血の舌象）などは瘀血の存在を証明している。よって，痰湿と瘀血は両方あり，体内や血管内で絡み合い，心気・心血のめぐりを阻害する要因となっていると考えたほうがよい。

▶ 治療用薬について

痰湿の治療薬について

　本症例に対し，栝楼薤白半夏湯や苓桂朮甘湯，あるいはこの両方を選ぶ方がいる。栝楼薤白半夏湯と苓桂朮甘湯は，どちらも張仲景が痰飲を治療するときに使用した方剤である。

　栝楼薤白半夏湯は，栝楼を主薬とする行気祛痰・寛胸の作用がある。特に栝楼は，薬理研究によると冠状動脈を拡張し，冠状動脈の血流量を増加させる働きがあるので，痰阻気滞による胸痛・胸悶の治療にはよく使われる。

146

苓桂朮甘湯は，茯苓を主薬として，通陽化気の桂枝を配伍し，健脾温化痰飲の作用がある。脾虚痰飲内停による咳・喘・嘔吐・めまい・浮腫などの痰飲内停の治療によく使われる。

　両方剤を臓腑定性から考えると，前者はおもに心や胸部に作用し，後者はおもに肺・脾・腎に作用する。本症例の痰瘀阻滞胸中の標証に対しては，栝楼薤白半夏湯が最適である。また「病痰飲者，当以温薬和之」という原則に従って，温通心陽の桂枝を配伍すれば，さらに良い効果を期待できる。

　生薬についてもう少し説明を加えると，栝楼は，生薬の流通では栝楼皮（栝楼殻ともいう）・栝楼仁（栝楼の種子）・全栝楼（殻仁同用の果実）の3種類に分けられる。栝楼皮は行気寛胸の作用に優れ，栝楼仁は潤肺化痰の作用に優れる。本症例の胸悶・軟便・下痢の症状に対しては栝楼皮を選択したほうがよい。また，肉桂・桂枝については，両方とも辛熱性の温陽散寒の薬物である。肉桂は大熱で，温中補陽の作用が強く，陽虚内寒によいが，桂枝は温性で辛味が強く，発汗散寒・通陽化気・温通経脈の作用が優れ，また，「枝」は「肢」に通じ，陽気を四肢末端の所までめぐらせる力が強いので，本症例の場合は桂枝を選んだほうがよい。

活血化瘀の治療について

　冠心II号方・血府逐瘀湯を選ぶ方もいる。これは正しい。現在，中国における狭心症の治療では，丹参・川芎は最もよく使われる薬物のうちの2つである。薬理の研究によると，両生薬とも冠状動脈を拡張させ，冠状動脈の血流の障害を改善する作用がある。特に丹参は，「一味丹参，功同四物」（丹参には，四物湯のような活血・補血の働きがある）といわれるように，冠状動脈の血流量を増加させ，血液粘稠度を改善し，心筋の酸素不足や虚血の状態を改善する作用が報告されているので，狭心症の救急期，また緩和期には必須の薬と考える。

　また，山楂子（特に，炒めた焦山楂）は，高脂血症が原因となる狭心症にはとても良い生薬である。『本草綱目』には，「肉積をなくし，痰飲，痞満，呑酸，滞血，痛脹にも良い」と書いてある。現代の研究でも，山楂子は冠状動脈の拡張と血流を増やし，またコレステロール値を下げるなどの報告もあるので，処方にもぜひ加えたほうがよい。

補益扶正の薬物の配伍について

　補気扶正の生薬としては人参・黄耆・白朮・茯苓などがあげられるが，そのなかでも人参は，「大補心気」の働きがあり，他の生薬に比べて心臓全体の収縮力を促進する力が強いにもかかわらず，心筋に負担がかからず，心筋虚血・酸欠を改善する作用に優れているので，推奨したい。

CASE 13

気管支拡張症

患　者　男性，69歳，無職。

初診日　1998年11月10日

主　訴　多痰と咳が2年間持続している。

現病歴　昔から気管支拡張症の病歴をもつ。2年前，カゼを引いた後から咳嗽・白い粘稠な痰が多く出るようになった。いろいろな病院を駆け回り，抗生物質・気管支収縮抑制剤・去痰剤・吸入などの治療を受けたが，症状は改善されなかった。最近，咳痰がかなりひどくなり，毎晩何回も起きてしまう。藁にも縋る気持ちで，漢方治療を受けに来た。

望　診　骨太の大きな体格だが，筋肉が痩せている。顔色は赤く，脂っぽい。

問　診　痰が多く，よく咽に上がってきて咳が出る。痰は白いが，粘っこく切れにくい。咽がいがらっぽい。飲食後や夜寝るとき，咳痰がひどくなる。夜中に必ず2〜3回起きて痰を喀出しなければならない。胸痛や気喘の症状はないが，階段を上るときに少し息切れがする。また，最近疲れやすい。食欲はあるが，食べ過ぎると胃痛・胸焼けの症状が出やすい。便は1日1〜2回で，軟便・下痢しやすい。4〜5年前から慢性口内炎になり，ほぼ毎日舌・歯茎・唇の裏などに口内炎が出来る。とても苦痛で，イライラする。昔は大酒を飲み，喫煙量も多かったが，20年前から煙草は止めた。酒は毎日350〜700mlを飲んでいる。塩辛いものを嗜好。

舌　診　舌紅，胖大，右舌辺に白っぽい舌瘡がある（歯茎にも白っぽい潰瘍がある），苔黄膩，中厚。

脈　診　脈弦滑数，右関脈やや弱。

既往歴　28年前に左肺結核で病巣切除術を受ける。21年前に胃・十二指腸潰瘍と胆石症により，胃大部切除（3分の2）と胆嚢切除。慢性気管支拡張症，慢性口内炎。

西洋医学的診断　慢性気管支拡張症・慢性口内炎。
　　　　　　　　　現在，去痰剤・吸入剤を使用している。

（高橋楊子）

治療へのアプローチ｜高橋楊子

弁証

弁証結果

弁証：痰熱阻肺（標）
　　　脾失運化（本）
治法：清熱化痰・潤肺止咳（標治）
　　　痰と咳が軽くなったら健脾の本治も加える。
処方：清肺湯と温胆湯の加減
　　　黄芩・桑白皮・桔梗・杏仁・川貝母・魚腥草各4g，山豆根・陳皮各3g，半夏4g，竹茹3g，紫蘇子4g，黄耆5g，白朮4g，甘草3g，生姜2～3片　（22日分）

解説

　黄芩・桑白皮──苦寒清瀉肺熱

　桔梗・魚腥草・竹茹──清熱化痰止咳

　杏仁・川貝母──化痰潤肺止咳

　陳皮・半夏・生姜──化痰祛湿

　山豆根──清熱利咽

　紫蘇子──平降肺気

　黄耆・白朮・甘草──健脾益気助運

　処方は黄芩・桑白皮の苦寒の清肺熱薬と桔梗・魚腥草・竹茹の化痰薬の併用で，肺の痰熱を取り除く目的を果たす。痰が切れにくい・咽がいがらっぽいという傷津化燥の傾向に対しては，潤肺化痰止咳の杏仁・川貝母を入れる。特に川貝母は潤肺止咳化痰の要薬で，慢性咳嗽・痰が粘っこく切れにくいときによく使われる。肺の宣降の機能を良くさせるために，降肺気の杏仁・紫蘇子と宣肺気の桔梗を併用する。陳皮・半夏・生姜は健脾化痰の働きをする。甘温の黄耆・白朮・甘草は健脾益気のほか，大量の苦寒薬による下痢も防ぐ。山豆根は，清熱解毒利咽により口内炎を抑制する。

　同時に酒・塩辛いものを避けるように指示する。

CASE13　気管支拡張症

治療経過

2診　咽にどんどん上がってくる痰はかなり少なくなり，咳も半分ぐらいに減った。夜眠れるようになった。まだ白粘痰が喀出しにくく，咽もいがらっぽい。便通は良い。ときどき寝る前に胸焼けがある。舌胖大，辺尖が紅い。舌苔は以前の黄膩から薄黄苔に変わった。脈は数小滑。前回処方から桔梗・竹筎・紫蘇子・白朮を除き，養陰潤肺・補水生金の麦門冬５ｇ・熟地黄３ｇと，健脾の人参３ｇ，理気和胃の縮砂２ｇを加えた。22日分。また，胖大海を毎日２個ずつ湯に入れてお茶代わりに飲むことを指示した。

3診　痰・咳はかなり減った。夜中に起きない日も増えてきた。動くと痰が多く出るが，前より喀出しやすくなった。咽のいがらっぽい症状がなくなった。胸焼けはなし。舌・脈は前回と同じ。前回処方から魚腥草を除き，他薬の量の調節をした。22日分。

4診　95％治ったと本人が言った。少量の痰があり，白っぽく，やや粘っこいが，喀出しやすくなった。ときどき咽にも絡む。舌・脈は前回と同じ。前回処方に多少の加味をした。

5診　10日前から患者本人の判断で西洋薬を止めたが，その後症状は特に悪くならなかった。また，今まであまり治らなかった口内炎が少し良くなった気がした。舌やや紅，苔薄，脈小滑。痰・咳の症状がだいぶ良くなったので，桑白皮・川貝母を除き，茯苓・白朮の健脾薬を増加した。また口内炎の治療のために，養陰・清熱・解毒の玄参を入れた。

　その後，痰・咳の症状はほとんどなくなった。２年間のつらい症状が取れたので，本人はとても喜んだ。しかし，口内炎の治療はしばらく一進一退の状態が続き，特に顕著な効果はみられなかった。

症例分析

　気管支拡張症は，カゼなどが誘因となって喀痰・咳の症状が悪化しやすく，またなかなか完治しにくい病気である。

　本症例の患者は，２年前のカゼがきっかけで症状が悪化してきた。主訴は多痰で，よく咽に上がってきて咳が出るということである。痰は白，粘っこくて切れにくいという特徴があり，これは本症例の病因病機を分析するうえで，重要な手がかりの一つとなる。

　痰の病理機序についての分析においては，痰の色・状態・量の多少が重要な鍵を握っている。一般に，白くて薄い痰は寒邪によるもの，黄色く粘っこいあるいは白く粘っこい痰は熱邪によるもの，大量で白い泡状の痰・喀出しやすい痰は湿邪によるもの，少なくて粘っこくて切れにくい痰は燥邪によるものと判断する。また，痰の色が黄色・白色にかかわらず，粘っこい状態であれば，体内に熱邪が存在していること，あるいは寒邪が化熱して津液が煎熬されたことを示す。

151

第3章　胸部・背部の症状

　症例にある，白い痰が多くどんどん咽に上がって咳が出る・粘っこく切れにくいというのは，病性は痰熱であり，病位は肺であることを示すので，痰熱阻肺の証を立てることができる。全身症状からみると，顔が赤く，脂っぽい，特に舌紅胖，苔黄膩，脈弦滑数などがあり，これは体内の痰熱の存在を示す重要な証拠となる。もの（特に酒・塩辛いもの）を食べると痰熱がさらに強まり，また夜に床に入ると痰熱は肺気の宣降を阻滞するので，症状が増悪する。痰が切れにくい・咽がいがらっぽいというのは，痰熱が長く蘊結して傷津化燥になってしまい，咽に潤いがないことと関係がある。

　「脾は痰を生ずる源，肺は痰を貯留する器」といわれるように，本症例の痰熱は飲食不養生に起因する。昔からの辛・辣の品の過剰摂取によって，脾胃の運化機能が掻き乱され，湿熱を生じさせてしまったのである。また湿熱阻滞により，軟便，下痢しやすい，食べ過ぎると胃痛・胸焼けという症状も出てしまう。湿熱は肺に上犯し痰熱となり，肺気の宣降を阻滞して多痰・咳を起こし，口に上犯してなかなか治らない口内炎を起こす。

　筋肉の痩せ・息切れ・最近の疲れ・右関脈やや弱などは，本の脾失運化，および久病により気を消耗してしまったことと関係がある。

　痰・咳が頻繁に出るために夜中に何回も起きることが患者の一番苦痛に感じている症状なので，まず標の痰熱阻肺から治療する。

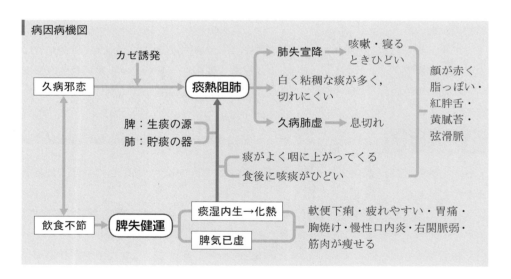

病因病機図

弁証のポイント

● 痰の色・状態・量・および随伴症状により，寒・熱・虚・実を見分ける
● 白い痰が多く咽に上がってきて咳が出る・粘っこく切れにくい・紅胖大舌・黄膩厚苔・弦滑数脈から痰熱阻肺を標証として判断し，軟便下痢・疲れやすい・舌と歯茎に白っぽい潰瘍・右関脈やや弱および食事不摂生から脾失健運・脾気虚を本

として判断する

◉「脾は痰を生じる源，肺は痰を貯留する器」を把握する

アドバイス

▶ 弁証における鑑別点

痰湿か痰熱か

多痰・どんどん咽に上がるという症状から痰湿と弁証する方が多い。しかし，痰を弁別するには，痰の色と量のほかに，痰の性状も一緒に考えなければならない。先にも述べたように，痰の色が白か黄色かにかかわらず，粘稠・粘っこい状態があれば，熱邪か寒邪化熱と推測できる。迷ったときは，他の全身症状，特に舌・脈から弁証の裏付けを取り，その推測が正しいかどうかを確認していただきたい。本症例では，白い粘っこい痰のほかには，明らかな熱の症状（顔が赤く脂っぽい・舌紅胖・苔黄膩・脈弦滑数）が存在しており，痰熱を助長する飲食不養生（多酒・喜塩辛）も伴っているので，痰熱に絞るべきだと思う。

陰虚があるか

結論からいうと，本症例の初診時点では，陰虚は存在していない。多痰・黄膩苔もそれを示している。筋肉の痩せは脾失運化・筋肉失養と関係があり，舌紅・夜間咳嗽は陰虚咳嗽ではなく痰熱が肺の宣降を阻滞することと関係がある。しかし痰熱が長期間存在することにより，肺の陰津が一部消耗されて，痰が切れにくく，咽がいがらっぽい症状も伴っている。そこで，清熱化痰止咳の生薬と共に，潤肺化痰の川貝母などを加えたほうがよい。

▶ 治療について

本症例の治療について，二陳湯・温胆湯を考える方が多い。二陳湯は健脾化痰燥湿の代表的な処方で，本治にはよいが，肺の痰熱に対してはかなり力不足である。温胆湯は二陳湯を基本に黄連・竹筎などの清熱化痰薬を加えたものであるが，清肺熱の力はそれほど強くない。本症例の舌紅・苔黄膩中厚は痰熱がかなり強いので，ぜひ清瀉肺熱・清熱化痰の薬を加えてほしい。

個人的な経験であるが，気管支拡張症の慢性的な多痰・咳に対しては，抗菌消炎作用の強い生薬を必ず加えたほうがよい。例えば，清瀉肺熱・清熱化痰の黄芩・桑白皮・桔梗・魚腥草などである。また，痰が切れにくい症状に対しては，川貝母・杏仁なども加えればよいと思う。

153

第3章 胸部・背部の症状

 治療へのアプローチ | 呉 澤森

弁証

弁証結果

弁証：脾虚失運（本）
　　　痰熱阻肺（標）
治法：健脾益気・化痰利湿・清熱潤燥
選穴：脾兪・胃兪・中脘・章門・肺兪・膻中・足三里・尺沢・豊隆・水分・三陰交・曲池・合谷・太淵・太白・復溜
手技：脾兪・胃兪・肺兪は切皮後，椎体に向け斜刺0.3〜0.8寸，補法。中脘・足三里・尺沢・復溜は切皮後，直刺0.3〜0.8寸，補法。章門・膻中・太白・太淵はカマヤミニ灸1壮。豊隆・水分・三陰交・合谷は切皮後，導気法。曲池は切皮後，直刺0.5寸，軽瀉法。

解説

脾兪・胃兪・中脘・章門・肺兪・膻中・足三里・三陰交——健脾益気
尺沢・豊隆・水分・三陰交——化痰利湿
曲池・合谷・太淵・太白・復溜——清熱潤燥

症例分析

多痰と咳が2年間持続する患者に対して，治療者は肺・気管支などに注目することが多い。しかし中医治療では，肺だけではなく他の臓も大切に診る。特に脾・胃の観察が重要であり，「脾は生痰の源，肺は貯痰の器」という名言もある。

本症例の現病歴・望診・問診・舌診・脈診から考えると，患者の多痰と咳は肺・脾と密接な関係をもつ。

脾と胃は表裏関係にあり，中焦にある。脾胃が正常に機能するには，胃の腐熟と消化作用，脾の吸収・昇清作用が互いに協力することが必要である。しかしこの患者は21年前に胃・十二指腸潰瘍と胆石症のため，胃大部（3分の2）と胆嚢を切除している。このため脾胃の働きは著しく弱くなっている。さらに現在は，疲れやすく，便は1日1〜2回で軟便や下痢，舌胖大・右関脈やや弱などの症状がある。これは患者が脾気虚弱であることを示している。脾気虚弱で脾の運化機能が悪化すると痰湿が生じ

る。これが肺に貯まると多痰・咳という症状になる。

　一般論では痰湿の性質は寒性で陰に属する。本症例では白い痰が多く，よく咽に上がってきて咳が出る。同時に痰は粘っこく切れにくい・喉がいがらっぽいという特徴もあり，数脈・黄苔もみられる。これは患者の痰が熱痰であることを示している。

　以上の分析より弁証すると，本は脾虚失運であり，標は痰熱阻肺となる。

　この弁証を通して次のように解釈することができる。

▶ 病邪（標）について

　本症例の病邪は痰と熱であり，痰が中心である。患者には以前から気管支拡張症という持病がある。主症状は咳と多痰である。

　今回の発症は，2年前にカゼのために咳嗽・白く粘っこい痰が多く出たことを契機とする。その後，いろいろな病院で治療をしたが症状は改善しなかった。その理由は次の3点である。

①患者の脾気虚弱はかなり悪化している

　　脾の運化失調により痰湿は絶えず生成されている。

②脾は後天の本で気血生化の源である

　　脾気虚弱により痰湿が生じると，同時に気血の化生もできなくなる。このため患者は骨太の大きな体格ではあるが，筋肉は痩せている。また，脾気虚弱のため体の元気も弱くなり，祛邪の力も衰えて，症状はなかなか改善しない。

③痰は湿の凝滞で作られた病邪である

　　湿邪は陰邪であり，粘稠性を有して治り難いという特徴がある。このため肺に長期間留まった病邪は，簡単には除去できない。

　以上の分析から，本症例のおもな病邪は痰湿であると理解できる。

　次に熱邪について分析する。熱邪はどこで生成されているか，どの程度存在しているかについて考察する。

　本症例の熱邪は外来の六淫の火熱邪ではない。また，肝鬱化火の熱邪でも心火亢盛の熱邪でもない。これは体内に長期間留まっていた痰湿から化生した熱邪であり，いわゆる「湿聚化熱」である。したがって，長期間留まっている痰湿がなかったならば，この熱は生成しないはずである。故に致病の痰湿邪と熱邪を比べると，痰湿邪のほうがおもな病因であり，治療では優先されなければならない。

▶ 本について

　本症例には，階段を昇ると少し息が切れる・最近疲れやすい・便は1日1～2回で軟便・下痢しやすい・脈右関やや弱などの症状がある。これは脾気虚弱の症状である。したがって本症例の本は「脾気虚弱」である。

第3章　胸部・背部の症状

▶ 弁証のポイント

痰の寒性と熱性の違いを把握する

● 寒性痰：痰液は白く薄く，透明状である。痰の量は多く，咳痰がしやすい。寒邪（外寒・内寒を含む）が肺を犯したときの症状の一つである。

● 熱性痰：痰液は黄色または緑黄色で，粘稠である。痰はのどに絡みやすく，咳痰がしにくい。熱邪（外熱・内熱を含む）が肺を犯したときの症状の一つである。

咳の虚と実を把握する

● 虚証：咳は繰り返し起こり，病状は長く，治りにくい。咳をする時の声は低い，または乾咳が多い。

　　虚証の咳は，気虚と陰虚の2種類に分けられる。気虚の場合は，咳は止まりにくく，咳をする時の声は低い。息切れ・胸悶・疲れやすく・多汗・めまい・脈細弱・舌淡苔薄などを伴う。陰虚の場合は，乾咳で止まりにくく，夕方または夜に咳の発作が頻発する。咽喉の乾燥・声の枯れ・微熱・脈細数無力・舌質紅乾燥などを伴う。

● 実証：熱邪または寒邪によって起こることがよくある。熱邪による咳は，発熱・高熱・咳声有力・黄粘稠の痰液がのどに絡みやすい・口苦・口渇・便稀・尿少尿赤を伴うこともある。寒邪による咳は，悪寒・肢冷・鼻水・鼻づまり・咳頻発・頭痛・関節の痛みなどを伴うことが多い。

弁証のポイント

◉ 痰の寒性と熱性の違いを把握する
◉ 咳の虚と実を把握する

アドバイス

▶ 弁証における鑑別点

● 本症例に対し，「ストレスで肝気鬱結化火し，その熱が肺を犯してさらに咳を激しくさせている」と分析する方がいる。これは臨床現場ではよくみられるケースで，「木火刑金」といわれ，肝木火旺となって肺金を反侮する。しかし「木火刑金」の主症状は，乾咳・少痰・痰中挟血・胸痛・脇痛・怒りやすい・口苦などである。本症例の臨床症状や病因病機とは異なっている。

● 心熱・顔色が赤い・口内炎がある・舌が赤い・イライラするなどから，心火亢盛（標）と弁証する方もいる。たしかにこれら症状は心火亢盛に近い。しかし心火亢盛の主症状は胸部煩熱・不眠・舌尖部紅絳であり，本症例にはみられない。したがって，

156

心火亢盛とはいえない。

● 本については，肺・脾の働きを中心に考えて，脾陰虚・脾肺気虚・肺陰虚・肺気陰両虚・肺腎陰虚といった弁証をする方もいる。

　　ここで陰虚について考える。陰虚の主症状は咽乾・盗汗・五心煩熱・のぼせ・便乾・脈細数・舌乾などである。しかし本症例ではこの症状はいっさいみられず，逆に舌胖大・苔膩中厚・脈弦滑・痰は白く多い・軟便下痢などがみられる。したがって，肺陰虚・肺腎陰虚・脾陰虚とはいえない。

● 「粘痰や咽のいがらっぽさ，夜半の喀痰，年齢や久病化などの症状から素体肺腎陰虚がある」と推測し，肺腎陰虚と弁証する方もいる。たしかに夜は陰に属し，年齢も69歳と高齢であり腎虚，さらに「久病及腎」による腎陰虚と考えがちである。しかしこの弁証では誤った岐路に入ってしまう。その理由は2つある。第1に，中医弁証では推測という方法は使うが，推測するにはその根拠を十分に考える必要がある。同時に，推測に一致する臨床症状・脈・舌の徴候もみられなくてはならない。このようにして得られた結論こそ正確な推測なのである。しかし推測の根拠が不十分で，推測に一致する症状や脈・舌の徴候もみられないときは，この推測はまったく無意味である。臨床の現状から離れた，理論だけの「紙上談兵」となる。第2に，肺腎陰虚でよくみられる症状は乾咳・痰少・痰中挟血・口燥・咽乾・嗄声・痩せ・腰膝酸軟・盗汗・潮熱・のぼせ・遺精・月経不順・舌紅・苔少・舌乾・脈細数無力などである。本症例では上述の症状・脈・舌などは一切みられないので，肺腎陰虚と弁証することはできない。

　弁証をするときには，まず患者の主訴・現在の症状・舌・脈などをしっかりととらえてから考えなくてはならない。弁証の材料・根拠が不足するときには，推測も加えて補充する。ただし，この推測は必ず根拠をもち，推測と一致する臨床所見もみられるはずである。このような推測は弁証の役に立つ。ぜひ弁証の仕組みをしっかりと覚えていただきたい。

▶ 鍼灸治療について

豊隆について

　豊隆は足の陽明胃経の絡穴である。絡穴は表裏関係をもつ経絡（つまり胃経と脾経）を連絡し調整する。また，豊隆は有名な化痰・祛痰の穴位でもある。足の陽明胃経は豊隆から1本支脈を出して下行し，足背部を通って足母趾の足の太陰脾経の陰白と繋がっている。豊隆に刺鍼し，補法または平補平瀉法または導気法を施すと，脾経・胃経を調節して脾胃の働きを向上させ，痰湿を取り除くことができる。故に豊隆は脾胃の機能を向上させてから，祛痰・化痰の効能を実現させる穴位である。

　ところが，豊隆を瀉して祛痰の効果を取ることを考える方もいる。これは間違いである。本症例では脾虚の症状が集中してみられる。もし豊隆を瀉すと，脾胃の働きを損ねてしまい，痰湿を除去することはできない。補瀉を考えるときには十分留意して

第3章　胸部・背部の症状

いただきたい。

口内炎について

　「口内炎の疼痛が強い間は局所から瀉血して清瀉瘀熱をはかる」と考える方もいる。口内炎とは，口腔粘膜・舌・歯茎・唇などを含む炎症である。原因はビタミン欠乏・ウイルス・アレルギーなどが関与し，慢性化する傾向がある。口内炎の局所は刺鍼しにくく感染しやすい。このため局所から瀉血して清瀉瘀熱をはかることは，安全性に欠けるので止めたほうがよいと考える。万が一，局所が感染を受けてしまうと，口内炎が増悪し，さらに血行性の感染症になる可能性が十分あるので注意が必要である。

158

CASE 14

肺がん

患　者　男性，74歳，身長168cm，体重55kg。

初診日　2002年12月11日

主　訴　肺がん。体がだるい。空咳がひどく，左の胸と肩甲骨が痛む。

現病歴　年をとってカゼを引きやすくなった。この5～6年の間にカゼによる肺炎を2回起こし，入院したことがあった。今年8月，カゼを引き，熱や咳，痰が出た。薬を飲んで熱は下がったが，咳や痰は良くならず，左胸痛も出たので，X線検査を受けたが，異常は見つからなかった。10月頃，咳などの症状が少し緩和したので，以前から決めていた北京旅行に行った。11月30日，インフルエンザの予防接種のためX線検査を受けた時，左肺部に影が見つかった。12月初め，CTと気管支鏡の精査により，左肺の3cmの「肺腺がん」と診断された。がんは大動脈の周りにあるため，病院側から「詳しい検査を行い，12月末に具体的な治療方針を決めるが，それまでの間は特に治療はしない」と言われた。不安から，友人の紹介により，遠方から治療を求めて来た。

望　診　痩せ型。顔色はやや黒く，苦痛顔貌。痰は白くて粘っこく，喀出しにくい。

聞　診　声が低くて小さい。痰が絡んだ空咳をする。

問　診　微熱はないが，空咳が1日10回くらい出る。少し白くて粘っこい痰が出て，喀出しにくい。だるくて元気がない。息切れがひどい。口が乾き，咽がいがらっぽくて水を欲しがる。左胸と左肩甲骨に圧迫されるような痛みがあり，咳をすると痛みが強くなる。昔から首・肩が凝るが，最近特にひどい。食欲はあまりなく，便秘ぎみ。腰と膝がだるい。この半年間，体重は少しずつ減り，5kgくらい痩せた。

舌　診　紅舌・少津・少苔。

脈　診　弦小滑・尺弱。

既往歴　40歳の時に胃潰瘍で胃の3分の1の切除手術を受けた。

生活歴　飲酒少量。若い頃から喫煙をしていたが8年前に止めた。

(高橋楊子)

第3章　胸部・背部の症状

 # 治療へのアプローチ　｜高橋楊子

弁証

弁証結果

弁証：気陰両虚・痰瘀阻滞
治法：益気養陰・化痰止咳・扶正抗癌
処方：①煎じ薬：冬虫夏草4g，アガリクス・黄耆・枸杞子各6g，川貝母5g，
　　　　　　　　十薬6g，陳皮4g　（28日分）
　　　②中成薬：星火霊芝宝（主成分：破壁霊芝胞子と冬虫夏草のエキス）60包
　　　　　　　　1日3包　（20日分）
　　　注：生薬の冬虫夏草とアガリクスは，煎じた後，捨てずに食べるよう指示
　　　　　する。

解説
　　冬虫夏草――補肺益腎・補気扶正・止咳化痰・抗癌祛邪
　　アガリクス・霊芝――補気扶正・清熱解毒・抗癌去邪
　　黄耆――補肺健脾・益気扶正
　　川貝母――養陰潤肺・化痰止咳・軟堅抗癌
　　枸杞子――補腎養陰・扶正養血
　　十薬――清熱解毒・祛痰抗癌
　　陳皮――健脾和胃・理気化痰

治療経過

2診　痰が咯出しやすくなって，空咳がかなり減った。胸や背中の痛みが減ってきて，少し元気になってきた。食欲が増し，今まで減少し続けていた体重は，0.5kg増えた。便通はほぼ毎日ある。病院側から，左肺全摘出の手術を勧められた。患者は漢方薬を飲んでから体調が良くなったので，手術するべきかどうか迷っていた。同処方28日分。
3診　患者は家族や医者と相談した結果，1月14日に入院し1月22日に左肺全摘手術を受けることに決めた。現在のところ，かなり元気が戻ってきて，空咳と痰もかなり少なくなった。胸と肩甲骨の痛みも楽になった。喉はまだ乾燥するので，前回処方に石斛4gを加える。21日分。術後，煎じ薬を飲めないときは，星火霊芝宝（エキス）

160

を飲み続けるよう指示した。

4診 1月22日，7時間に及ぶ大手術は無事に終わった。がんは左主動脈の中膜と反回神経の一部にまで浸潤していた。左肺は全摘出し，主動脈や反回神経は浸潤部分のみを切り取って，人工血管も入れた。術後3日目から，酸素吸入をしながら少し歩き始めた。ところが，大手術の後，体がきわめてだるくなり，食欲もほとんどなく，流動食を半分しか食べられない状態になった。声も出せない。漢方薬だけ頑張って飲んでいるとのこと。前回処方に麦芽4gを加える。21日分。

5診 酸素吸入器がとれた。体がだるく，息切れがひどい。胸と背中の傷口が痛む。食欲があまりない。前回，麦芽を加えたところ，漢方の味が変わって飲めないと言うので，麦芽を抜いて前の処方に戻した。食欲を誘うために，焦三仙の粉薬を飲むことを勧めた。

6診 2月10日に無事退院した。しかし，入院する前からかなりだるくなり，息苦しい。元気になりたいと電話の向こう側から本人が小さな声で話した。同じ処方で冬虫夏草を6gに増量した。

7診 退院後，初めての血液検査ではやや貧血ぎみであるものの，他に異常はみられなかった。傷口が痛くて食欲もあまりない。本来であれば，痛みを抑えるために養血活血止痛の鶏血藤や活血止痛の延胡索・田七を使いたいところであるが，処方を少しでも変えると飲めなくなるという事情を考えて，同じ処方を維持した。マッサージと貼り薬などの方法を教えた。

3月から少しずつであるが，元気が戻ってきた。その後，利尿剤などの西洋薬を止め，食欲も少しずつ出てきた。4月から，痛みも大分減ってきて，動くことも増えてきた。6月頃，夜間尿が多くなり熟睡できないとのことで，同処方に五味子・麦門冬・杜仲を少量加えた。しかし，味が変わって飲めないと言うので，元の処方に戻した。

7月，美術観賞を兼ねて上京した。体はかなり痩せた。だるさと息切れがひどい。空咳が少しあり，口が乾き，水を欲しがる。夜間尿は4～5回ある。食欲は元の80%ぐらいに戻った。体力が少しずつ戻ってきて，毎日庭で600mくらい歩いている。紅舌・裂紋があり，少津・少苔・脈沈弱。術後半年目の検診を受け，やや貧血があるほかは特に異常がない。大手術により気血陰液が大いに損傷されたので，治療方針は扶正益気・養陰養血に変えたいところであるが，味が少し変わるだけでもすぐ飲めなくなる前例があるので，元の処方とは別に，もう1つの処方（人参3g，当帰4g，杜仲4g，縮砂2g）をもし飲めるなら，一緒に煎じるよう勧めた。幸いなことに，今回の処方は飲むことができた。

その後，だるさは次第に減り，体力も回復してきた。食欲もほぼ以前と同じように回復した。まだ術前の体力には戻ってはいないが，ときどき庭の草取りなども手伝っていると伝えられた。術後1年間を経たが，状況は大分安定してきているので，1日の処方を2日間に分けて飲むように変えた。

第3章　胸部・背部の症状

症例分析

　21世紀に入り，がんの発病率や死亡率はますます増えてきた。日本では，1981年にがんは脳卒中を抜き死亡原因の第1位となった。がん研究振興財団の統計によると，1990年のがんによる死亡者は21万人になり，2000年には29万人になった。2015年にはがんの罹患者は89万人になり，そのうち死亡者はなんと43万人にも達するとの予測もある。

　そのような現状において，私たちは，がん患者と接する機会もかなり増えており，がんを治療する技術も相当厳しく問われてきている。がんは複雑な病気である。その発生機序・弁証法・治療法をどのように考えればよいか，この症例を通して，皆さんと一緒に検討してみたい。

▶がん発生の病理機序について

　がんを一言でいえば，遺伝子異常・免疫機能異常の病気である。人間の体は，おおよそ60兆個の細胞から出来ているそうである。細胞が繰り返し分裂していく過程で，何らかの発がん因子の影響で遺伝子が突然変異し，正常細胞とまったく違った異形細胞，つまりがん細胞の芽を作り出してしまうのである。しかし，1つのがん細胞の芽が，実際のがんになるまで，数年間もしくは数十年もの時間がかかる。その時期に，体の免疫力・自然治癒力が強ければ，がん細胞の芽を初期段階で撲滅することができる。ところが何らかの原因により免疫力や自然治癒力が弱くなったり，あるいは発がん物質自身があまりにも強過ぎたりすると，がん細胞の芽は制御されず，どんどん増殖して，疾患としてのがんが発症してしまうのである。

　中医学の観点からすると，人間が病気になるかどうかは，「正気」と「邪気」の戦いと関係する。正気が勝てば健康でいられるが，邪気が勝てば病気になってしまう。がんになる原因も，1つは種々の発がん因子の存在（邪気が強い）であり，もう1つは体の免疫力・自然治癒力の低下（正気が弱い）と関係する。さまざまな発がん因子が存在する環境では，誰でも多かれ少なかれがん細胞の芽をもっている。そのなかで，正気が弱く，邪気も存在する人は，がんになりやすいのである。

　がんは正虚邪実・虚実挟雑の病気である。正虚は，気血津液・臓腑陰陽の虚弱と関係する。気が充実すれば血も津液も充実し，気血津液のめぐりもよくなるため，気が充実しているかどうかが重要なキーワードとなる。邪気は，各種の発がん物質のほかに，気・血・津液の滞りによる気滞・瘀血・痰湿などの病理的産物があげられ，また，「痞堅之所，必有伏陽」といわれるように，鬱久化熱につれ，熱毒という二次的な病理産物も関係してくる。弁病からいうと，がんの腫塊は，瘀血・痰湿・熱毒によるものと考えられる。

■がんの病因病機のまとめ

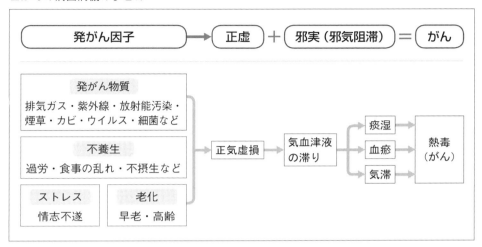

がんの治療原則

　がんは正虚邪実・虚実挟雑の病気であるから，治療原則は，「虚則補之，実則瀉之」に従って，「扶正」＋「祛邪」の方法で行う。

　扶正では，気血津液・臓腑陰陽の不足の違いにより，綿密に証を立てなければならない。個人的な経験からいうと，気血両虚と気陰両虚の2タイプが多くみられるので，益気養血か益気養陰がよく使われる。脾・肺・腎は気血津液の生成と関係する臓腑であるので，健脾・補肺・補腎が重要視される。

　祛邪には，疏肝理気・活血化瘀・軟堅化痰・清熱解毒がよく使われる。『素問』至真要大論の「留者攻之」「堅者削之」「結者散之」の原則に従った，活血化瘀・軟堅散結（化痰）・清熱解毒の方法が代表的であるが，気がめぐれば血や津液もめぐるので，疏肝理気の方法も加えることが多い。

　さて，以上の考えを踏まえて，本症例について検討してみよう。

症状・病因病機の分析

　症例の主訴には，3つの重要な自覚症状がある。1つ目はだるさ。カゼを引きやすい・元気がない・息切れ・声が小さいなどと合わせて，気虚という結論を導くことができる。2つ目はひどい空咳。1日10回ぐらい空咳があり，少痰・白粘痰・喀出しにくい・口が乾く・咽がいがらっぽい・水を欲しがる・紅舌・少津・少苔との繋がりから，肺陰虚との弁証を導きやすい。3つ目は胸と肩甲骨の痛み。圧迫されるような痛みで，咳をすると強くなる・3 cmの腫瘍の病巣があることから，有形な邪気の阻滞による「通らざれば即ち痛む」という分析ができる。

● 空咳が1日10回くらい出る・白粘痰が喀出しにくい――肺陰虚で，肺の清粛機能

第3章 胸部・背部の症状

が働かず，肺気が上逆していることを示す。また，肺陰虚により虚熱が生じ，津液を焼灼して粘痰となり，さらに清粛機能を妨げている。

- 口が乾く・咽がいがらっぽい・水を欲しがる――陰液不足により，口・喉を潤せない。
- だるくて元気がない――気虚を示す。
- 息切れがひどい・声が低くて小さい――肺気虚弱と宗気不足を示す。
- 痩せ型・体重減少・食欲があまりない――脾気虚・脾の運化機能の減退を示す。
- 便秘ぎみ――陰液不足により，腸管を潤せない。
- 左の胸と肩甲骨に圧迫されるような痛み・咳をすると痛みが強くなる――陰虚燥痰と瘀血によって胸が塞がれ，通らざれば即ち痛む。
- 顔色はやや黒い・昔から首や肩が凝る――血が滞っていることを示す。
- 腰や膝がだるい・尺脈が弱い――腎虚を示す。
- 舌少津・少苔――陰液不足を示す
- 紅舌――陰虚内熱，あるいは熱毒を示す。
- 弦脈――痛みを示す。
- やや滑脈――燥痰を示す。

　今までの喫煙歴や手術により元気が消耗し，また高齢で元気が減退してしまった。8月のカゼ・咳痰が長引いたことにより，肺の気陰がさらに消耗してしまい，空咳・だるさなどを起こした。自然治癒力が低下したうえに，陰虚内熱で生じた燥痰と瘀血が絡み合い，どんどん熱毒に変わって肺がんに至ったのである。

病因病機図

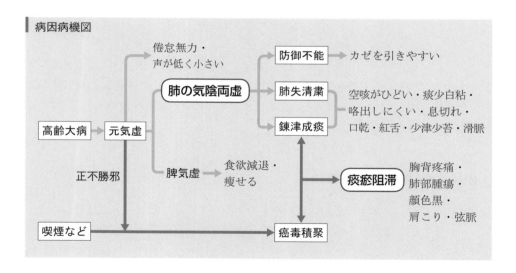

弁証のポイント

- 高齢・多病・カゼを引きやすい・痩せる・倦怠無力・食欲減退は，正気虚・肺脾気虚を示す

CASE14　肺がん

◉ 空咳がひどい・痰少・白粘・喀出しにくい・声が低く小さい・息切れ・紅舌少津少苔・
やや滑脈は肺の気陰両虚・燥痰内生と判断し，胸と肩甲骨の痛み・顔色やや黒い・
肺部の大きな腫瘍などは痰瘀阻滞と判断する
◉ 弁証と弁病を結合する

アドバイス

▶ 弁証における鑑別点

　　がんは単純な虚証でもなく，単純な実証でもなく，正虚邪実・虚実挟雑の病気であ
るので，弁証論治では，必ず正虚と邪実の両方に着手しなければならない。時には
はっきりしない場合もあるが，細かく分析し，推理することが要求され，弁病の方法
も加えるべきである。

　　本症例の正虚について，ほとんどの方は気陰両虚をとらえて益気養陰・補肺益腎の
治法を選ばれるだろう。これは良いと思う。邪実については，いろいろな考え方があ
り，さまざまな治療方法が出されるだろうが，これについて，意見を述べさせていた
だきたい。

痰の性質について

　　空咳・少痰・白くて粘っこい・喀出しにくい，また口が乾く・咽がいがらっぽくて
水が欲しい・紅舌・少津・少苔などの特徴から分析すると，これは肺陰虚によるもの
だと容易にわかる。肺は柔潤を好み，乾燥を嫌う臓腑である。肺陰虚により虚熱が引
き起こされて，津液を焼灼して燥痰が生じてくる。この陰虚燥痰に対して，養陰化痰
を行うべきである。

気滞・瘀血について

　　気滞・瘀血は，がんを引き起こす要因となる。がんになると，多かれ少なかれ気滞
の症状が存在する。しかし，気滞が根本の原因になるかどうかは，あくまでも自覚
症状・他覚症状により決まるものである。本症例では，特に気滞の症状はみられず，
また病変部位は肝経の走行部位でもないので，疏肝・平肝に重点を置くべきではない
と思う。紛らわしい症状は，肩こりと弦脈であるが，この弦脈は痛みによるものと思
う。慢性的な首と肩こりについては，気の滞り・血の滞り・痰湿などの考え方がある
が，私の臨床経験では次のように分けている。肩が張ってパンパンに凝る場合は，お
もに気滞を原因とする。慢性化してコリコリと硬く凝って痛む場合は，おもに瘀血を
原因とする。鉛を背負うように重く凝る場合は，おもに痰湿を原因とする。もちろん
挟雑する場合が多い。本症例では肩こりの特徴を明記しなかったが，顔色はやや黒い・
慢性的に首や肩が凝る・胸と背中の痛みがあること，またがん腫塊の弁病から，瘀血
としてとらえたほうがよいと思う。

165

治療について

扶正・祛邪の生薬について

　益気扶正治療において，多くの方は麦門冬湯・補肺湯・六君子湯・麦味地黄丸などを選択し，黄耆・西洋人参・麦門冬・天門冬・玄参・川貝母・冬虫夏草・霊芝などの生薬を使われるだろう。なかでも霊芝（特に破壁の霊芝胞子）・冬虫夏草は扶正抗癌の両方の作用が強いので，免疫力を向上するには最も強力なものとされている。玄参・川貝母は養陰化痰・軟堅散結の作用があるので，陰虚による肺がんなどにはよく使われる。

　祛邪治療においては，化痰・化瘀・理気のほかに，清熱解毒・抗がん作用のある生薬も入れてほしい。がんの腫塊には必ず熱毒が潜伏しているからである。病変部位の違いにより，選択する生薬も異なるが，代表的なものは，霊芝・白花蛇舌草・半枝蓮・十薬などがあげられる。残念なことに，これらの生薬は保険が適用されていない。しかし，霊芝以外はそれほど高価ではないので，2～3種類を煎じて，お茶代わりに飲むことを勧めることができる。

 ## 治療へのアプローチ　｜呉　澤森

弁証

弁証結果

弁証：気陰両虚・痰瘀阻滞
治法：益気養陰・祛痰化瘀
選穴：扶正五要穴・肺兪・膻中・身柱・脾兪・胃兪・中脘・足三里・太渓・膈兪・血海・合谷・太衝・豊隆・水分・陰陵泉・沢下穴（新穴。尺沢の下1寸の所にある）
手技：扶正五要穴・膻中はカマヤミニ灸3壮，肺兪・脾兪・胃兪は切皮後，椎体に向け斜刺0.3～0.5寸，補法。身柱は切皮後，下に向けやや斜刺0.5寸，灸頭鍼。中脘・足三里・沢下穴は切皮後，直刺0.5～1寸，補法。太渓は切皮後，直刺0.3寸，陰経刺法。膈兪は切皮後，椎体に向け斜刺0.8寸，導気法。血海・合谷・太衝・豊隆・陰陵泉は切皮後，直刺0.3～0.8寸，導気法。水分は切皮後，直刺0.8寸，捻転補法。

CASE14　肺がん

解説

扶正五要穴・肺兪・膻中・身柱・脾兪・胃兪・中脘・足三里・太渓——益気養陰補肺

膈兪・血海・合谷・太衝・豊隆・水分・陰陵泉・沢下穴——化瘀・祛痰・消塊

症例分析

　肺がんは，よくみられる悪性腫瘍の一つである。一部の初期患者（約1/3くらい）は手術により治癒する可能性があるが，残りの患者は，放射線・抗がん剤治療を受けても，再発または転移する可能性が高い。中医学的観点から肺がんの発生を分析してみると，人体の正気内虚に加え，邪毒の体内侵入・痰濁の凝聚・気滞血瘀が主要原因と考えられる。これら邪毒が肺に結滞し，肺機能を阻害する。肺部に腫瘍が存在すると，肺の宣発・粛降機能が正常に働かず，咳・痰（時に血痰）・呼吸困難・体重減少・倦怠感・食欲不振などの症状が現れる。

　本症例は，このような中医学的な考え方に適合している例といえる。

肺がん発生の原因

　患者は74歳という高齢のため，正気が弱くなっている。年をとってから特にカゼを引きやすくなり，この5～6年の間にカゼによる肺炎を2回起こし，入院した。つまり，高齢体衰に伴い，慢性肺部疾病・肺気腫に罹り，肺気は消耗し，肺気虚弱になっている。これが肺がん発生の基礎となっている。「積之成者，正気不足，而後邪気踞之」（『医宗必読』）という名言がある。その意味するところは，腫瘍が形成される過程においては，まず人体に正気の不足が起こり，その後にがんを引き起こす邪気が体内のある部位を占有する，ということである。では，本症例の患者が受けた邪気とはいったい何であろうか。それは，若い頃からの喫煙（8年前に止めている）が関与している。煙毒の辛熱は，体内の津液を消耗する性質をもつ。したがって，数十年に及ぶ喫煙により，肺陰は不足し，肺気もまた肺陰虚損の影響で減弱し，肺は気陰両虚の状態になっているのである。また，煙毒の気は肺竅に阻滞し，気道不暢を引き起こす。気道に痰湿・瘀血が凝結すると，肺部には腫瘍が形成される。さらに，もう1つの要素として痰濁もあげられる。患者は中年の頃に，胃潰瘍で胃の3分の1の切除手術を受けている。胃は水穀の海であり，後天の本である。術後，脾胃の働きが弱くなることは当然のことである。脾胃がうまく消化・吸収・輸布できないと，体内には痰湿が生じる。そして，「肺は貯痰の器」といわれるように，痰湿は長期間肺に留まる。さらに，患者には高齢体衰による肺気不足があり，肺の宣発・粛降機能が弱く，また，数十年の喫煙による肺陰不足・気道阻滞などマイナス要因が多い。このように，本症例の患者の肺がん発症は中医学的に十分説明できるものである。

167

第3章　胸部・背部の症状

▶ 主訴についての検討

体がだるい

　体がだるいというのは，本症例では重要かつ特徴的な症状である。体がだるくなる原因としては，外湿・内湿・痰湿・気虚などが考えられるが，本症例の場合はその原因を気虚に求めることができる。関連する症状も同時にみられる。声が低く小さい・だるくて元気がない・ひどい息切れ・食欲があまりない・腰膝がだるい・少苔・脈小弱などである。

空咳がひどい

　咳嗽は肺がん患者の初期症状としてよくみられる。咳嗽は，肺気の宣発・粛降障害により引き起こされる。また，肺以外の臓腑の機能失調が原因で肺気上逆を起こした場合にも，咳嗽は生じる。このため，古典には「五臓六腑皆令人咳」という名言がある。一般的に，咳嗽をすれば，気道内の痰は喀出されることが多い。ところが，本症例の場合には，痰は白くて粘っこく，喀出しにくいため，空咳となる。痰濁は陰邪で，重着・粘稠の性質をもつので，患者の痰は白くて粘っこくなっている。また，患者には陰虚の症候もみられる。体の痩せ・口の渇き・咽がいがらっぽくて水を欲しがる，などである。舌診の紅舌・少津・少苔はとりわけ陰虚の存在をはっきり示している。したがって，患者の白くて粘っこい痰の原因としては，痰濁だけではなくて，陰液不足についても考慮する必要がある。痰を喀出しにくいのは，痰の粘っこい性状とともに，肺気不足により肺気の宣発力が低下していることも原因であろう。

左の胸と肩甲骨が痛む

　12月初め，CTと気管支鏡の精査により，左肺の肺腺がん（3cm）と診断された。左側肺部にがんの腫塊があるので，がんの圧迫により，左胸と肩甲骨に痛みが生じているのだと考えられる。このような固定的な痛みは，肺の局所に瘀血が存在していることを暗示する。

　上述のように，主訴を中心としながら，さまざまな症状・脈・舌を総合的に分析すると，本症例の証は，気陰両虚・痰瘀阻滞と判断することができる。

▶ 弁証のポイント

がんの病期ごとの虚実を把握する

　がんの初期は，邪気による標実が主で，正気虚は次である。がんの増殖期は，邪気は盛んで，正気は消耗され，虚実挟雑状態になる。がんの末期は，正気衰弱が主で，邪気もそのまま残っている（虚実挟雑である）。

がんの主病因ごとの特徴を把握する

● 気滞が主因の場合：局所の痛み・腫塊が緊張不安により増大し，がん悪化の進行はより速くなりやすい，脈弦または細弦無力。

168

CASE14　肺がん

- 瘀血が主因の場合：激しい痛みは昼より夜間に増悪する，腫塊は堅実で拒按，出血しやすい，体にも舌にも紫斑・紫点が現れる，脈弦緊濇。
- 頑痰が主因の場合：腫塊は硬く辺縁不規則，持続性の痛みがある。胃脘部の痞え，食欲がない，舌大，苔厚膩，脈沈滑または細濇。
- 熱毒が主因の場合：発熱，高熱，腫塊暗赤，潰瘍糜爛（乳がん・皮膚がんの場合），口渇，煩躁，脈大数有力，舌紅，苔黄，少津。さらに熱毒が血分に入り心包を犯すと，煩躁不安・意識不明・痙攣などの重篤な症状も現れる。

弁証のポイント

- がんの病期ごとの虚実を把握する
- がんの主病因ごとの特徴を把握する

アドバイス

▶弁証における鑑別点

熱についての考え方

　患者には熱毒・痰熱があるので，清熱解毒または清熱の治法を用いるべきであると考える方がいる。さて，熱毒も痰熱も，ともに実邪であるが，もし，患者がこれらをもっているのならば，その特徴的な発熱がみられるはずである。特に痰熱は，多くの肺がんにおいて病理変化を主導する重要な要素である。肺がんにおいて発熱が起こるのは，腫瘍組織が気管支を阻滞するために痰液の排出不暢が起き，二次的な感染が生じるためと考えられる。しかし，本症例では発熱は一切みられない。このことから，現段階においては，熱毒あるいは熱邪の存在は否定せざるを得ない。

陰虚と陰虚内熱についての考え方

　陰虚内熱は陰虚より生じるものであるから，当然陰虚との関連は緊密である。しかし，両者には明確な違いも存在している。その違いとは，症状では微熱が出るか出ないかがポイントの一つである。陰虚が原因で虚火が生じていれば微熱が出ることになる。本症例の症状をみてみよう。陰虚による体の痩せ，陰液不足による口の渇き・咽がいがらっぽくて水を欲しがる，陰液不足のため大腸が滋潤を失い便秘ぎみ，紅舌・少津・少苔という症状がみられる。これらはすべて陰虚による症状であるが，患者には微熱はなく，数脈もみられない。したがって，陰虚による内熱は否定される。このように，現段階においては，本症例の弁証は陰虚に限り，陰虚内熱については今後の段階として想定するのみにしておいたほうが無難であろう。

169

第3章　胸部・背部の症状

▶ 鍼灸治療について

　肺がんに対する鍼灸治療は有効である。例えば，肺がん患者の延命や抗がん剤の副作用抑止において，その効力を発揮することができる。私の治療院には，毎年20人くらいの肺がん患者が来院し，鍼灸治療を受けている。かつて，余命1カ月を告知された48歳の女性患者が来院した。本人も家族もすでに覚悟ができており，死亡後のこと，葬儀の準備などを進めていた。ところが，当院の治療を受けてから，食欲が出て，咳・痰も減少し，少しずつ元気が出てきた。結局，患者はその後1年生き，他界した。鍼灸治療を受けている間，何度もがんセンターを訪れていたが，担当医はかなり驚いていたようである。

　次に，私の肺がん治療における体得を簡単に紹介しよう。肺は気を主り，一身の気と呼吸の気をコントロールする。この一身の気とは，体の元気・真気・正気を指す。中医学の元気・正気は，西洋医学では何に当たるだろうか。私は，人体の免疫機能に近いものであると考えている。西洋医学では，がんの発生原因とそのメカニズムははっきり究明されていない。いくつかの学説があるが，そのなかでは，免疫学説が一番わかりやすいと思う。実際，がん患者には免疫機能の低下がよくみられる。適度な鍼または灸は，人体の免疫機能を調節することができる。臨床では，鍼または灸を受けたがん患者の免疫機能が調節されることが確認できる。特に，T細胞の増加・NK細胞活性の上昇により，抗がん効果が現れる。また，抗がん剤の副作用に対しても，鍼または灸治療は有効である。患者の白血球が上昇し，IgA・IgGが増加し，副作用を改善する方向に働く。私は数十年にわたる鍼灸臨床において，家伝穴である扶正五要穴を常用してきた。肺がんにも有効な本穴をここで紹介しよう。

● 扶正五要穴

【位置】胸骨体の両側，第1〜第6胸肋関節の陥凹部で，合計左右5穴ずつ。

【作用】扶正気・固元気・調節免疫機能。

【解説】扶正五要穴の位置は，大人になってから萎縮した胸腺の体表投射部位だと思われる。免疫学では，その発生からも実践からも，胸腺の重要性については大いに注目されている。鍼または灸で扶正五要穴に施術すると，免疫機能の調節ができるのも納得できるだろう。抗がん剤により白血球数が下がって1,900/μLにまでなると，抗がん剤の治療は継続できなくなる。ところが，扶正五要穴を使うと，白血球数が急速に上昇し，4,000/μL以上に戻る患者が多数いる。すると，抗がん剤による治療を断たれた患者も最後まで治療を続けられるようになる。これは当院においては常識となっている。

【手技】胸骨体に向かって30度の角度をとって刺入する。灸の場合はカマヤミニ灸を1〜2壮据える。

【注意点】刺鍼では，深刺または直刺を避ける。

　臨床の現場では，肺がん治療の穴位は扶正五要穴が代表穴であり，証に合わせて他の穴も配合していく。

CASE 15

乳がん

患　者	女性，45歳，会社員，未婚。
初診日	2000年11月1日
主　訴	乳がん（右），患部紅腫脹痛。
現病歴	ここ何年間か仕事が忙しく，プライベートでもよく欧米に渡航するので，疲れやすくなってきた。3年前，自己触診により，右乳房外上限に2cmくらいの腫塊を見つけ，大学病院へ検査に行った。超音波・マンモグラフィーと生検の結果は線維腺腫であったので，ホッとして外国に行ったりしていて定期的な検査を受けなかった。 今年の10月頃，腫塊が急激に増大してきたことに気が付いて，大学病院に精密検査を受けに行き，「乳がん（直径7cm）」と診断され，すぐにも右乳房全摘出手術を受けるよう勧められた。診断結果を聞いてかなり気落ちしたが，乳房全摘出手術を受けたくないため，温存療法を希望した。その要望に沿って病院側は，12月から抗がん剤を投与し始め，腫塊が縮小し次第，手術をすることに決めた。それまで西洋医学の治療は特にないとのことで，本人は不安を抱え，中医学治療を求めに来た。
望　診	中肉中背・顔色は黒っぽく艶がない。右乳房外上限に大きな腫れものがあり，皮膚は赤黒く，橘皮のような状態（えくぼ）がみられる。
触　診	右乳房外上限に5cm位の腫塊が触れられ，石のように硬く，表面がデコボコし，熱感があり，圧痛がある。
問　診	患部は熱く脹って痛み，特に月経前に脹痛がひどい。月経の周期は順調で，月経痛はあまりなかったが，血塊がある。イライラしやすい・冷え・のぼせやすい・疲れる・たまに動悸がある・食欲はある。便通は1日1回。尿は特に異常はない。
舌　診	紅舌・舌尖に瘀斑があり，浅い歯痕がある。薄白膩苔。舌下静脈が怒脹，結節がある。
脈　診	細弦やや数。
既往歴	花粉症・気管支喘息。
生活歴	喫煙なし・飲酒少々。
西洋医学的診断	乳がん

(高橋楊子)

第3章 胸部・背部の症状

治療へのアプローチ｜高橋楊子

弁証

弁証結果

弁証：気滞血瘀・熱毒内停（標）
　　　正気虧損（本）
治法：清熱解毒・理気活血・消癥散結を主とし，益気扶正も兼ねる。
処方：露蜂房6g，白花蛇舌草・半枝蓮各4g，莪朮6g，十薬・黄耆・人参・茯苓各4g，冬虫夏草3g，陳皮・橘皮各4g　　（14日分）

解説

　がんの塊が大きく，しかも紅腫・脹痛も伴うため，現時点では「急則治其標」の原則に従う。一方，本虚もあるので，祛邪と同時に気血も補い，免疫力を高めることを考慮しなければならない。

　　露蜂房――解毒抗癌・消癥止痛
　　莪朮――活血化瘀・消癥止痛
　　白花蛇舌草・半枝蓮――清熱解毒・抗癌の相乗効果
　　十薬――清熱解毒
　　冬虫夏草・黄耆・人参・茯苓――益気扶正
　　陳皮・橘皮――疏肝理気・和中

　露蜂房は，スズメバチ科のアシナガバチやスズメバチの巣である。薬味は辛・甘，薬性は平で，毒を有し，肝経・胃経に帰すものである。作用は祛風解毒・消腫止痛であり，「毒を以って毒を制す」により，乳がんをはじめ食道がん・胃がん・耳鼻咽喉がんなどの悪性腫瘤に広く使われ，また，乳房の炎症疾患・慢性皮膚瘙痒疾患・慢性蓄膿症にも使われている。面白いのは，蜂の巣の形や内部構造は乳房と似ているため，乳がん・乳房炎症に良いという説である。本症例では，露蜂房を用いて標治を行い，また，清熱解毒・抗癌の白花蛇舌草・半枝蓮・十薬および活血化瘀・消癥止痛の莪朮を加え，標治の力を増強している。中国に「去得一分邪気，保得一分正気」という言い方があるが，邪気が顕著である場合の清熱解毒は祛邪だけでなく正気を保護する手段の一つでもある。乳房の腫塊・脹痛に対して，理気消腫散結の橘葉や橘核は効き目が大きいが，近隣の薬局に在庫がなかったので，代わりに疏肝理気の陳皮・橘皮を使った。扶正のため，処方中に冬虫夏草・黄耆・

人参・茯苓の扶正益気の薬を加え，身体の免疫力が高まることを期待する。

治療経過

2診 患部の脹痛が軽減し，乳房の赤味と熱感も少し減った。食欲がやや減退してきたので，同じ処方に縮砂2gを加えた。14日分。

3診 患部の脹痛がかなり良くなってきて，疲れも減ったので，本人の不安は軽減した。食欲は以前のように戻ってきた。舌は前と変わらないが，数脈はなくなった。12月5日から入院し，抗がん剤の治療を受ける予定である。抗がん剤を投与すれば必ず正気を消耗するので，処方中に扶正を増強するための黄耆と人参を8gに増やし，また白朮8g，霊芝6g，川貝母5gを加え，莪朮を抜いた。14日分。

4診 入院先からの連絡によると，5日間の抗がん剤投与を受けたが，すでに悪心と吐き気・食欲減退・味覚障害・倦怠感の症状が出てきて，白血球も下がり始めたとのこと。以前の処方から白花蛇舌草を抜き，当帰5g，生姜2～3枚を加えた。もし吐き気がひどくて煎じ薬が飲めないときは，霊芝や西洋人参の錠剤，冬虫夏草入りのドリンクなどを利用するようにと勧めた。

　その後，漢方薬を飲みながら，3カ月間の抗がん剤の治療を受け終了した。腫瘍が2cmまで縮小してきた時点で，乳房温存療法の手術を受けた。術後の漢方治療は扶正を中心としたものに変えた。少量の冬虫夏草と補中益気湯の加減の処方を飲み続け，回復は順調であった。2002年よりパートの仕事を始めたが，2003年春に不正出血が1度みられ，腫瘍マーカーも少し高かったので，冬虫夏草を一時3gに増量した。その後腫瘍マーカーは正常値に戻り，体調も良かったので，冬虫夏草を止め，補中益気湯を飲み続けていた。それから，かなり元気になり，2003年の後半から常勤で仕事をしている。

症例分析

　病巣が硬くて表面はデコボコし，押しても動かず，まるで岩石のような感じがすることから，乳がんは昔から「乳岩」と呼ばれている。

　朱丹溪は『格致余論』で「乳房陽明所経，乳頭厥陰所属」と論じた。陽明胃経は乳房を，厥陰肝経は乳頭を通るため，脾胃と肝は乳房疾患に最も関係する臓腑といえる。情志不遂のストレスは肝の疏泄機能を乱し，気を滞らせ，血も滞り，乳絡を阻滞させる。また，脂肪分の摂取過多などの食事不摂生は脾胃機能を低下させ，津液が滞って痰となり乳絡に停留する。これらは乳がんを起こす大きな原因となる。

▶ 症状・病因病機の分析

● 乳房に大きく硬い腫塊があり，表面がデコボコし，熱感と圧痛がある。皮膚が赤黒く，

第3章 胸部・背部の症状

橘皮のようなえくぼの状態がみられる——硬い塊は瘀血による癥積であり，ストレスにより気が滞って血を動かせない気滞血瘀と関係する。「痞堅之所，必有伏陽」といわれるように，癥積が長期間停留すると，熱毒に変わって急激に増大し続け，患部は熱感をもち，皮膚も赤黒くなる。瘀血は乳絡を阻み，気血の流れをさらに悪くし，その結果，疼痛と皮膚のえくぼのような変化が現れる。

- イライラしやすい・月経前に乳房脹痛がひどい——肝鬱気滞を示す。肝は疏泄を主り，のびのびとする状態を好む臓器である。もともとイライラしやすい性分に，仕事やプライベート上の多忙で心身ともリラックスできず，ストレスが溜まってしまったのである。朱丹溪が『格致余論』で「憂怒抑鬱，朝夕積累，……成乳岩」（憂うつ・イライラ・怒りは，毎日蓄積すると乳がんになる）と論述しているように，情志不遂や精神的なストレスは乳がんを引き起こす大きな原因の一つである。
- 顔色黒っぽい・月経の血塊——血液瘀阻を示す。
- 冷え・のぼせ——気滞化熱・瘀血阻滞を示す。
- 食欲はある・便通は1日1回——脾胃に大きな問題がないことを示す。
- 疲れる・たまに動悸がする——気血不足を示す。
- 舌の浅い歯痕・細脈——気虚・正気不足を示す。
- 舌尖の瘀斑・舌下静脈の怒脹・結節——瘀血，特に上焦の瘀血を示す。
- 紅舌・やや数脈——熱象を示す。
- 薄白膩苔——少しの湿があることを示す。
- 弦脈——肝鬱気滞を示す。
- 既往歴の花粉症・気管支喘息——素体の気虚・免疫力の低下や異常があることを示す。

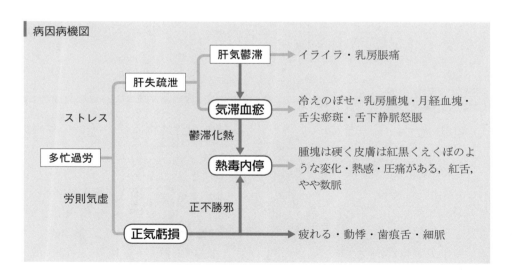

病因病機図

CASE15 乳がん

弁証のポイント

◉ 多忙によりリラックスができていないことや，イライラ・乳房脹痛・月経血塊・舌尖瘀斑・舌下静脈怒脹・弦脈などから気滞血瘀と判断し，腫塊は大きく硬い・熱感と圧痛がある・紅舌・やや数脈から鬱滞（気滞血瘀）化熱・熱毒内停を標証として判断し，疲れる・動悸・歯痕舌・細脈から正気不足を本証として判断する

◉ 「乳頭は厥陰肝経に属し，乳房は陽明胃経に属す」を把握する

ア ド バ イ ス

▶ 弁証における鑑別点

本症例の標は，気滞瘀血と熱毒であり，本は正気虚弱・気血不足である。ほとんどの方は，標・本の両方を正確にとらえて，現時点では標治を重点にしながら，本治にも配慮されるだろう。

標治には清熱解毒・消癥散結が必要

本症例の標の一つである熱毒の存在は，患部に紅腫・熱感があり，皮膚の色が赤黒く，紅舌，やや数脈の症状からみてとれる。また，石のように硬く，表面がデコボコしているのは，悪性の高い熱毒を示す症状である。故に現時点での治療ではぜひ清熱解毒・消癥散結の生薬を使って，できる限りがん細胞の増殖を抑えたい。例えば清熱解毒の半枝蓮・白花蛇舌草・霊芝・露蜂房など，特に露蜂房をお勧めしたい。ただの理気活血だけでは，力が足りない感じがする。

また，標の邪気について，痰湿があると考える方もいる。薄白膩苔は軽度の湿の印であるが，しかしそのほかに，痰やむくみもなく，水分代謝と関係する尿の異常もないので，弁証においては，痰湿の存在は認められない。ただし，弁病治療として化痰軟堅・散結消癥の手段を採り入れることはよいと思う。

陰虚は存在していない

のぼせやすい・動悸・イライラ・紅舌・細弦やや数脈などから，陰虚を提起する方がいる。のぼせやすい・紅舌・細数脈はたしかに陰虚内熱・陰虚火旺にもみられる症状である。しかし陰虚の舌象は，紅舌だけでなく紅舌と裂紋舌，あるいは紅舌と少苔・剝苔・無苔と一緒に現れるはずである。本症例の舌診は紅舌と薄白膩苔であり，これは血分に熱があり，気分に（軽度の）湿がある場合の舌象である。細弦やや数脈の脈象も全身症状と照らし合わせ，気血不足・気滞瘀血化熱と判断したほうがよいだろう。また，初診時から熟地黄・麦門冬などの滋陰薬を投与することは，理気活血清熱の標治を妨げるおそれがあると思う。

175

第3章　胸部・背部の症状

 ## 治療へのアプローチ｜呉　澤森

弁証

弁証結果

弁証：気滞血瘀・兼有熱毒（標）
　　　正気虚損（本）
治法：行気化瘀・清熱瀉毒・消腫（治標）
　　　健脾益気扶正（治本）
選穴：合谷・太衝・陽陵泉・膈兪・大椎・曲池・支溝・行間・癌根穴（奇穴）・扶正五要穴・膻中・足三里・太白
手技：扶正五要穴・膻中・太白・足三里は，カマヤミニ灸2壮。大椎は切皮後，下に向け斜刺0.5寸，大幅捻転瀉法。膈兪は椎体に向け斜刺0.8寸，導気法。合谷・太衝・陽陵泉は切皮後，直刺0.3～0.5寸，導気法。曲池・支溝は切皮後，直刺0.3～0.5寸，瀉法。癌根穴・行間は，梅花鍼で皮膚がやや出血するまで叩く。

解説

　患者は3年前に右乳房外上限に2cmの腫塊を自己発見した。3年後，腫塊が大きくなり，病院の精密検査により直径7cmの乳がんと診断された。この乳がんの増大は，本人の不注意と，体内の気滞・血瘀・熱毒などの諸病因が凝結した結果である。そのため，治療においては気滞の疎通，および瘀血・熱毒の駆除が優先される。いわば，「急則治其標」の意である。がんの発生と悪化により体の正気は消耗し，同時に体力の低下・原気不足も現れる。この場合も，祛邪の治療を優先的かつ集中的に行えば，より良い治効が期待できる。

　合谷・太衝・陽陵泉・膈兪・大椎・曲池・支溝・行間・癌根穴──行気活血化瘀・清熱瀉毒消腫
　扶正五要穴・膻中・足三里・太白──健脾益気扶正

症例分析

　乳がんは，中医学の歴史のなかで最も早く発見されたがん疾患の一つである。乳房に岩石のような腫塊ができることから，中医文献では「乳岩」と表記されることが多

CASE15　乳がん

い。その病因・病理は次のようにまとめることができる。

　病因として，まず，七情失調があげられる。憂・思は脾を傷付け，鬱・怒は肝を傷付ける。また，乳頭は肝に属し，乳房は胃に属している。これはいずれも経絡の流注から理解することができる。憂・思・鬱・怒などの感情が過ぎると，肝も脾も損傷してしまい，脾と表裏関係にある胃も影響を受ける。肝脾が傷付くと，無形の気鬱と有形の痰湿が生じる。するとこの両者は相互に凝結し，乳房に腫塊を形成することになる。これは，乳がんの初期によくみられる病因・病機であり，患者はがんによる自覚症状のない状態が長期にわたって続く。

　次に，肝腎不足・衝任失調も重要な病因・病機である。乳腺がんは40〜60歳の閉経前後の女性に好発する。この年齢層の女性は，腎気が衰弱し，肝血が不足になりがちで，衝任失調を起こしやすく，また気血の運行不暢を生じやすい。その結果，気滞血瘀が容易に生じ，その瘀血が乳腺に阻滞し腫塊を形成する。この場合，腫塊は次第に大きくなり，疼痛を伴うことが多い。

　最終的には，上述の2つの病理が複雑に絡み合いながら，身体の正気は徐々に消耗し，体内の瘀血と痰濁は互いに作用し合い，化熱・化毒することになる。これは，ほとんど乳がんの末期といえる。腫塊はさらに大きくなり，患部の皮膚潰瘍はなかなか治らず，同時に，局所の皮膚温度上昇や，強い熱感が生じる。熱・毒が周囲に拡散すると（リンパ転移），上肢に激痛や浮腫が現れる。また，肺・骨・肝・胸膜などに転移が起こることもある。

　では，本症例の乳がんが，はたしてどの病理に該当するか検討してみよう。本症例の全体像を概観すると，腫塊は3年という年月を経て，その大きさが2cmから7cmに増大していることがわかる。しかし，局所の潰瘍や，がんの転移は確認されていない。まだ乳がんの末期とはいえない段階である。

▶ 本症例の弁証

　乳がんは乳房腫塊の変化からその特徴をつかむことができる。この特徴をしっかり分析すれば，弁証において非常に有用な情報となる。

　本症例では右乳房外上部に石のような5cmくらいの腫塊が確認できる。皮膚は赤黒く（紫紅色，または紫暗色ともいえる），表面はデコボコし，ミカンの皮のような状態（えくぼ）である。また，熱感があり，圧痛がある。患部の痛みは脹痛であり，月経前にひどくなる。

　患者は45歳の多忙な女性であり，体力の消耗と精神的なストレスが多いようである。そのため，肝腎不足・衝任失調を起こしやすく，また気血運行不暢にもなりやすい。患部の脹痛，そして月経来潮前にひどくなるという症状は，気滞の重要な徴候である。さらに弦脈が気滞の存在を証明している。では，この腫塊は，痰濁によるものであろうか，それとも瘀血によるものであろうか。患者には次のような局所および全体の症候がみられる。腫塊の皮膚は赤黒くミカンの皮状であり表面がデコボコし硬い，月経

177

第3章　胸部・背部の症状

期に血塊がある，舌尖に斑があり，舌下静脈怒脹・結節。以上の症候から，2番目の
瘀血の存在を推察することができる。さらに，以上の認識をもったうえで，忘れては
ならない症候がある。すなわち，腫塊の熱感・舌質紅色・脈はやや数という症候であ
る。これは，長期間滞っていた瘀血が熱化したことを意味している。この熱毒の存在
により，体内の陰液はさらに消耗し，瘀血もさらに硬度を増したのである。現在，患
者には，局所の熱感・のぼせやすい・疲れる・舌紅・脈やや数などの症状がみられる
が，もし適切な治療を受けなければ，熱毒は蔓延・激化し，患部の皮膚潰瘍・身体の
消痩・乏力・貧血・発熱などの末期症状が出現してくることだろう。したがって，こ
の熱毒の根絶も治療において非常に重要なポイントになる。

　がんの発生・変化は複雑な過程であり，その全過程は人間の正気と病邪の闘争の過
程ともいえる。腫塊の増大・悪化は，邪気の亢進と正気虚弱の2つの面を表している。
本症例の腫塊の急速な増大・紅腫・脹痛も患者の正気虚損を示している。

▶ 弁証のポイント

腫塊の良性と悪性の特徴を把握する

- 良性の乳房腫塊：腫塊の増大が遅い。押すと腫塊は移動し，かつ軟らかい。月経周
  期により一時的な増大が多少ある。腫塊表面はデコボコとした隆起がない。
- 悪性の乳房腫塊：腫塊の増大が速い。表面はデコボコしており，押しても腫塊は移
  動せず，石のような硬さがある。腫塊の増大により，皮膚は赤黒くなり，橘皮のよ
  うなえくぼがみられる。さらに，皮膚の潰瘍・糜爛もある。

致癌病因の種類とその特徴を把握する

　致癌のおもな病因は，頑痰・気滞・瘀血・鬱熱および毒である。がんの発生は，単
一の病因によるものではなく，多数の病因が複雑に交互し，体内の某部位に滞り，毒
化した結果起こるものである。その多数の致癌病因が，がんのさまざまな病状を起こす。

- 頑痰の場合：腫塊の脹り痛みがある。押しても腫塊は移動しない。舌苔膩，脈滑有
  力の特徴をもつ。
- 瘀血の場合：腫塊の刺すような激痛がある。腫塊は岩石のような硬さで，デコボコ
  している。押しても腫塊は移動しない。脈沈細濇，舌苔薄，舌紫暗で紫斑・紫点が
  あるという特徴をもつ。
- 気滞の場合：腫塊の脹り痛みがある。精神不安により腫塊の増大が左右される。嘆息，
  気分の落ち込み，脈弦，舌苔薄舌やや紅色という特徴をもつ。
- 鬱熱の場合：腫塊の紅腫・脹痛がある。発熱，高熱または微熱，出血，脈は数有力
  または洪大，舌苔黄，舌質紅少津などの特徴をもつ。

CASE15　乳がん

弁証のポイント

◉ 腫塊の良性と悪性の特徴を把握する
◉ 致癌病因の種類とその特徴を把握する

ア　ド　バ　イ　ス

弁証における鑑別点

のぼせについて

　のぼせやすいという症状と，気逆あるいは瘀血との関係を考えてみよう。両者にははたして因果関係があるだろうか。のぼせは次のような発生機序により起こる。つまり，陰虚が一定程度に達すると，陰は陽を守れなくなる。この陰陽失調の状態がのぼせの基礎である。すなわち，のぼせは陰虚陽亢の一つの現れであり，その一過性の熱感は虚熱に起因している。したがって，のぼせの発生は気逆・瘀血とは無関係だと考えられる。

がん治療における有効穴と有効な刺鍼手技

　がんの早期発見・早期治療は患者の生命に直接関わる大切なことである。手術療法や放射線療法などはがんの早期治療において非常に有効な治療方法である。ところが，手術後の化学療法・放射線療法により，局所のがんは一時的に落ち着くものの，全身の症状（乏力，食欲不振，めまい，白血球・赤血球・血小板の減少など）が目立つようになることがよくある。このような場合に，鍼灸・漢方薬・気功などの治療が予想外に良好な治効を現すとの報告がしばしばある。したがって，鍼灸師や漢方薬を扱う医師には，ぜひともがん治療にも力を注いでほしいと思う。末期がんでは，広範囲の転移やがん組織の強い癒着があり，手術が不適応であることも多い。そのような場合にも，鍼灸・漢方薬治療は患者の延命治療として積極的に選択すべき治療法の一つであるといえる。

　私は数十年の鍼灸治療の実践を通し，がんに有効な穴位をいくつか発見した。また，それらの有効穴は，臨床で繰り返し使用され，治療効果の再現性が確認されている。以下に，順を追って説明していく。

● 扶正五要穴（家伝穴）
　取穴：胸骨体の両側，第1～第6胸肋関節の陥凹部。合計左右5穴ずつ。
　作用：扶正気・固元気。病後の回復・免疫力を高める・白血球を上昇させる・抵抗
　　　　力や自然治癒力を向上させる。
　適応症：気短・乏力・懶言・少食・めまい・胸悶・嘆息・動悸・軟便・下痢・カゼ

179

第3章　胸部・背部の症状

を引きやすい・虚弱体質など。

手技：胸骨体に向かって斜刺または横刺0.2寸，または灸法（カマヤミニ灸1～3壮）。

注意点：深刺してはならない。

● **截根穴（奇穴）**

取穴：足の内側面，腎経の然谷の下方0.5寸の所。

作用：消腫塊・止疼痛

適応症：喉頭がん・鼻咽頭がん・食道がん・乳腺がん・子宮がん・肝臓がん・直腸
　　　　がん・肺がん

手技：上半身のがんに対しては前方へ向かって斜刺1.5～2寸，下半身のがんに対
　　　しては後方へ向かって斜刺1.5～2寸。

注意点：鍼の響きが強いので施術は慎重に行う。

● **癌根穴（奇穴）**

取穴：足底にある湧泉の後方2cmの所。

作用：消腫・散結・止痛

適応症：食道がん・胃がん・肝臓がん・直腸がん・子宮頸部がん・乳腺がん・鼻咽
　　　　頭がん

手技：三稜鍼または梅花鍼で瀉血する。附子餅で隔物灸5壮。

注意点：癌根穴には冷感・圧痛がよくみられる。治療後，症状が軽くなったり，が
　　　　ん組織が小さくなると，癌根穴の冷感・圧痛も軽くなることが多い。癌根
　　　　穴の冷感・圧痛は病状と治療効果を判断する参考になる。

以上の3穴はがんに有効である。臨床において参考にしていただきたい。

● **有効な刺鍼手技──囲刺法**

　囲刺法は，がんの組織が体表に現れていて手で触れる場合，例えば，乳腺がん・
甲状腺がん・子宮体がんなどに適する手技である。

　囲刺法の操作は，まず，がん組織の辺縁をしっかり確認する。確認したのち，が
ん組織の辺縁に沿って横刺する。刺入の深さは1～2寸ほど。がん組織の辺縁に刺
していくと，複数の鍼が連接し，がん組織を丸々包囲するような形状になる。

　この手技は鎮痛作用をもちながら，がん組織の増大を抑える効果もある。臨床で
は非常に効果のある手技である。ただ，1つ注意すべきことがある。すなわち，鍼
尖は，がん組織に直接当たらないようにすることである。

CASE 16

心窩部および左背部の激痛

患　者	女性，60歳，主婦。
初診日	2007年12月6日
主　訴	心窩部および左背部の激痛2週間
現病歴	2年前，健康診断で右側肺に直径9mmの影が見つかった。がんの可能性を否定できないとの通知が届き，大きなショックを受けた。医者は，現段階で治療の必要はないが要観察と判断し，その後，何回かCT検査を受けたが，右肺の影に変化はなかった。しかし，経過観察中にも体調が徐々に悪くなっていることを実感していた。体重は50kgから42kgにまで減り，咳は出ないが，朝起きたあと痰がたくさん出る。最初は淡緑色で，次第に白く粘りの強い痰に変わる。全身脱力感・めまい・食欲がない。左側の前胸部・心窩部・胸肋部あるいは左側の背部に針で刺されたような痛みがあり，息をするのも苦しくなってきた。病院では，鎮痛剤と冷湿布を処方されたが，その効果がはっきりしないまま治療を続けてきた。 　2週間前，心窩部・左背部を中心に激痛が発生した。鎮痛剤を飲んでもまったく効かず，激しい痛みのため，夜中に2～3回目が覚める。また，黒っぽい便が出たために，他の病院で胃カメラ検査をしたところ，十二指腸に2カ所の潰瘍が見つかり，胃粘膜も広範囲に荒れ，充血・炎症を起こしていることがわかった。患者はこれまでの診療に対して強い不信感をもち，友人の紹介により当院に来院した。
望　診	消痩。両目は無神。顔色は萎黄で艶がない。
聞　診	声に力がない。少々口臭がある。
問　診	心窩部・左背部の激痛は一日中持続する。激しい痛みのため，夜中に2～3回目が覚める。げっぷ・おならがよく出る。食欲がない・全身脱力感が強い・疲れが取れない・嘆息・やる気が出ない・集中力低下・意欲がない・寝付きが悪い・浅眠・多夢。咳は出ないが，痰が朝大量に出る。最初は淡緑色で，次第に白くて粘りの強い痰に変わる。昼間尿7回，夜間尿はない。黒便1日に2回。
脈　診	沈やや細弦。
舌　診	舌痩・暗紅・少津・苔少。
耳　診	心区・肝区・腎区に細い紫紅色血管あり。
切　診	左心兪・督兪・膈兪・肝兪・胃兪に硬結・圧痛あり。押すと気持ちが良い。
爪甲診	淡紅色・艶がない。白環あり。特に拇指・中指。
西洋医学的診断	十二指腸潰瘍・急性胃炎・肺がんの疑い。

(呉澤森)

治療へのアプローチ｜呉 澤森

弁証

弁証結果

弁証：気鬱・血瘀，気虚・痰湿
治法：疏肝理気解鬱・健脾気化痰湿
選穴：①心兪・巨闕・肝兪・期門・大椎・膈兪・内関・陽陵泉
　　　②肺兪・中府・胃兪・中脘・膻中・脾兪・足三里・豊隆
手技：①心兪・肝兪・膈兪は椎体に向かって斜刺 0.8 寸，平補平瀉法。巨闕は直刺 0.8 寸，導気法。期門は切皮後，外に向け横刺 0.5 寸，刮法。大椎は切皮後，直刺 1 寸，導気法。内関は切皮後，直刺 0.5 寸，導気法。陽陵泉は直刺 0.2 寸，導気法。
　　　②肺兪・脾兪・胃兪は椎体に向かって斜刺 0.5～1 寸，捻転補法。中脘・足三里は直刺 1 寸，補法。豊隆は直刺 1.2 寸，導気法。膻中は切皮後，下に向け横刺 0.5 寸，刮法。中府は肩関節に向け横刺 0.3 寸，刮法。

解説
①心は五臓六腑の大主であり，肝は疏泄を主る。心・肝 2 臓は体の気機を統括する。気鬱の治療においては，心・肝 2 臓の調整が何よりも優先される。心兪・巨闕・肝兪・期門は心・肝の兪募配穴であり，心・肝の働きを調える効能がある。大椎は，督脈の一穴である。督脈は諸陽の会であることから，大椎は手足の三陽経と交会する。したがって，大椎は全身に作用するきわめて重要な腧穴であり，施す刺鍼手技あるいは灸法により，壮陽・温経・通絡・止痛，あるいは清熱・理気・解鬱などの効果を発揮できる。臨床では，うつ病・気鬱の患者の治療に配合することが多く，大椎を使用した後に，患者が「元気が出てきた。やる気も出てきて，眠気もなくなった」とその効果を口にすることが多い。これが，大椎の解鬱効果である。大椎を使用する際に，内関の開胸理気，陽陵泉の疏肝理気の力を加えれば，解鬱の力はより一層拡大し，五臓六腑の気鬱に効果的に作用する。さらに，気鬱解除に伴い，血流も活発になり，瘀血を運ぶこともできる。血の会穴である膈兪を加えれば，行気・活血・化瘀の効果をより高めることができる。

　本症例の心窩部・左側背部の激痛は短期間ですみやかに抑えられた。これは本弁証論治の正しさの証左といえる。

CASE16　心窩部および左背部の激痛

②気鬱の発症には，外は七情・精神の失調が関与し，内は臓気弱が関与している。これが鬱証の基本病因・病理である。体内の臓気弱は，肺気・中気弱として現れることが多いが，特に中気（脾胃の気）弱が重要である。肺は気を主り，全身の気の分布・流動を管理する。脾胃はともに中焦に属し，後天の本であり，気血を生じ，全身を充養する。したがって，中気・肺気が弱くなれば，全身の気虚を生じやすく，その場合，外来の精神的な刺激に対応する力・順応性・柔軟性が低下することが多い。そこで，気鬱の治療においては，気虚の治療を同時進行する必要が出てくるのである。

肺兪・中府・胃兪・中脘は肺・胃の兪募配穴であり，脾兪と足三里（胃経の兪土穴）を配合して用いれば，補気の力をより高めることができる。また，脾兪・胃兪・中脘・足三里を併用するもう一つの目的は，脾胃の運化を強化し，痰湿を除くことにある。豊隆を加えればより効果的である。豊隆は胃経の絡穴であり，脾経と連絡する。脾胃は絡穴である豊隆により，より緊密になり，運化水穀の働きは強化され，痰湿の除去に有利に働く。膻中は気の会穴であり，強い理気・行気の効果があり，特に，肺に蓄積している痰湿の除去に大きな力をもつ。本症例では膻中の力により，鍼灸治療後，患者からはすみやかに胸の息苦しさが消えた。

治療経過

当院で診療を始めて以来，諸症状は次第に軽減していった。2週間後，激痛はだいぶ軽くなり，1カ月半後には完全に消失した。3カ月後，以前受診した病院で胃カメラ検査を受けたところ，2カ所あった潰瘍は消え，胃粘膜は正常な状態に戻っていた。患者は病気の苦痛・悩みから解放され，満面の笑みで私にそう報告してくれた。患者の笑顔は今でも私の目に焼き付いている。

症例分析

患者のさまざまな症状・苦痛・悩みが起こったのは，2年前，がんの可能性を否定できないとの通知が届いたことに始まる。患者は非常に大きなショックを受けた。その後，何回かCT検査を受けたが，右肺の影に変化はなかった。しかしそれにも関わらず，この2年間の経過観察中に体調は徐々に悪くなっている。このような症例に対して，中医弁証を用いる場合，どこから着手すればよいだろうか。以下に説明しよう。

▶気鬱が発症のおもな病理

金元時代の中医大家・朱丹渓の『丹渓心法』六鬱には「気血衝和，万病不生，一有怫鬱，諸病生焉，故人生諸病，多生於鬱」（気血が調和して順調に流れると，体は健

183

第3章　胸部・背部の症状

康で病気に罹らない。しかし，いったん精神的な不良刺激により七情失調が起こると，病気が生じる。人間のさまざまな病気の発生原因で一番多いのは鬱である）という論述がある。これは，金元時代，戦乱が頻繁し，人びとが恐怖・不安にさらされた社会において，疾病発生の原因をまとめたものではあるが，現今のストレス社会においても適用できる総括であろう。この気鬱があるからこそ，臓腑・気血・経絡の異変が次々と起こるのである。

　肝気鬱滞の所見として，嘆息・やる気が出ない・意欲がない・集中力低下・疲れが取れないなどの症状が現れている。

　脾と胃とは表裏関係をもち，肝と隣接する。肝気鬱結が起こると，脾を疏泄できなくなり，いわゆる「木不達土」になり，脾胃運化機能障害も生じることになる。本症例では，脾気鬱結も同時に起こっているため，食欲がない・げっぷ・おならをよくする・体重が8kg減るなどの症状が現れている。

　「脾は痰を生じる源であり，肺は痰を貯蔵する器である」という名言がある。患者には脾胃気鬱があり，水液の輸送・転化ができず，痰湿が生じた。この痰湿は肺に蓄積され，肺気の宣発を妨害し，宣発できないことにより，咳をすることができない。ところが，なぜか朝大量に痰が出る。これは，子午流注学説から考えるとわかりやすい。1日24時間のうち，朝の3時〜5時は寅時で肺に属し，5時〜7時は卯時で大腸に属する。肺と大腸は表裏相属であることから，朝3時〜7時は肺が代表することになる。手足の三陰・三陽経の流注は，手の太陰肺経からスタートする。人は朝3時〜7時に目覚め1日が始まるが，経絡の流注も肺経からスタートし，臓腑の働きも肺から始動する。始動時の肺の宣発力は強く，肺に積もっている痰湿（少々熱化している可能性があり，最初は淡緑色で次第に白く粘りの強い痰に変わる）は一気に大量に排出される。

　さて，患者の主訴である心窩部および左背部の激痛は，中医学ではどのように解釈できるだろうか。まず，心窩部は胃に相当する部位である。さらに，左側背部は切診では，左心兪・督兪・膈兪・肝兪・胃兪に硬結・圧痛が見つかっている。この硬結・圧痛は，相当する臓器に気鬱・気滞があるために生じているものである。特に肝・胃の気鬱・気滞により，血流も悪くなっている。すなわち，「気行則血行，気滞則血瘀」の状態である。患者の心窩部・左背部の激痛は一日中持続する。激しい痛みのため，夜中に2〜3回目が覚める。黒便が1日2回出るという症状もまた，気鬱・気滞・血瘀が関係している。さらに，この2年間，がんの不安が解消されず，心神失養になっている。寝付きが悪い・浅眠・多夢の症状は毎日繰り返され，体の元気・陰液は消耗していった。その結果，全身がパニック状態に陥り，体の消痩・両目の無神・声に力がない，舌痩・暗紅・少津・苔少，顔色萎黄で艶がないなどの徴候が一気に現れたのである。このような複雑かつ難治な症例でも必ずポイントがある。本症例の場合，それは気鬱である。気鬱が諸症状および発症の根となっている。

CASE16 心窩部および左背部の激痛

臓気弱が発症の内因

　同じストレス，または同じショックを受けた場合でも，人によってその対応と結果が異なることを古代の中医師は早くから認識していた。例えば，Ａ氏はプラス思考で前向き，積極的に対応するタイプ。このタイプの人は，症状が軽減あるいは消失しやすい。これに対してＢ氏はマイナス思考で多思・多慮・多疑するタイプ。このタイプの人は，体が気機不暢・鬱滞を起こしやすい。鬱滞があれば，臓腑・気血・経絡の異変が次々と起こり，さらには，この異変が相互に錯雑・影響し合うことにより，病状はより一層複雑・難治になる。本症例の患者もＢ氏のようなタイプであろう。古代においては，本症例のような「臓気易鬱」のことを「臓気弱」と称していた。『雑病源流犀燭』諸病源流は「諸鬱，臓気病也。其源本於思慮過深，更兼臓気弱，故六鬱之病生矣」と指摘し，鬱証の発症原因は，外は七情所傷，内は臓気弱にあり，体内の臓気弱という病因は無視できないことを強調している。

弁証のポイント

気滞と気鬱の特徴を把握する

　気滞も気鬱も，気病の異なる表現である。

- ●気鬱：精神的な理由が気鬱発症の直接の原因であり，また精神的な理由が気鬱増悪の重要な誘因となる。いったん気鬱が発症すると，意欲の低下・疲れやすい・集中力低下・嘆息・やる気がない・気分が落ち込みやすいなどの症状が集中的に現れる。気鬱が悪化すると，人と会うのを嫌がる，登校・出社拒否，自殺傾向なども起こる。
- ●気滞：精神的な理由は気滞発症の唯一の病因ではなく，痰湿・瘀血・食滞・気虚も気滞発症の病因となる。いったん，上述の病因により気滞証を起こすと，局所あるいは全身に症状がみられるようになる。肺に気滞があれば，胸悶脹・咳嗽痰多などが起こる。胃腸に気滞があれば，胃脘部または腹部の脹満と痛み・げっぷ・矢気頻作などが起こる。肝に気滞があれば，胸脇部の脹満と痛み・嘆息・梅核気などが起こる。経絡に気滞があれば，関連する経絡の流注部に痛み・脹り・痺れなどが起こる。これらをまとめると，局所または全身の発症部位の脹満・痛みが気滞の共通の特徴であるといえる。

肝失疏泄が気鬱の基本病理であることを理解する

　肝の疏泄の働きは，精神状態のコントロール・全身の気機（気の昇・降・浮・沈）の調節・肝汁の分泌と排泄の３つの重要な役に分けられる。また，身体の各種生理活動にも関わる。例えば，女性の排卵と男性の射精にも関与する。そのため，肝の疏泄は身体の諸生理活動に重要な役に立っている。いったん，肝の疏泄機能がうまく働かなくなったり，または失調してしまうと，身体の各生理活動の故障が起こり，大混乱の状態に陥る。そのため，肝主疏泄の重要さは無視できない。

185

第3章　胸部・背部の症状

病因病機図

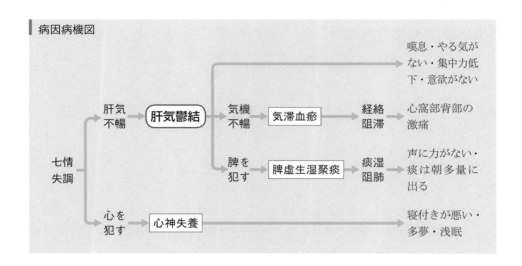

弁証のポイント

- 気滞と気鬱の特徴を把握する
- 肝失疏泄は気鬱の基本病理であることを理解する

アドバイス

弁証における鑑別点

気鬱と気滞について

　中医基礎理論にもとづいて気鬱と気滞について考えてみよう。

　気鬱の発症原因は，ストレス・大きなショックなど，すべて精神的なものである。最初に影響を受ける臓腑は肝であることが多く，罹患が長くなると，臓腑の気機は逆乱し，気血失調に陥り，病状は交錯・複雑化しやすくなる。本症例もその一例であり，各臓の気鬱による症状・脈象・舌象・そのほかの徴候が現れている。『三因極一病証方論』三因篇には「七情，人之常性，動之則先自臓腑鬱発，外形於肢体」（七情はもともと人が先天的に所有しているものである。七情過剰などがあれば，まず，臓腑に気鬱が発生し，次に外部の形体組織に症状が現れる）と記述されている。

　気滞の発症原因は，七情失調のほか，痰湿・食積・瘀血・気虚などがある。気滞は局所的なケースもあれば全身に及んでいるケースもある。いったん気滞になれば，該当部位に脹満・疼痛が現れる。

　上記の認識はあくまで基本であり，臨床においては，気鬱・気滞が同時にあるいは交互に現れることも多い。両者を区別するポイントとしては，痰湿・食積・瘀血など

の発症原因が確認できず，精神失調の原因がはっきりしていれば，気鬱と考えて弁証するのが妥当である。

治療について

心病には心薬が必要

「本症例の治療では，まず，動揺した気持ちを落ち着かせ，それから，痛みを除き，胃潰瘍を治し，体力を付けることが大切ではないだろうか」と考える方がいる。同感である。たしかに，このような精神的に動揺している患者にはカウンセリングも必要である。これは「心病は心薬で治す」ということである。本症例では，私はゆっくりと丁寧に病状と治療計画を説明することにより，患者の心を落ち着かせ，前向きの勇気を湧き出させるようにした。それが治療効果に繋がるからである。

患者は，2007年12月6日から当院での治療を始めた。2週間後，激痛はだいぶ減り，夜安眠できるようになった。1カ月半後，激痛は完全に消えた。さらに，3カ月後，胃カメラ検査を受けたところ，2箇所の潰瘍が消え，胃粘膜は普通に戻っていた。この目に見える結果によって，患者の鬱も迅速に改善・除去されていった。この治効は，カウンセリングとの相乗効果ともいえる。もし，カウンセリングだけで，治療効果がなかなか出ていなかったならば，患者には鍼灸治療に対する不信感が生じ，気鬱の解除も困難であったであろう。

治療へのアプローチ｜高橋楊子

弁証

弁証結果

弁証：気滞血瘀・脾虚生痰
治法：疏肝理気・活血止痛・健脾化痰
処方：血府逐瘀湯 合 六君子湯

　　　　柴胡4g，枳殻・桃仁・紅花・赤芍・川芎・延胡索各5g，桔梗・牛膝各3g，人参・白朮各5g，木香4g，陳皮5g，半夏4g，甘草2g

解説

　　柴胡・枳殻・木香──疏肝解鬱・理気止痛
　　桃仁・紅花・赤芍・川芎──活血行血・化瘀止痛

第3章　胸部・背部の症状

　　　延胡索──活血行気・鎮痛鎮静

　　　桔梗（引気上行）・牛膝（引血下行）　──疏通上下の気血

　　　桔梗（引気上行）・枳殻（引気下行）　──昇降胸中の気機

　　　人参・白朮・甘草──脾益気助運

　　　陳皮・半夏──理気化痰散結

　血府逐瘀湯は王清任の『医林改錯』を出典とし，桃紅四物湯と四逆散の加減により作られた処方である。本来，横隔膜以上，頭部以下の胸中（血府）の瘀血の駆除のための処方であるが，臨床では胸中だけでなく頭部・脇部・腹部に瘀血疼痛がある際によく使われる処方となる。ここでは柴胡・枳殻に木香を加えて疏肝理気作用を強め，桃紅四物湯から地黄・当帰を除き活血化瘀作用を集中する。さらに延胡索を加え，活血止痛の効果を高める。延胡索はケシ科のエンゴサクの塊茎であり，肝・心・脾経に帰し，強い活血行気の作用をもち，優れた鎮痛・鎮痙効果をもたらす。また薬理研究によれば，延胡索には鎮静・催眠作用もあるので，これを加えることにより激痛の緩和のほか，寝付きなどの改善も期待できる。血府逐瘀湯は，桔梗と牛膝の配合で上下の気血を疏通させることがよく知られているが，桔梗と枳殻の配合も重要であり，この2味の配伍は「枳桔散」という昔の処方（『方剤学講稿』王綿之）となり，一昇一降で，胸中および中焦の気滞を改善する。そのほかに，人参・白朮・甘草で健脾益気・健脾助運を果たし，陳皮・半夏の配合で理気化痰散結を果たす。

　現在の気滞血瘀による激痛および脾虚痰湿による朝の大量の痰は患者の体力・正気を消耗させる重要な原因であるので，「急なれば則ちその標を治す」の原則に従って疏肝理気・化痰の標治を中心とし，健脾益気も加える。痛みと痰の症状が緩解した後，処方は補気血・扶正（例えば黄耆・麦門冬・冬虫夏草）を中心として調節し，また肺の影に対しては軟堅散結（例えば貝母・玄参）の薬も加えたほうがよいと思われる。

症例分析

　まず，症例の経過から考えてみよう。

　患者は2年前の健診で，右肺がんの可能性を否定できないとの通知書が届き，大きなショックを受けた。その後何度も検査を受け，肺の影に変化はなかったが，経過観察の間に体調が徐々に悪くなり，体重も減少し，朝大量の痰が出て，全身の脱力感，胸脇部の痛み，そして2週間前に心窩部および左背部の激痛が発生し，十二指腸潰瘍や血便まで出るようになってしまった。この記載を見ると，現在の症状は肺の影と直接的な関係はなく，精神的な不安が引き金になっているのではないかと考えられる。中医学では「形神合一」を重視している。神（精神）の異常があれば，必ず形（身体）に異常が及ぶと考えている。本症例も，がんの疑いがもたらす精神的なショックや不

CASE16　心窩部および左背部の激痛

安が増大するにつれ，臓腑機能・気機に異常を来し，病気を引き起こしてしまったのであろう。

症状・病因病機の分析

- 左胸脇部や左背部に針で刺されたような痛みがあり，2週間前から心窩部および左背部を中心とする激痛が続き，鎮痛剤も効かず夜中に痛みで2～3回目が覚める——痛みの性質は瘀血を示すが，発病の原因および痛みの部位により，気滞に起因した瘀血であることがわかる。胸は肝の分野，脇は肝の走行部位であり，精神的な不安によって肝の疏泄機能に異常を来し，気が滞って瘀血となる。

- 嘆息・やる気が出ない・集中力が低下・意欲がない——不安などのストレスは肝の主る謀慮，胆の主る決断に影響を及ぼすため，やる気が出ず，集中力が低下して意欲がなくなる。

- げっぷとおならが多い——肝鬱気滞は胃腸の気機を阻滞させるため，げっぷ・おならがよく出る。

- 体重は50 kgから42 kgにまで減少・食欲がない・めまい・疲れが取れない・声に力がない——肝鬱乗土・脾虚失運により，気血の化生ができず，気血虚弱が現れる。

- 寝付きが悪い・浅眠・多夢——胸中の気滞血瘀は心神を撹乱し，心神不安を起こす。

- 痰が朝大量に出て，最初は淡緑色，次第に白くて粘りの強い痰に変わる——脾虚失運・痰湿内生を示す。咳もなく，肺の検査結果も変わっていないため，大量の痰は肺ではなく生痰の源の脾より発生してきたと考えられる。

- 十二指腸潰瘍・急性胃炎・黒便——肝鬱気滞により，脾胃を横逆して胃絡を損傷する。

- 消痩・両目は無神・顔色は痿黄で艶がない・全身の脱力感が強い——気血虚弱より元気消耗に及んでいることを示す。

- 沈やや細脈——裏虚・正気不足を示す。

- 弦脈——肝鬱気滞または痛証を示す。

- 痩舌・少津・少苔——血不足および傷津を示す。

- 暗紅色——気血凝滞を示す。

- 耳診・経絡診の所見は心・肝・腎・胃の異常を示す。

弁証のポイント

◉ 激痛が一日中持続・げっぷとおならが多い・嘆息・寝付きが悪い・暗紅舌・弦脈などから気滞血瘀と判断し，消痩・顔色萎黄・食欲がない・倦怠無力・痰が朝大量に出る・咳はないなどから脾気虚・痰湿内生と判断する

◉ 「形神合一」より，情緒不安と病気発症の関係を把握する

189

第3章　胸部・背部の症状

アドバイス

処方について

　弁証の大きなポイントは気滞血瘀である。これについては，ほとんどの方がとらえて，疏肝理気・活血止痛の治療を施されるだろう。理気の処方には四逆散・加味逍遙散・逍遙散など，活血には血府逐瘀湯・丹参飲などといろいろな選択があるが，処方の加減を工夫すればさらによい。本症例のような激痛の場合には，「血中の気滞，気中の血滞をめぐらせ，故に専ら一身上下の諸痛を治す」（李時珍）といわれる，優れた鎮痛・鎮痙・鎮静作用のある延胡索を加えるとよい。

　脾虚・寝付きが悪い・血便もあるので，思慮傷脾による心脾両虚と考え，帰脾湯を選ぶ方もいる。しかし「思則気結」という言葉も忘れてはいけない。思慮傷脾とは七情異常と臓腑の関係，思則気結とは七情異常と気機の関係について語ったものである。思慮過度は脾虚や脾の気結，あるいは全身の気結（気滞）を起こさせる原因であるので，詳しく症状を分析する必要があり，思慮過度を短絡的に脾虚だけと繋げないほうがよい。この患者の寝付きが悪い・浅眠多夢の症状は，胸中に血瘀が存在することにより，心神が心血の濡養を得られず，心神不安になり起きた症状ではないかと思われる。胸中の気滞血瘀を駆除しないと，いくら健脾養心・補血安神の薬を使っても激痛も睡眠も改善できないだろう。

　栝楼薤白半夏湯・補陽還五湯を選ぶ方もいる。前者は，痰濁胸痺に使う処方であり，胸部の満悶疼痛や喀痰咳喘，また舌苔が膩潤する場合に適し，後者は陽虚血瘀に適すが，両方とも本症例には適合しないと思う。

病は気から

　中国に「杯弓蛇影」という故事がある。ある男が友人の家を訪ね，酒を馳走になったが，壁に掛けてあった弓が酒の入った杯に蛇のように映り，蛇を飲んでしまったと思い込み，恐ろしさのあまりついに病になってしまったという話である。まさに「病は気から」である。肺に影があれば定期的な検査は欠かせないが，不安や恐怖ばかりにとらわれていると，却って体調を悪くさせてしまう。この症例を通して，経過観察中であっても，医療側や家族側の精神面でのフォローおよび，当の本人の心のもち方がいかに重要であるかを考えさせられた。

第4章

腹部・下腹部の症状

CASE 17

副睾丸炎

患　者	男性，54歳，公務員。
初診日	2002年3月
主　訴	右側陰嚢の脹痛6カ月，歩きにくい。
現病歴	10年前および3年前に今回と同じく右側陰嚢の疼痛が起きており，泌尿器科で副睾丸炎と診断され，2週間の通院治療でほぼ治った。ところが，昨年9月末に，仕事による過労あるいは遠隔地への転勤が誘因となったのか，陰嚢の疼痛が再発した。しかし，今回は泌尿器科の治療では6カ月経っても治癒せず，ホームページを見たことがきっかけで当院に来院した。
現　症	右側陰嚢の脹痛。違和感があり，歩くと疼痛が増悪するので歩きにくい。また，痛みは陰嚢から上下2方向へ放散する。下方は大腿の内側に沿って膝窩の内側へ広がり，上方は鼠径部を通り少腹部の裏にまで達する。咳・笑い・くしゃみなどにより疼痛が増悪する。右側陰嚢部の冷えがあり，温めると楽になる。腰がだるく重い。疲れやすい。時に耳鳴・耳閉が起こり，数秒後自然に消失する。排尿1日10回，夜間尿はない。排尿の時間は長く，残尿感がある。排尿完了後，数分経ってから知らないうちに下着が濡れていることもときどきある。睡眠は浅く，夢をよく見る。睡眠薬を飲んでいるので，4～5時間熟睡できる。大便1日1回。食欲あり。
脈　診	沈弦・尺部弱。
舌　診	舌質淡・苔薄白。
耳　診	三角窩・心区・腎区・肝区・神門に圧痛があり，特に三角窩・肝区が著明。
爪甲診	手指の爪甲に紅環がある。
人中診	人中溝の長さ19mm，左右中指同身寸の長さは各20mm。人中溝は左側寄りに歪斜している。
既往歴	10年前から毎年春に花粉症を発症している。また，不眠のため睡眠薬を5年間続けて服用している。
西洋医学的診断	副睾丸炎

(呉澤森)

第4章 胸部・下腹部の症状

 治療へのアプローチ｜呉 澤森

弁証

弁証結果

弁証：肝気不舒・寒滞肝脈
治法：疏肝理気・暖肝通経
選穴：肝兪・期門・内関・曲泉・蠡溝・大敦・合谷・太衝・百会・関元
手技：肝兪は切皮後，椎体に向け斜刺0.8寸，導気法。期門は切皮後，外に向け沿皮刺0.3寸，刮法。大敦は切皮後，直刺0.2寸，捻転。合谷・太衝・内関・曲泉・蠡溝は切皮後，直刺0.3～1寸，導気法。百会は棒灸3分間。関元は切皮後，直刺1～1.3寸，ゆっくり捻転し，その後灸頭鍼。

解説

　肝兪・期門・内関・太衝・曲泉・蠡溝──疏肝理気・安神
　大敦・合谷・太衝──理気・通経・止痛
　百会・関元──通肝気・暖肝脈

　大敦の「敦」とは，厚の意味である。つまり大敦のある第1趾は，ほかの趾と比べて大きく厚い。大敦の取穴法は，たいてい2つある。1つは，鍼灸専門学校の教科書『経絡経穴概論』に「第1指外側爪甲根部爪甲の角を去ること1分に取る」と記載されている方法である。この取穴法の出典は『鍼灸摘英集』の「大敦は，足大指外側端にある」である。もう1つの取穴法は『霊枢』本輸篇に記載されている「大敦は，足大趾の末節，三毛の中にある」が元になっている。私は『霊枢』の取穴法を採用しており，刺鍼は直刺0.2寸で行っている。『霊枢』根結篇には「足の厥陰肝経の根は，大敦にある」と記されている。根結理論では，ある経絡流注に接する各臓腑・組織・器官の病は，重度の場合，あるいは通常の経穴を使っても効かない場合には，その経絡の根結を使うと効果が現れるとされている。根結を応用すると，時には速効を得られることもある。本症例では大敦を使用したことによりまさしく速効を得ることができた。大敦に刺入・捻転しているうちに，患者は，目がぱっちり大きく開くような響きの上昇を感じ，陰嚢がピクピクと動くような感覚を覚えた。1回目の治療直後，患者は「すごい響きだ。疼痛は半分くらい取れた」と言った。大敦には，強い疏肝止痛・理血・清神の治効がある。

　合谷・太衝は0.5寸の深さで直刺し，導気法を3分間施す。合谷は気の関で，太

衝は血の関である。両側の2穴を合わせて四関穴と呼ばれる。四関穴には，調和気血・止痛の治効がある。そこで，大敦とセットにすれば，疏肝・理気・鎮痛の治効を一層高めることができる。

関元は任脈の穴位であり，外陰部に近い所にある。関元には三結交という別名があるが，三結交とは，足の三陰経（肝・脾・腎経）と関元が交会するという意味である。関元には，男子では蔵精，女子では蓄血の作用があり，人体における重要なポイントである。また，元気の関でもある。したがって，関元に1～1.3寸直刺し，ゆっくり捻転すれば，鍼の響きは，徐々に下行し，外生殖器・陰嚢にも伝導する。灸頭鍼を加えれば，暖肝通経の効果もある。

百会は任脈の頭頂部にある。百会は，全身の経絡の気血が上昇し集まる所である。したがって，阻滞している経気を動かして，流れを良くすることができる。足の厥陰肝経の流注は，大敦からスタートし，上行して腹部の肝に属し，横隔膜を貫き，脇肋部に分布し，その後，気管の後ろに沿って上がり，喉頭・鼻咽部を通り，目に連接する。その後，さらに上行し脳内に入り，頭頂部の百会と交会する。ここが足の厥陰肝経の流注の終点である。したがって，百会に，前額部に向けた0.8寸の横刺を行うか，あるいは棒灸を3分間加えることにより，肝脈を温めて，肝気の流れを良くすることができる。

治療経過

2回の治療で，陰嚢の疼痛は完全に消失し，同時に歩行も正常に戻って完治した。引き続き下元不足・腎気不固の治療に移ったが，これについては省略する。

症例分析

中医鍼灸は痛証の治療を得意としている。運動器系の筋肉・腱・関節の疼痛だけではなく，内臓や器官の疼痛にもよく効く。

泌尿器科で6カ月間治療を行っても治らなかった副睾丸炎の激痛が，一体なぜ，たった2回の鍼灸治療で速効を得たのであろうか。古人は「不明経絡，臓腑，開口動手便錯」（どこの経絡・臓腑が病んでいるのかわからなければ，診断も治療も間違ってしまう）という名言を後学者に残している。私は，長年の臨床において，経絡・臓腑の重要性を実感させられる症例を数多く経験している。本症例はそのなかの一例である。

陰嚢という組織は「総筋の会」ともいわれる。すなわち，陰嚢を固定し支える組織は，骨・筋肉ではなく，筋腱だけである。筋腱は「肝は筋腱を主る」といわれるように肝と繋がっている。また，経絡の流注からみると，陰嚢は足の厥陰肝経の流注上にある。足の厥陰肝経の流注は「第1趾にある大敦からスタートし，行間・太衝を通り，下肢の内側に沿って上がり，鼠径部に至ると外生殖器（陰嚢も含む）を一回りし，少

第4章　胸部・下腹部の症状

腹部（臍の斜め下方，鼠径部の上方の所）へ入り，腹部の深部に沿って上行し，肋骨弓部の期門を出て……」といった経路にある。このような経路があるからこそ，何らかの原因により肝経の流れに異常が起こると，肝経の流注と接するすべての臓腑・器官・組織に影響が及ぶのである。

本症例には，陰嚢の脹痛・違和感，痛みは陰嚢から上下2方向へ放散し，下方は大腿の内側に沿って膝窩の内側へ広がり，上方は鼠径部を通り少腹部の裏にまで達する，などの症状がみられる。これらの症状は，肝経と関連する組織，あるいは経絡の異常と考えることができる。

以上の分析から，本症例の陰嚢脹痛と歩行困難という症状は，肝または肝経と密接な関係をもつと考えてほぼ間違いないだろう。

次に，本症例を弁証論治する。

▶原因

10年前および3年前に，今回と同じく右側陰嚢の疼痛が起きたが，2週間の通院治療によりほぼ治っている。ところが，今回の右側陰嚢の疼痛の再発は，6カ月の治療を経ても治らない。その原因を追及すると，問診から次のことがわかった。

まず今回は，過労あるいは遠隔地への転勤という生活環境の変化がある。過労というのは，肉体の過労と精神的な消耗という2つの側面があるが，本症例の患者にはその両者が存在するようである。さらに，睡眠薬を5年間続けて服用していることがわかった。4〜5時間は熟睡できるが，睡眠は浅く，よく夢を見る。患者には精神不安があり，ストレスが溜まっているようである。この2つの要因が，本症を引き起こした原因と考えることができる。

▶症候分析

- 陰嚢の脹痛・違和感——肝気不舒・経気阻滞による。
- 歩くと疼痛が増悪するので歩きにくい——歩行するとき，陰嚢が引っ張られて疼痛を引き起こす。
- 痛みが上下2方向へ放散する——足の厥陰肝経の走行に完全に一致した痛みの放散である。
- 右側陰嚢部の冷えがあり，温めると楽になる——本症例の陰嚢疼痛の唯一の緩和方法は，陰嚢を温めることである。これは弁証の注目点である。すなわち，陰嚢の疼痛は肝気不舒・経気阻滞だけが原因ではなく，寒気が肝経を侵していることも原因の一つと考えられる。だから温めると楽になるのである。
- 腰がだるく重い・疲れやすい——腎気不足による。
- 耳鳴・耳閉が起こり，数秒後に自然に消失する——腎精虚弱で耳に上承できない。
- 排尿1日10回，排尿時間が長く，残尿感がある——腎気不足で排尿無力になり，腎の固摂作用が弱いため，排尿回数が増え，残尿感があり，時に尿で下着を濡らす。

CASE17　副睾丸炎

- 沈弦脈——裏証・肝病・痛証を意味する。
- 尺部弱——腎気不足を意味する。
- 耳診の三角窩・肝区の圧痛が著明——三角窩は，女性の子宮・卵巣，男性の精索・陰嚢に対応する部位である。したがって，顕著な圧痛は該当箇所の重病の反応である。本症例の場合は，陰嚢の疼痛の反応である。
- 爪甲に紅環がある——これはストレスが溜まっている徴候である。色の赤さの程度により，ストレスのひどさを判断する。

▶弁証論治

　上述の病因・症候分析から総合的に考えると，2つの証を考えることができる。1つは肝気不舒・寒滞肝脈で，もう1つは下元不足・腎気不固である。では，本症例においては，どちらかの証を集中的に治療したほうがよいだろうか，それとも両者を同時に治療したほうがよいだろうか。

　私の選択は，まず肝気不舒・寒滞肝脈だけを集中的に治療することである。その理由は，右陰嚢の脹痛と歩きにくいという2つの症状が患者の主訴だからである。この主訴は，肝気不舒・寒滞肝脈と密接な関係をもつ。肝経の寒邪を取り除き，肝経の流れを良くすれば，陰嚢の痛みは解消するはずである。腰がだるく重い・耳鳴・耳閉・排尿時間が長い・残尿感・下着が濡れるなどの症状は下元不足・腎気不固が原因であり，これらの治療は次のステップの治療と考えればよい。もし，2つの証を同時に立てて並行治療したならば，陰嚢脹痛に対する治療の力は分散してしまい，たった2回の治療で疼痛を解消することはできなかっただろう。また，下元不足・腎気不固の治療を先に行ったとすれば，陰嚢疼痛は消失しなかった可能性が高い。これは「喧賓奪主」〔客の声が主人の声を圧倒すること。主客転倒の意〕「本末転倒」の治療である。

▶弁証のポイント

睾丸の病はまず肝の異常を調べる

　体の五官および諸器官・組織は，皆それぞれ五臓との関連性をもつ。同時に，各経絡の流注も諸器官・組織と繋がり，また通じている。足の厥陰肝経の流注は，足の第1趾にある大敦からスタートし，足背を通じ，下肢の内側に沿って上行し，鼠径部に至り，外生殖器を1周めぐった後，腹部の深層に入り上行する。そのため，睾丸の病の場合は，まず肝・肝経の異常を考える必要がある。

副睾丸炎の熱証と寒証の特徴を把握する

　臨床では，副睾丸炎は発症の病因により熱証と寒証の区別がある。

- 熱証：邪気の侵入により，陰嚢の腫脹・赤痛が起こり，冷やすと激痛が減る。同時に，口苦・口乾・尿赤・尿量少・便秘・頭痛・発熱・脈弦数・舌紅・苔黄膩などを伴う。
- 寒証：睾丸病の繰り返しによる体力の低下，または邪気の侵入により，陰嚢の腫れ・脹痛・違和感・冷えが起こり，温めると陰嚢の脹痛・冷えが減少する。悪寒肢冷・舌淡・

第4章　胸部・下腹部の症状

苔白滑・脈弦緊などを伴う。

病因病機図

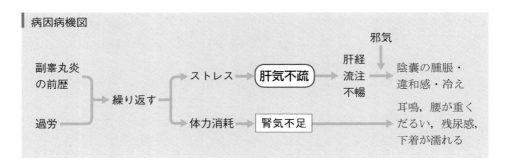

弁証のポイント

● 睾丸の病はまず肝の異常を調べる
● 副睾丸炎の熱証と寒証の特徴を把握する

アドバイス

▶弁証における鑑別点

腎陽虚弱があるか

　本症例の弁証において，肝を弁証しながらも，同時に腎陽虚弱または腎陽不足をあげる方がいる。腎陽虚弱について，私個人の考えを述べたい。

　腎は腎陽と腎陰に分けられる。腎陽は全身の陽の代表で，強い温煦・気化作用をもつ。また人体の真陽・元陽・命門の火とも呼ばれる。もし，腎陽が虚弱または不足になれば，腎それ自体だけではなく，全身にも影響するはずである。例えば，臨床では，次のような症状として現れることが多い。形寒肢冷，特に腰膝のだるさと冷え。生殖機能の減弱による，男性の陽萎・早漏・精冷，女性の宮寒不妊。小便頻多・夜尿・大便稀溏・五更泄瀉・舌淡苔白・脈沈細無力などである。しかし，本症例の場合は，冷えは陰嚢に限局しており，これは腎陽虚と無関係である。排尿の異常があるが，夜尿はないので，これも腎陽虚とはいえず，腎気虚あるいは腎気不固が原因と考えられる。大便は1日1回で，大便稀溏・五更泄瀉もみられないので，やはり腎陽虚弱・腎陽不足と判断するには根拠に乏しい。腎気虚と腎陽虚との根本的な区別は，内寒をもっているかどうかという点にある。腎陽虚弱は腎気虚弱の悪化であり，すなわち腎気虚＋内寒という模式があれば，腎陽虚弱といえる。

熱があるか

　本症例の病因・病機を「陰嚢の痛みや腫れなどは，肝胆経に生じた熱のため」と分析

する方もいる。これについて，私見を述べたい。

　まず，本症例の症状・脈診・舌診・耳診・爪甲診・人中診などを調べると，どこにも熱性症状あるいは熱証を疑わせるような徴候はみられない。したがって「陰嚢の痛みや腫れなどは肝胆経に生じた熱のため」と判断することはできない。ではなぜ，「肝胆経に生じた熱」を考えるのだろうか。やはり，副睾丸炎の「炎」の字に惑わされた可能性が高い。たしかに，西洋医学の場合に炎症というと，すぐに熱性または熱証を連想する。ところが，臨床では病名は炎症だとしても，必ずしも熱をもっているとは限らない。このような例は数多くある。例えば，診断名は同じ関節炎であっても，関節に紅・腫・熱・痛などの症状がみられる関節炎もあれば，関節に冷え・激痛があり温めると楽になる関節炎もある。このように，病名に「炎」が付くからといって，熱と断定することはできないのである。

　中医弁証をする場合には，病名はいったん脇に置いておいたほうがよい。大切なことは，望・聞・問・切によって得られた情報を総合分析し，その結果にもとづいて証を立てて治療することなのである。

▶ 合谷について

　合谷は，手の陽明大腸経の原穴であり，最もよく使われる経穴の一つである。理気止痛・開関通竅・和胃通腸・調経引産などの作用をもち，各種の疼痛・五官疾患・胃腸消化器系の病・婦人科疾患（おりものや出産異常・月経異常など）にも使われる。故に『鍼灸大成』では，合谷は「虚実皆これで抜す」と高く評価されている。優れた効果の核心は気である。つまり，合谷は強い調理気機の作用をもっており，「気の関」とも誉め讃えられている。

　合谷の調理気機の作用は，行気止痛・利気通竅・理気和中・導気調経引産・益気固脱の5つの面に現れる。合谷を用いた鍼麻酔の成功が注目されているが，これは行気止痛作用によるものである。私は中国にいる期間に，合谷と内関をセットで用いて，胃および十二指腸切除術・胆嚢摘出術・帝王切開術・虫垂炎摘出術・避妊のための卵管や輸精管の結紮術などに成功している（当時は，安全のために鍼麻酔の効果が不十分な場合すぐに対処できるよう麻酔医が待機するのが一般的であったが，私が担当した手術では麻酔薬の併用なしで成功が得られた）。そのうちの1つの例を紹介する。

　15歳の学生，急性虫垂炎による緊急手術である。合谷と内関は切皮後に各穴15分間導気法をした。鍼麻酔の誘導である。その後，ピンセットで腹部の皮膚を挟み，痛みを感じないことを確認してから，手術を開始した。皮膚を切開し，炎症を起こしている虫垂を切除し，消毒・縫合をする全過程において，患者は静かに眠っていた。病室に戻って目が覚めた時の第一声は「お腹がすいた」であった。鍼麻酔の成功は，合谷と内関の力であり，特に合谷の理気止痛の効果が実感された。

　合谷の理気止痛の速効性はじつにすばらしい。ぜひ臨床において広く活用していただきたい。

第4章　胸部・下腹部の症状

 # 治療へのアプローチ　｜高橋楊子

弁証

弁証結果

弁証：肝気鬱滞・寒滞肝脈（標証）
　　　腎気虚弱（本証）
治法：疏肝理気・散寒止痛（標治）
　　　補腎温陽（本治）
　　　　現時点では主訴の痛みが強いので，まず標から治療する。痛みが改善したら本を治療する。
処方：天台烏薬散 合 橘核丸 の加減
　　　　柴胡・烏薬・小茴香・高良姜・青皮・橘核・茘枝核・川楝子・延胡索・白芍・補骨脂　各4g
　　　　一番煎じで飲むほかに，二番煎じで患部を温浴する。
　　　　いったん痛みが緩和してから，本治の八味地黄丸に変える。

解説
　柴胡・青皮——疏肝理気
　烏薬・小茴香・高良姜——疏肝行気・散寒止痛
　橘核・茘枝核——行気散寒・散結止痛
　川楝子・延胡索——疏肝行気・活血止痛
　白芍——養血柔肝
　補骨脂——補腎固摂

症例分析

　副睾丸炎は陰嚢の疾患によくみられる炎症の一つである。急性期に完治せずに慢性化すると，何らかのきっかけにより陰嚢の腫れや痛みなどの症状が起きやすくなる。
　足の厥陰肝経は陰部を絡んで走行するので，睾丸炎・副睾丸炎の発病機序は肝の異常と深く関係している。また腎は生殖機能を主り，両陰に開竅するので，陰嚢の病気は腎とも関係している。外因からいえば，陰嚢の疾患は寒・湿・熱などの邪気の侵入とも密接な関係がある。ちなみに陰嚢と陰茎は形状が腎に似ており，機能も腎に付随

CASE17 副睾丸炎

しているので，中医学では睾丸炎や副睾丸炎のことを「子癰」と呼び，これらに関する中医学的な論述は，おもに「子癰」「疝」などの項目にある。

▶ 症状からの病因病機の分析

● 陰嚢脹痛の主訴・仕事の過労および遠隔地への転勤という誘因──脹痛は気滞特有の症状である。仕事の過労および遠隔地への転勤による心身ストレスが主訴を引き起こしていることから，肝気鬱結・肝経気滞と判断できる。大腿の内側・鼠径部・少腹部は足の厥陰肝経の走行部位であり，肝経気滞により痛みはさらにこれらの部位へも広がっている。

● 陰嚢の冷えがあり，温めると楽になる──足の厥陰肝経に寒邪が存在している。寒邪の起因については特別な記載はないが，寒冷時期の発病であることや，腎の陽気虚弱により陰部が温煦できない，あるいは下着が濡れたまま気が付かないことなどから寒邪の存在がうかがえる。寒は収引を主り，痛みを主る性質がある。寒邪の存在は気機の流れをさらに悪くさせ，陰嚢の痛みを増悪させる。

● 咳・笑い・くしゃみにより，痛みが増悪する──咳・笑い・くしゃみが腹圧を上げるため，痛みがひどくなる。

● 腰がだるく重く，時に耳鳴・耳閉がある──腎気虚弱を示す。「久病入腎」といわれるように，病気の慢性化が腎機能を損なってしまっている。

● 尿の回数が多く，時に排尿後の余瀝がある──腎虚・封蔵機能の減退による腎気不固の症状である。

● 疲れやすい・毎年の花粉症──気虚を示す。

● 睡眠が浅く，夢が多い──肝気鬱結により心神を動乱させている。

● 白苔・沈弦脈──寒滞肝脈・肝気鬱結を示す。

● 淡舌・尺脈弱──腎気虚弱を示す。

● 耳・爪・人中の診察結果──肝腎の異常を提示する。

弁証のポイント

◉ 陰嚢脹痛・放散する部位・沈弦脈から肝気鬱滞（標証）と判断し，陰嚢の冷え・喜温・白苔から寒滞肝脈（標証）と判断する

◉ 腰部酸痛・頻尿・残尿感・排尿後の余瀝・尺弱は，腎気不足（本証）を提示する

◉ 足の厥陰肝経の走行ルートを把握する

201

第4章　胸部・下腹部の症状

アドバイス

▶弁証における鑑別点

痛痹証について

　標証に対して痛痹証と考える方がいる。痛痹証は，寒邪が原因となり，関節・筋肉の痛みを主症状とする病証を指す。例えばリウマチ・慢性関節炎・神経痛・筋肉痛などである。陰嚢の痛みはこの範疇には入らない。前述したように，陰嚢の痛みは，中医学の文献では「子癰」「疝」などの項目に論述されている。

狐疝について

　また，狐疝と判断する方もいる。『儒門事親』では，疝気について，寒疝・水疝・筋疝・血疝・気疝・狐疝・癩疝の7種類を論述し，狐疝の特徴を「臥則入小腹，行立則出小腹入嚢中，……此疝出入上下往来正与狐相似，故名」と述べている。狐疝は西洋医学の鼠径ヘルニアに似ており，本症例とは違うものである。

肝胆経に熱があるか

　「陰嚢の痛みや腫れなどは，肝胆経に生じた熱のため」と考える方もいる。急性睾丸炎・急性副睾丸炎による陰嚢の紅腫熱痛があると，多くの方は肝胆の熱や湿熱を推理するが，本症例は陰嚢に冷えがあり，温めると楽になる特徴があるので，とらえ違いをしてしまったといわざるを得ない。

▶陰嚢痛に対する橘核と茘枝核の配合

　本症例に対して，橘核と茘枝核を配合して使うことを考える方がいるが，これはとても良い。橘核と茘枝核はともに薬味が辛苦であり，薬性が温であり，肝経に入るので，行気散寒・散結止痛の効能に優れている。肝経寒凝気滞による陰嚢痛や鼠径ヘルニアの痛みに対して，臨床ではよく配合して使われている。逆に熱による陰嚢痛の場合は，橘核と茘枝核にさらに苦味寒涼の川楝子・白芍を配合して使ったほうがよい。

CASE 18

脇部・上腹部の脹痛

患　者	女性，49歳，既婚，病院勤務，身長 163cm，体重 55kg。
初診日	2005 年 10 月 15 日
主　訴	右脇を中心とする上腹部の脹痛
現病歴	今朝（初診日）の4時頃，右脇部の脹痛で目が覚め，右脇を中心として上腹部の全体が脹って苦しかった。トイレに行って多少楽になったが，横になると再び脹痛は増強する。しばらく様子をみたが，あまり改善されなかったので，近くの病院を受診した。腹部のレントゲンと超音波の検査の結果，腸管にガスと宿便がかなり溜まっているとのことであった。化学薬品を飲みたくないので，漢方治療を求めて来た。
望　診	中肉中背，顔色萎黄でしみが少しある。
問　診	右脇部が脹って痛む，臥位が最もつらい，時には痛みが上衝する感じがする。上腹部全体は脹って苦しいが，圧痛はない。発熱や吐き気・嘔吐はない。ガスはほんの少し出る。便通は今まで毎朝1回あったが，最近，排便のリズムが乱れてここ2～3日便がすっきり出ない。もともと元気であり，胃腸も特に問題ないが，最近多忙であり，また子供の教育問題も抱え，身体は疲れぎみで，イライラしやすい。3日前から腹部が脹り，ガスも多くなった。昨夜，子供のことで悩んでから，脹りがさらに強くなり，ガスもすっきり出なかった。普段から肩が凝りやすく，目のかすみがある。食欲は正常，便通は1日1回，この2～3日，便通はすっきりしなかった。げっぷやガスは多い。口苦と口渇はない。睡眠良好。月経は特に問題がなかったが，1年前から周期がかなり遅れ，ここ4カ月，来潮していない。時にほんの少しふらつきとほてりがあり，汗をカッとかくこともある。
触　診	腹部は膨満感があり，硬くなく，圧痛もない。腹部の打診音は鼓音。
舌　診	舌質は淡紅舌やや暗，苔は薄白膩潤。
脈　診	細滑やや弦。
生活習慣	飲酒と喫煙の習慣はなし。食べものの好き嫌いはない。ときどき運動をしていたが，最近多忙でしていない。
既往歴	15 年前，妊娠中に虫垂炎に罹ったが，手術をせずに薬で治った。
検　査	血圧 118／78mmHg

（高橋楊子）

第4章 胸部・下腹部の症状

 # 治療へのアプローチ｜高橋楊子

弁証

弁証結果

弁証：肝鬱気滞
治法：疏肝理気・通腑瀉下
処方：大柴胡湯7.5g （7日分）
　　　便がすっきり出るまでは1回5.0gの頓服，1日3～4回服用

解説

　脹痛がひどく，宿便とガスもかなり溜まっているので，治療は「通則不痛」に従って，まず理気通腑瀉下を行う。忙しくて煎じ薬を作る時間がないとのことであったので，大柴胡湯エキス5.0gの頓服とし，便がすっきり出るまで1回5.0g，1日3～4回服用とした。便秘が改善したら，1回2.5g，1日3回の服用にするように指示した。

治療経過

2診（6日後）　大柴胡湯5.0gを頓服したところ，すぐに黒っぽい便が少し出たが，すっきりしなかった。その後，1回5.0gを1日で計4回飲み続けたところ，午後から夜にかけて便が2～3回，最後に水分の多い軟便が出て，ガスもたくさん出たので，脹痛はかなり軽減した。翌日から1回2.5g，1日3回に減量した。やや軟らかい便が毎日1回出たが，お腹はガスが残ってすっきりしなかった。上腹部の脹痛はかなり軽減したが，右脇の脹痛はまだあり，特に横になると脹痛を感じやすい。大柴胡湯を止め，疏肝理気・調和肝脾の四逆散エキス7.5g/日，分3，5日分とした。

3診（9日後）　四逆散を服用してから，ガスがよく出たので，右脇の脹痛はかなり軽減したが，依然として脹って痛む感じは存在する。便は形が正常で，排便は1日に1～2回ある。時間の余裕ができたということで，エキス剤を止め，以下の煎じ薬を勧めた。

　柴胡3g，枳実・白芍・厚朴各4g，川楝子・延胡索・白朮各3g，茯苓・枸杞子各4g，薏苡仁6g，莪朮3g，薄荷2g（後下），甘草1g （14日分）

　これは疏肝理気・調和肝脾の四逆散と，行気止痛の金鈴子散の加減の処方である。

柴胡・薄荷は辛散によって滞った気を上行させ疏肝解鬱をし，枳実・厚朴は苦降により滞った気を下降させ行気除満をする。この4味を組み合わせて使うと，肝の疏泄機能を上下に良くし，滞った気を改善することが期待できる。川棟子・延胡索（金鈴子散）は，疏肝行気止痛の働きが強いので，脇部脹痛を改善する。また，白芍・枸杞子で養血柔肝，白朮・茯苓・薏苡仁で健脾利湿，莪朮で活血・健脾をして，最後に甘草で諸薬を調和する。

4診（23日後） 煎じ薬を飲んだ初日，ガスのほかに，げっぷもかなり大量に出たので，お腹はすっきりして，脇の脹痛はかなり減ってきた。さらに服用を続けると，脇部の不快感はどんどん減って体調も良くなってきた。前回処方から川棟子・白朮・茯苓を抜き，延胡索を減量し，川芎・当帰各4g を加えた。14日分。

5診（37日後） すっかり元気が戻ってきた。ガスやげっぷは普通になり，脇部の脹痛はほとんどなくなったが，ごくたまに脹っている不快感がすることがある。体調は良くなったが，年末は忙しくなるとのことで，煎じ薬を止めて，再び四逆散エキスに戻した。

その後，正月で久しぶりにゆっくりと休養がとれ，右脇部の不快感も完全に取れたので漢方治療を終了した。

漢方薬には煎剤・エキス剤・錠剤などさまざまな剤型がある。事情により煎じができない場合，エキス剤などで対応するのもよい。本症例は，最初から大柴胡湯エキスのほかに，四逆散7.5g／日，また可能であれば川棟子末1g／日，延胡索末1g／日，薄荷末0.5g／日を加えることができたなら，改善がさらに早くなったと思う。

症例分析

テレビでお腹の脹りとガスを解消する薬のCMをよく見かけることがあるが，日本人，特に女性は，お腹にガスが溜まり，脹って苦しいと訴える人が多いようである。本症例を通じて，腹部の脹痛を起こす原因・機序，そして治療を考えてみよう。

▶ 発病経過の分析

「もともと元気であり，胃腸も特に問題ないが，最近多忙であり，また子供の教育問題も抱え，身体は疲れぎみでイライラしやすい。3日前から，腹部が脹り，ガスも多くなった。発症の前夜，子供のことで悩んでから，脹りがさらに強くなり，ガスもすっきり出なかった」との発病経過から，誘発原因は精神的なストレスと考えられる。多忙で心のゆとりを失い，さらに新たな悩みが加わり，情志失調になってしまった。肝は疏泄を主り，条達を好み，抑鬱を嫌う臓器である。情志失調によって，肝鬱気滞を引き起こし，「木克土」に沿って脾胃昇降機能を犯して，脾胃・腸の気機を失調させ，脇部と上腹部の脹痛を起こしたのである。

第4章　胸部・下腹部の症状

症状の分析

- 右脇を中心とする上腹部の脹痛——右脇部は肝胆の所在部位であり，肝胆の経気が分布する所である。情志失調は肝の疏泄機能を異常にし，肝胆経気が滞って，「不通則痛」によって脇部の脹痛が現れる。上腹部は脾胃の所在部位であるが，肝鬱気滞は脾胃の昇降機能を悪化させ，上腹部の脹痛も現れる。
- 横になると脹痛が増強し，臥位では最もつらく，時には痛みが上昇する感じがする——気はもともと流動性の強い物質である。立位では，気の流れは下に向き，脹痛も少し楽になるが，横になると気の流動が限局され，上腹部ばかりに集中してしまうため，痛みが増強するのである。また，宿便も存在して，滞った気は下に流れず，時に上がると，上昇する痛みを感じるのである。
- イライラしやすい——情志失調・肝の疏泄機能の異常によって現れる症状である。
- 排便のリズムが乱れて，ここ2〜3日便がすっきり出ない——肝鬱気滞によって，胃の降濁・大腸の伝導失調が悪化して現れる症状である。
- もともとげっぷやガスが多いが，発症の前夜からガスはほんの少ししか出なかった——げっぷやガスが多いのは，元から多少腸胃気滞があったことを示すが，発症の前に肝の疏泄機能が大いに傷付けられ，脾胃の昇降機能を犯して，胃気不降・腑気阻滞になって現れた症状である。
- 顔のしみ・肩こり——瘀血が少しあることを示す。
- 吐き気や嘔吐はない・食欲正常——脾胃の運化機能が悪くないことを示す。
- 目のかすみ・月経周期の遅れ・少しのふらつきとほてり・汗をカッとかく——肝腎陰血不足を示す症状であるが，49歳という年齢を考えるとそれほどひどくはないと考えられる。
- 腹部膨満感・硬くもなく圧痛もない，腹部の鼓音——胃腸気滞を示す症状である。

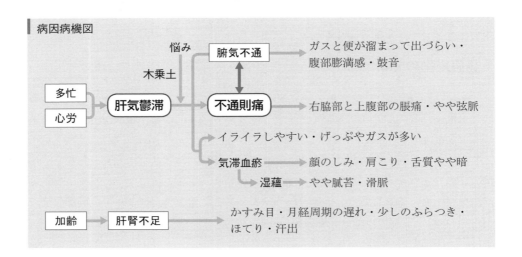

CASE18　脇部・上腹部の脹痛

● 舌脈——淡紅舌・薄白潤苔は正虚でないことを，舌やや暗は少し瘀血があることを，
膩苔と細滑脈は少し湿の停留があることを示す。やや弦脈は肝鬱気滞を示す。
以上の分析をまとめると，肝失疏泄・気滞疼痛の実証と判断できる。

弁証のポイント

◉ 多忙・精神的なストレスと，臓腑の関係を把握する
◉ 突然現れた右脇と上腹部の脹痛・ガスと便が溜まって出づらい・イライラ・腹部
膨満感・鼓音から，肝鬱気滞・腑気不通と判断する

アドバイス

▶ 弁証における鑑別点

　本症例に対し，飲停胸脇と弁証する方がいる。飲邪による病気の場合は，咳嗽・呼
吸による胸脇疼痛・喀痰・息切れなどの症状があるが，本症例のような脇部上腹部の
脹痛・ガスやげっぷ・イライラ・腹部の鼓音などの症状はないはずである。

▶ 処方について

　本症例に対し，柴胡疏肝散を選ぶ方は多いだろう。柴胡疏肝散は四逆散にもとづい
てできた処方で，疏肝理気・活血止痛の働きが強いので，肝鬱気滞・胸脇疼痛・腹部
脹痛に良い。本症例に対しては，少し加減して使いたい。例えば，枳殻の代わりに枳
実を使うなどである。両方とも理気の生薬であるが，枳実は破気・導滞で下行の力が
強く，脾胃に帰経し，おもに胃腸気滞によく使われる。一方，枳殻は枳実より理気の
力が弱く，脾・肺に帰経し，理気消脹・寛胸によく使われる。本症例ではぜひ枳実を
選び，さらに厚朴を組み合わせて使うとよい。

　また，本症例は実証であり，宿便もあるので，最初に大黄を使って，短時間で滞っ
たものを排出したほうがよい。疏肝理気と同時に養陰血の生薬を考える方もいるが，
滋膩の養陰血のもの（例えば熟地黄）は，気の流れを妨げることがあるので，現段階
では使わないほうがよい。

▶ 腹が脹って苦しい原因について

　前述したように，日本人，特に女性にはお腹にガスが溜まって脹って苦しい人が多い
ようである。その原因を中医学の立場から探ってみよう。
　腹部は，おもに脾胃・大腸小腸の所在部位であり，気機の昇降出入に関する重要な
場所の一つである。脾胃・腸は昇降出入を協調して飲食物の消化・吸収・排泄を行っ

207

第4章　胸部・下腹部の症状

ている。具体的にいえば，脾の昇清機能は「昇」，胃の降濁機能は「降」，胃の受納機能は「入」，大腸の糟粕の伝送は「出」，そして小腸の分清別濁は脾胃機能に付随して「昇」と「降」の両方に属す。なかでも脾昇胃降は主導的役割を果たす。飲食の不摂生によって脾胃・腸の昇降機能に異常が起こると，気の流れが滞って，お腹が脹って苦しくなる症状が現れる。現代の日本人は，生冷の飲食物（特にビール・炭酸飲料など）の摂り過ぎ・食生活の乱れ（過食・早食い・食事時間の不規則・偏食）が多いので，この症状を起こす大きな原因になっていると思う。

　もう1つの大きな原因は，精神的なストレスである。肝は疏泄を主り，全身の気機を調節する働きがあり，特に五行学説の「木克土」の関係により脾胃の気機に影響しやすい臓器である。精神的なストレスによって肝の疏泄機能に異常を来し，脾胃・腸の昇降機能を犯して，気の流れが滞って，お腹が脹って苦しくなる症状が現れる。現代社会には，多忙によるストレス・人間関係によるストレス，また家庭内の不和によるストレスなどがかなり多いので，腹脹を引き起こす大きな原因となる。そのほかに運動不足・肥満（腹部の皮下脂肪が多い）・きついガードルのような身体を締め付ける衣類の着用も原因となる。

　お腹にガスが溜まりやすく，脹りやすい人は，普段から生冷の飲食物（特に炭酸飲料）を避け，規則正しい食生活とバランスの良い食べものを摂り，30分ほどかけてゆっくりと食事を摂り，心にゆとりをもち，ストレスを上手に発散し，またよく運動して，きつい衣類の着用を止めることなどを心掛けるとよい。

 治療へのアプローチ｜呉　澤森

弁証

弁証結果

弁証：肝気鬱結・腑気不通
治法：疏肝・理気・下気・通便
選穴：①肝兪・内関・陽陵泉・期門・三陰交・蠡溝
　　　②足三里・上巨虚・下脘・大横・大巨
手技：①導気法・補法
　　　　肝兪は切皮後，椎体に向け斜刺0.8寸，捻転補法。期門は切皮後，外に向け沿皮刺0.5寸，小幅捻転。内関・陽陵泉・蠡溝・三陰交は切皮後，直刺0.3～1寸，導気法。

②導気法・瀉法

　　足三里・上巨虚は切皮後，直刺１寸，瀉法。下脘・大横・大巨は切皮
後，直刺１寸，導気法。

解説

①肝兪・内関・陽陵泉・期門・三陰交・蠡溝——養血・疏肝・理気

　　肝兪・期門は兪募配穴で調理肝気作用があり，内関は多血少気の経絡である
手の厥陰心包経に属し，養血理気の効果がある。三陰交は女性の養血調経の名
穴であり，内関とセットで用いれば養血理気の力が一層強くなる。蠡溝は足の
厥陰肝経の絡穴であり，強い疏肝利胆作用をもつ陽陵泉と配穴すると，疏肝理
気の治効がよりはっきり現れる。

②足三里・上巨虚・下脘・大横・大巨——下気・通腑・排便

　　上脘・中脘・下脘の３穴はすべて胃に効くツボであるが，それぞれの効き目
の重点は異なる。簡単にいえば，上脘は和胃降逆，中脘は補中和胃，下脘は和
胃下気である。「胃は通降をもって順となす」という名言がある。胃腸不通，ガ
ス・宿便の阻滞があれば，下脘は最適なツボとして選択すべきである。さらに，
六腑の実証にもっぱら用いられる下合穴の足三里（胃）・上巨虚（大腸）を加え
ることにより，下気・通腑・排便の力が高まってくる。また，解剖学的な位置
関係から，排便の利点をもつ大横と大巨を同時に用いることにより，排便の力
はより一層強くなり，大腸の蠕動は活発になり，ガスと宿便は順調に排出でき
るだろう。

症例分析

本症例は比較的わかりやすい症例である。以下の４方面から分析・検討してみよう。

▶脹痛そのものについて

中医学では，痛みの特徴によってその原因と病理を類推する。例えば，痛みには冷
痛・灼熱痛・刺痛・脹痛などがあるが，それぞれ異なる原因と病理をもっている。そ
のうち脹痛の原因は気滞である。では，本症例では，脹痛以外に気滞に起因する症状
や症候は現れているだろうか。チェックしてみよう。

まず「ガス」という症状がある。症例を通読してみると，ガスに関する記述が５箇
所で確認できる。このガスが溜まっているという症状は，初診日の３日前から始まり，
次第に悪化して，初診日に最もひどくなり，続いて右脇を中心とする上腹部の脹痛が
起こっている。この気滞の様子は，西洋医学の腹部打診による鼓音や，腹部のレント
ゲン・超音波検査でもその状況がとらえられている。これらのことから，本症例の脹
痛は気滞が原因であることを再度確認できるだろう。

第4章　胸部・下腹部の症状

脹痛の部位について

　症例の主訴は，右脇を中心とする上腹部の脹痛である。脇部を中心とする脹痛の意味は，経絡の流注から考えるとわかりやすいと思う。

　足の厥陰肝経は，足の第1趾の毫毛（叢毛）部から始まり，足背に沿って上行し，下肢の内側に沿って上がり，陰毛部に入る。陰部をめぐって少腹に達し，胃の傍らを挟み，肝臓に属し，胆に絡する。再び上に向かい，横隔膜を通過し，最終的に脇肋部に分布する。また，右側の脇部には肝組織も存在するので，右脇を中心とする脹痛は肝の病と判断することができる。

　さらに，脹痛の増強が患者の体位と関係していることにも注目したい。現病歴には，右脇を中心として上腹部全体が脹って苦しい，横になると脹痛はさらに増強すると記載されている。また，問診でも，臥位が最もつらいとの訴えを聴取している。本来，気は自律的に流動しめぐっているはずである。人が動くときには気の流れも活発化し，人が安静にしているときには気の流れも緩慢になる。これは生理的な変化であり，問題はない。ところが，気滞において気の流れが悪くなるのは病的な変化であり，人が横になって安静にしていると，気の流れはさらに悪くなり，脹痛は足の厥陰肝経の流注部位に沿って増悪することになる。これも気滞に起因する脹痛の特徴の一つである。

発症原因について

　問診によると，最近多忙であり，また子供の教育問題を抱えているとのことである。発症前夜も子供のことで悩んでいたところ，脹痛がさらに強くなってきた。つまり，子供の教育問題によるストレスが蓄積され，これが発症の原因になったことが考えられる。このストレスによって，イライラしやすくなり，腹部が脹り，ガスも多くなったのである。そして，初診日の朝4時頃，右脇部の脹痛で目が覚めた。この右脇部を中心とする上腹部の脹痛は，ストレスによる肝気鬱結の現れである。

ガスと脹痛の関係

　症例ではガスに関する記述が5箇所で確認できる。ガスとは，胃または腸内に溜まった余分の気のことである。症例には，胃腸にガスが溜まると次のような症状が起こると記されている。腹部全体が脹って苦しい（特に上腹部）・げっぷやガス（失気・放屁）が多い・この2～3日便通がすっきりしない・ガスがすっきり出ないなど。検査では，腹部の打診は鼓音で，レントゲンと超音波は腸管にガスと宿便がかなり溜まっていることを示していた。ガスの貯留と気滞による脹痛はどのような関連をもっているのであろうか。

　気には5つの作用があり，そのうちの1つである推動作用がうまく機能していれば，各臓腑の働きは順調に保たれる。ところが，ストレスによって肝気鬱滞が起こると，肝気の疏泄・推動力は弱まり，肝の近隣にある胃まで影響を受ける。すると，胃の下

CASE18　脇部・上腹部の脹痛

降力は減弱し，さらには腸の伝導・排便力まで弱まってしまう。そのため，ガス・宿便が溜まり，レントゲン・超音波検査により，腸管内にある相当量のガス・宿便が確認されることになる。この溜まっているガス・宿便は，気滞を増悪させる二次的な原因にもなりうる。ガス・宿便が溜まることにより，気滞による脹痛はさらにひどくなり，時には脹痛は上衝感を伴うようにもなる。つまり，ガスは脹痛の発生あるいは増悪の重要な原因だと考えられる。

弁証のポイント

脇腹部の痛みを経絡の流注から判断する

　体幹部前面の経絡流注を見ると，正中線は任脈に関わり，正中線から外方 0.5 寸の所に流れている経絡は足の少陰腎経であり，正中線から外方 2 寸の所に流れている経絡は足の陽明胃経であり，さらに外方 2 寸の所に流れている経絡は足の太陰脾経であり，さらに外方は脇部，いわゆる脇腹部であり，この場所に流れている経絡には足の厥陰肝経と足の少陽胆経がある。

　「不通則痛」から本症例を検討すれば，何らかの理由で足の厥陰肝経または足の少陽胆経の流注故障が起こり，右脇を中心とする上腹部の脹痛が生じていることがわかる。

脇腹部の痛みの性質の特徴を把握する

　脇腹部の痛みは，よくみられる症状の一つである。臨床では，痛みの部位の確認だけでなく，痛みの性質を判明させることが弁証の重要根拠となり，また治療方法の選択にも役に立つ。一般的に，痛みの性質は次のように区別する。

● 気滞による痛み：脹悶疼痛が特徴であり，痛みの部位は固定ではなく，押しても塊が取れない，時に痛みは曖気・矢気・腸鳴により軽減する，または精神感情の変動により痛みの増悪が起こる。脈弦，舌苔薄。

● 血瘀による痛み：刺痛，拒按，固定な腫塊があり，夜に刺痛が増悪するのが特徴である。同時に，顔色が黒っぽい，皮下紫斑，口唇・指甲が青紫色，舌質紫色・瘀斑・瘀点，舌下静脈怒脹，脈細濇などを伴う。

● 寒邪による痛み：局所の冷痛，温めると楽になるのが特徴である。同時に，悪寒喜暖・鼻水・痰液稀白・小便清長・舌苔白・脈沈緊または伏脈などを伴う。

● 熱邪による痛み：灼熱痛，冷やすと楽になるのが特徴である。同時に，口苦・口渇・発熱・便秘・便硬・脈数有力・舌紅苔黄を伴う。

● 湿邪による痛み：だるく重い痛みが全身または局所に固定するのが特徴である。同時に，食欲不振・軟便・口膩または口淡・脈細滑または濡脈・舌苔膩などを伴う。

● 気血不足による痛み：某部位の空痛（空虚感を伴う痛み），またはジワジワと断続的な軽い痛み（隠痛）があるのが特徴である。同時に，めまい・立ちくらみ・疲れやすい・脱力感・顔色㿠白・脈細軟無力・舌淡無華苔薄などを伴う。

　上述は痛み性質のおもな分類であり，臨床では痛みに対しては部位を確認し，性質をしっかり区分すれば，より良い治効が期待できる。

211

第4章　胸部・下腹部の症状

弁証のポイント

◉ 脇腹部の痛みを経絡の流注から判断する
◉ 脇腹部の痛みの性質の特徴を把握する

アドバイス

弁証における鑑別点

血瘀について

　血瘀とは，血液の流れが何らかの原因（打撲・寒邪・熱邪・気虚・気滞など）によって悪くなり，停滞したり，詰まったりするものであると定義される。血瘀の発生は気滞との繋がりが深いが，ほかの原因の可能性も忘れてはならない。血瘀特有の症状としては，固定性の刺痛，夜に増悪しやすい，局所の圧痛・腫れなどがある。脈象は渋で，舌象では舌質の暗紅色だけではなく，舌の瘀点・瘀斑，あるいは舌下静脈の怒脹もしばしば確認できる。

　では，本症例に戻って検討してみよう。上述の特徴は現れているだろうか。現段階では，上述の特徴は見つからない。したがって，血瘀と弁証するのは不適当であると判断できる。

滑脈・白膩苔について

　滑脈・白膩苔が同時にみられれば，たいてい痰湿を想定するのが一般的である。たしかに，通常はこの考え方で間違いない。ところが，本症例でみられる滑脈・白膩苔については，再考の余地がある。

　まず，痰湿の特徴について考えてみよう。痰湿が存在する場合，次のような特有な症状が現れる。痰湿が心肺に阻滞すると，胸悶・気急・咳・多痰・不眠などの症状が現れる。痰湿が脾胃に停滞すると，食欲不振・脘腹脹満・身体が重くだるい・軟便・消化不良などの症状が現れやすい。痰湿が腎・下焦に影響すると，水腫・排尿障害・陰嚢の腫れ・帯下などの症状が現れる。

　さて，本症例に目を転じてみよう。痰湿特有の症状は現れているだろうか。上・中・下の3焦いずれにも見つからないことがわかるだろう。つまり，症例の滑脈・白膩苔は，痰湿との繋がりが薄いと判断できる。そうなると，症例の滑脈・白膩苔は一体何に起因するものなのだろうか。じつは本症例の中心は気滞にあり，その気滞は，肝気鬱結としても腸気の停滞としても確認できる。腹部のレントゲンと超音波の検査結果は，腸管内にガスと宿便がかなり溜まっていることをはっきりと示している。

　以上のように，滑脈・白膩苔が症状として現れている場合には，痰湿を念頭に置きながらも，食滞の可能性も忘れてはならないのである。

212

CASE **19**

非細菌性慢性前立腺炎

患　者　男性，35歳，会社員。

初診日　2007年5月18日

主　訴　非細菌性前立腺炎，3年

現病歴　3年前から下腹部・会陰部に鈍痛や不快感を覚えるようになったが，恥ずかしいので病院に行かなかった。その後，頻尿・排尿不暢が起こったので泌尿器科を受診し，非細菌性前立腺炎と診断された。薬物治療を開始したものの，この3年間，症状は波があって安定しない。
　　最近2カ月，海外出張の回数が増え，体力をだいぶ消耗したためか，毎日服薬していても，下腹部の恥骨付近・会陰部の鈍痛がひどく，時には立つこともつらい状態である。担当医に相談しても，「今飲んでいる薬よりも効くものはありません」と言われるばかりだった。そこで，インターネットで調べ，当院に来院するに至った。

望　診　痩せ型・顔色白・苦痛顔貌。

問　診　下腹部の恥骨付近あるいは会陰部に耐えがたい鈍痛があり，尿意頻数で1日に10回以上，時に尿意を我慢できず尿漏れが起こる。また，体が疲れやすい・時に耳鳴りあり・軟便1日2～3回・腹脹・ガスが溜まりやすい・食事の不摂生で下痢しやすい・腰がだるく重いなどの症状がある。

脈　診　細数・特に尺部が沈弱。

舌　診　舌淡・苔薄。

検　査　体重53kg（3年前は61kg），身長168cm。

（呉澤森）

第4章　胸部・下腹部の症状

 ## 治療へのアプローチ　｜　呉 澤森

弁証

弁証結果

弁証：腎脾両虚・腎気不固
治法：補腎健脾・益気固摂
選穴：腎兪・京門・関元・太渓・三焦兪・中極・陰谷・脾兪・胃兪・中脘・足三里・太白・水道・合谷・下極兪穴
手技：腎兪・脾兪・胃兪・三焦兪は椎体に向け斜刺1.2寸，捻転補法。中脘・中極・関元・水道・足三里・陰谷は直刺1寸，灸頭鍼。太渓は切皮後，直刺0.3寸，捻転補法。京門は沿皮刺0.5寸，刮法（鍼柄をこするようにして刺激を与える方法）。太白はカマヤミニ灸。合谷・下極兪穴（奇穴。後正中線上，第3～4腰椎棘突起間にある）は直刺0.3～1.2寸，導気法。

解説

腎兪・京門・関元・太渓・三焦兪・中極・陰谷──補腎気・固下元
脾兪・胃兪・中脘・足三里・太白・水道──健脾気・化水湿
合谷・下極兪穴──理気止痛

治療経過

　5回の治療を経て，症状の改善がみられた。排尿は1日6回まで減り，尿漏れはなくなった。疲れは多少残っている。恥骨付近や会陰部の鈍痛はだいぶ減り，不快感もほとんど感じられなくなった。その後，12回の治療により，会陰部の鈍痛は完全に消えた。海外出張でも支障はなく，毎日楽しく暮らしている。さらに2回の追加治療で，鍼灸治療は終了した。

症例分析

　非細菌性慢性前立腺炎とは，症状は前立腺炎と似ているものの，前立腺検査の結果では細菌感染がみられない疾患である。前立腺炎は，一般に50歳以上の男性に好発し，下腹部・会陰部の鈍痛や不快感・頻尿・残尿感・尿線が細い，さらに排尿困難などの

CASE19　非細菌性慢性前立腺炎

症状がみられる。直腸指診では前立腺がやや硬く表面不整が触知され，組織診では前立腺がんが否定される。鍼灸治療では，病名に対する治療はなかなか困難である。どの経穴が細菌を殺すことができるのか，どの経穴が前立腺炎に効くのか，明言することはできない。鍼灸の現状からみれば，そこまでの科学立証レベルには至っておらず，今後の努力にかかっている。さて，では中医鍼灸治療には何ができるのか。それは病名に対する治療ではなく，弁証論治である。この方法の導入により前立腺炎の治療も可能となる。以下に，本症例の弁証論治について説明する。

▶ 排尿に関係する臓腑・経絡

　腎は水臓であり，二陰を管理する。水臓とは，体内津液の輸送・転化と代謝を全面的にコントロールする臓器である。腎は元気の根である。腎の気化作用によって，津液から尿を作り，排出することができる。つまり，腎の気化作用によって，人はスムーズに排尿できる。また，腎の固摂作用によって，人は蓄尿することができる。これらは腎の重要な役割の一つである。

　膀胱は腎と表裏関係をもつ。膀胱は尿液を貯蔵する容器であり，同時に膀胱気化作用により尿液を体外に排出する。故に『素問』霊蘭秘典論では，「膀胱者，……津液蔵焉，気化則能出矣」（膀胱なる者は，……津液ここに蔵さる。気　化すれば則ち能く出づ）と指摘されている。

　以上のように，排尿のコントロールは，腎および膀胱の両者が関与するが，どちらが決定的な役割を担っているかといえば，それは腎である。腎は五臓の代表であり，腎の蒸騰気化作用は五臓六腑の働きに直接影響し，膀胱の気化機能もまた腎の気化機能に直接左右される。つまり，人の尿液生成と排尿のコントロールは，すべて腎の指揮下にある。

▶ 症例の分析

　症例を通読してみると，患者は虚弱なタイプであることがわかる。この虚弱を示す症状について個々に説明しよう。

● 尿意頻数（1日10回以上），時に尿意を我慢できず尿漏れが起こる——腎は水を主る。腎の気化作用が虚弱になれば，尿の排出をコントロールできず，尿意頻数（1日10回以上）となる。さらに，腎気の固摂作用が低下すれば，尿漏れが生じる。

● 体が疲れやすい・耳鳴り——腎は耳に開竅する。『霊枢』脈度篇では，「腎気通於耳，腎和則耳能知五音矣」（腎気は耳に通じ，腎和すれば則ち耳能く五音を聞く）と指摘されている。これは，正常な状態での腎の働きである。ところが，腎気が虚すると，腎精は耳へ上承できず，耳が営養を失うと，耳鳴りになりやすく，体も疲れやすくなる。

● 腰がだるく重い——腰は腎の府であり，腎虚になると，腰は虚弱になり，だるく重いという症状が現れる。

215

第4章　胸部・下腹部の症状

- 軟便１日２〜３回・腹脹・ガスが溜まりやすい・食事の不摂生で下痢しやすい——脾は中焦にあり，水穀の運化は脾の重要な役割の一つである。正常な状態では，吸収された水穀精微に含まれる余った水分は，脾の運化作用により，肺と腎へ送られ，肺と腎の気化作用により，汗・尿となり，体外に排出される。しかし，脾気虚で運化機能が失調していると，体内に水湿が形成され，水湿が停滞すれば，さまざまな脾虚内湿の症状が現れる。本症例には腹脹・ガスが溜まりやすいなどの症状がみられるが，これは脾虚に起因するものである。また，軟便・下痢などは，脾虚による内湿と密接な関係があるだろう。
- 尺部沈弱脈——寸・関・尺三部脈診では，尺部は腎にあたる。沈弱脈は腎虚の現れである。
- 恥骨付近および会陰部の鈍い痛みと不快感——恥骨付近は，経絡流注からいうと，腎経・任脈の流注に最も近い。本症例の恥骨付近の鈍痛と不快感は腎気虚弱に起因し，腎経の流注部位に現れたものと理解できる。足の少陰腎経の流注は，足小趾の下から始まり，斜行して湧泉に至り，足の内果をめぐり，下肢の内側に沿って上行し，会陰部付近の長強を通り，督脈とともに上行して腎に属する。足の少陰経筋の流注もまた，足小趾の下から始まり，足心〔湧泉〕を通る。踵で足の太陽経筋と会合し，さらに足の太陰経筋と合し，大腿内側に沿って上行する。陰器と繋がり，会陰部を通り，脊柱の両側に沿って上行し，後頭骨において足の太陽経筋と会合する。経絡・経筋の流注からみて，本症例の会陰部の鈍痛・不快感もまた腎虚に起因するものと考えることができる。

　以上の分析により，本症例の虚弱は，腎脾気虚であると結論付けることができる。

▶弁証のポイント

腎気虚と腎陽虚の相違点を把握する

　腎気虚は腎の病気の基本病理であり，また病気の経過からいうと，最初の段階である。しかし，腎の病気は慢性化しやすく，腎気虚から腎陽虚あるいは腎陰虚に進むことが多い。腎陽虚は，腎気虚に内寒（虚寒）の症状が加わった病状である。腎陰虚は腎気虚に内熱（虚熱）の症状が加わった病状である。

- 腎気虚のおもな症状：腰膝酸軟乏力，耳鳴，精神不振，尿意頻数，残尿感，尿漏れ，遺精，早泄，舌淡，苔白，脈弱，特に尺部。
- 腎陽虚のおもな症状：顔色㿠白無華，腰・膝・下半身がだるく冷える，精神萎靡，性欲減退，男性陽萎早泄，女性宮寒不妊，慢性下痢，五更泄瀉，完穀不化，小便頻数，夜尿，舌淡紫，苔白滑，脈沈細無力，特に尺部。

　顕著な内寒症状の存在が，腎陽虚の特徴である。

排尿の様子から病理を判断する

　膀胱は尿を貯蔵する器である。また，腎主二陰，司大便・小便で，腎の気化作用は尿液の生成と排出をコントロールする。排尿の様子にはさまざまな病理が反映されて

いる。排尿の様子を詳しく知ることで，各病気の判断と治療に役立てることができる。
- 腎陽虚による症状：尿意頻作，量多透明，夜間尿回数増加。同時に，畏寒，肢冷，脈沈または伏，舌苔白潤。
- 熱邪または大汗・大吐・大瀉による症状：排尿回数が少ない，量少，色黄または茶色。同時に，口渇喜冷飲・唇燥・面赤・脈数有力・舌紅苔黄。
- 湿熱邪が膀胱に蘊結している，または腎および尿管に結石がある症状：排尿不暢，時に排尿できず，尿黄量少，血尿。同時に，腰部・背部が重く痛み，下腹部の両側に刺痛があり拒按。
- 腎気虚による腎気不固の症状：尿意頻数，排尿無力，残尿感，尿腺細い，尿漏れ。同時に，腰膝がだるく痛む，脈弱，特に尺部，舌苔薄。

病因病機図

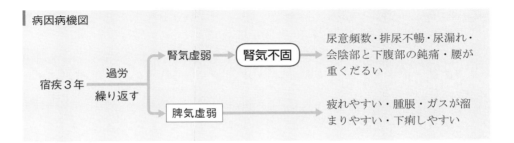

弁証のポイント

- 腎気虚と腎陽虚の相違点を把握する
- 排尿の様子から病理を判断する

アドバイス

弁証における鑑別点

腎陽虚について

「3年前からの慢性症状で陽気まで消耗している。さらに海外出張により体力が消耗し，外気温の低さによる冷えも関係している（初診は5月。症状悪化が3月頃で，季節的に寒気があるにもかかわらず，着衣が薄くなる季節）」と分析し，腎陽不足・気虚不運と弁証する方がいる。まず，症例を読むときに，発症時の生活環境や季節の諸要素を勘案することには大賛成である。ただ，環境・季節などの諸要素がはたして発症の根拠になるかどうか，その点について，しっかり分析する必要がある。さらに，腎陽虚の定義から考えてみよう。陽虚では気虚に内寒の症状が加わっている。では，

本症例はどうか。症例中，望診・問診・切診による情報では，内寒に起因するものは一切みられない。このことからも陽虚の弁証は妥当とはいえないだろう。

瘀血について

「仕事など何らかの要因で経脈や絡脈に気血が通じない状態になり，痛みを生じた。……さらに3年間根本的な治療をしないままでいたことにより，『久病は瘀血を生じる』で，瘀血が進んだ」と考え，また，下腹部の恥骨付近や会陰部の耐えがたい鈍痛を「瘀血（固定痛）不通則痛」と分析して，血瘀と弁証する方がいる。臨床では，たしかに経絡に瘀血が阻滞することによって生じる痛み（不通則痛）はよくみられる。これは実証の痛み〔実痛〕である。しかし，気血・精の不足によって，経脈・組織の営養が失われる場合にも，痛みは起こる。これは，「不栄則痛」の虚痛である。では，本症例の恥骨付近および会陰部の鈍い痛みや不快感はどちらの痛みであろうか。答えは，虚痛である。その理由は，2点あげられる。1つは，瘀血の痛みの特徴は刺痛であるが，本症例の痛みは刺痛ではなく，鈍い痛みである。この痛みは瘀血によるものではない。2つめは，瘀血が体内に存在すれば，その徴候があちこちに現れる。ところが，患者の症状・脈・舌には瘀血による症候は一切みられない。瘀血の弁証は妥当とはいえないだろう。

 # 治療へのアプローチ　　高橋楊子

弁証

弁証結果

弁証：腎脾気虚・腎虚不固
治法：温腎益気・健脾昇清，兼理気祛湿
処方：牛車腎気丸 合 補中益気湯 ＋木香・黄柏

解説

　牛車腎気丸——温腎益気・利水活血（処方中に含まれる八味丸は温腎益気，車前子は利水，牛膝は活血に働く。補のなかに瀉があるので，補虚と同時に，恋邪の弊害を防ぐ）

　補中益気湯——補中益気・健脾昇清

　木香——理気止痛・調中

　黄柏——清熱燥湿・解毒（また，温薬を反佐する）

CASE19　非細菌性慢性前立腺炎

症 例 分 析

　われわれは臨床現場でさまざまな病気と接触するが，そのなかには初めて遭遇するものも少なくない。本症例のような非細菌性慢性前立腺炎は私にとってはまさに初めての病気である。まず四診術を運用して，症状を詳しく分析しながら病因病機を見出し，それから治療に進んでみたい。

▶病変部位および痛みの性質から，病因病機を探る

　西洋医学の診断病名は「非細菌性慢性前立腺炎」である。患者の一番つらい症状は，下腹部の恥骨付近や会陰部の耐えがたい鈍痛である。病変部位から考えると，前立腺を含む睾丸・副睾丸などは中医学では「精室」ともいわれ，腎に従属し，厥陰肝経（走行中に陰器に絡んでから少腹に走る）にも関係する。恥骨や会陰部は，二陰に開竅する腎，またこの部位を走行する厥陰肝経とも関係している。この部位に異常があれば，腎や肝の病変があるのではないかと推測することができる。

　鈍痛という痛みの性質からみると，まず「不栄則痛」の虚証と連想することができる。「この３年間，症状には波があって安定していない。最近の２カ月，海外出張の回数が増え，体力をだいぶ消耗したためか，毎日服薬していても，下腹部の恥骨付近・会陰部の鈍痛がひどく，時に立つこともつらい」という経過もあり，多忙過労により腎や肝が損傷されたと推測することができるだろう。しかし，全身症状と舌・脈を合わせて詳しく分析すると，腎虚を示す症状はあるものの，肝虚を示す症状はみられないので，肝虚の推測は成り立たないと判断する。次に，耐えがたい鈍痛および発病当時に頻尿・排尿不暢があることから，腎虚のほかに湿邪未清も絡んでいるのではないかと推測する。患者の二便の状態をあわせて考えると，やはり少しの湿蘊があると思われる。

▶全身症状および舌・脈から，病因病機を探る

● 尿意頻数（１日 10 回），時に尿意を我慢できず，尿漏れが起こる──腎は水を主り，膀胱の気化開闔を主る。腎虚で，気化不利により尿意頻数となり（おそらく尿量は多くない），腎虚不固で，尿意を我慢できず尿漏れとなる。

● 耳鳴り・腰がだるく重い──腎気虚を示す。

● 顔色白・疲れやすい──陽気虚や気虚を示す。

● 痩せ型・３年間で体重が８kg 減少した・軟便１日２～３回・下痢しやすい・腹脹──脾気虚・運化失司を示す。

● 腹脹・ガスが溜まりやすい──気滞，あるいは気虚気滞を示す。

● 淡舌・薄苔──気虚を示す。

● 尺部沈弱──腎気虚や腎陽虚を示すが，細数脈は湿蘊化熱なのではないかと推測する。

　総括すると，病因病機は腎気虚を主とし脾気虚も関係する。治療は補腎健脾益気を

219

第4章　胸部・下腹部の症状

中心とする。ただし，少しの気滞と湿蘊もあるので，単なる補虚ではなく少し理気と祛湿を加えたほうがよいと思う。

弁証のポイント

◉痛みの部位と性質から，関係する臓腑・経絡・病変の性質を把握する
◉会陰部の鈍痛・頻尿・尿漏れ・腰部酸軟・尺脈沈弱から腎虚と判断し，軟便・下痢から脾虚と判断する

アドバイス

▶弁証のプロセスについて

　弁証においては，まずは疾患の病位・病性・邪正盛衰を見分けなければならない。裏証の場合にはさらに，どの臓腑に異常があるか，気分にあるか，血分にあるか，津液にあるかを分ける。そして病性・邪正盛衰の状態によって臓腑や気血津液の寒熱虚実を詳しく弁証していく。もちろん先に寒熱虚実を見分け，そして病位などをとらえる場合もある。

　痛みを主訴とする病気の場合，以下の2点に注意する。

①出現部位をとらえて分析する

　　痛みの部位は往々にして病変と関連する臓腑・経絡に反映される。「下腹部の恥骨付近や会陰部に耐えがたい鈍痛」という症状は，関連する腎・肝の異常を示唆している。

②痛みの性質により病気の性質を見出す

　　鈍痛は，人によりその表現が違う場合もあるが，いずれにしても顕著ではなく鈍い痛みであり，そして皮膚などの表面ではなく内臓や筋骨などの中からもたらされた少し重だるい感じの痛みである。故に気滞血瘀による痛みとは違い，虚証による痛みであり，少し湿も絡んでいると推測する。

　以上の初歩的な推測に，さらに全身症状および客観的な指標である舌・脈を合わせて分析すると，病位は腎気虚を主としながら脾気虚もあるが，肝虚はない。病性は気虚証であり，少しの気滞と湿蘊を兼ねているという結論に至る。

　多くの方が，腎虚と脾虚をとらえ，補腎薬・健脾薬を考えられるだろう。これはとても良い。また補腎健脾のうえに理気や祛湿や活血を加減することも良いと思う。腎虚はベースなので，補腎を最優先に行わなければならない。

六味丸か八味丸か

　補腎については，補腎陰か補腎陽かによって，処方は六味丸か八味丸かに分かれる。

　本症例では，冷え症，あるいはのぼせ・ほてりなどの寒熱を表す症状はなく，温めると痛みが楽になるなどもないので，六味丸にするか，八味丸にするかで迷うのではないだろうか。ここでは，水分代謝失調による尿意頻数や尿漏れ，および軟便下痢しやすい症状があり，また顔色白・舌淡・尺脈沈弱があるので，温腎益気の八味丸を私はお薦めしたい。八味丸は，補腎滋陰の六味丸のうえに少量の附子・桂枝を加えたものである。「少火，気を生じる」といわれるように，陰血を補ううえに少しずつ腎を温めて腎気を生じさせるので，腎陽虚でも腎の陰陽両虚でも使える処方である。腎の気化機能を高め水分代謝を良くするためには，牛車腎気丸がなお良い。

　本症例には細数脈があるが，顔色白・尿意頻数・尿漏れ・舌淡・尺脈沈弱があるので，私はこの細数脈は，湿蘊化熱を示すのではないかと考え，牛車腎気丸合補中益気湯のうえに，清熱利湿の黄柏などを加えたわけである。正しくは実際の治療に当たった呉澤森先生の解説を参考にしてほしい。

CASE 20

痔による肛門部の激痛と出血

患　者 32歳，男性，会社員。

初診日 2009年8月20日

主　訴 痔による肛門部の激痛と出血が2週間続いている

現病歴 酒が大好きで25歳から毎晩飲んでいた。次第に飲酒量は増えていき，酔ったまま道端で寝てしまうこともあった。飲酒の翌日は必ず下痢をし，悪臭を伴う便を数回に分けて少しずつ排泄していた。

　　1年前，痔を発症し手術を受けた。医者から禁酒を勧められ3カ月間は守っていたが，飲酒を再開してしまい，その2カ月後，痔が再発した。最初は肛門の激痛が起こり，痛みは特に排便するときに感じた。次第に血便や下血も起こり始めたため，2回目の手術を受けた。術後は小康状態となったが，仕事で飲酒の回数が増えていった。

　　2週間前に海外出張があり，その間は接待のため毎日飲酒し，時には翌日の昼まで飲むこともあった。そのため，出張中は血便がときどき出ており，帰国の前日には痔の痛みがあった。帰国後すぐに病院に行くと，担当医から再手術を勧められたが，それを拒否し，友人の紹介により来院した。

望　診 憔悴した顔貌。眼瞼結膜はやや淡白色。肛門の痛みのため，お尻を半分ずらして椅子に座っている。

問　診 肛門の激痛が一日中あり，普通に歩いていても摩擦で痛みがひどくなり，座るときも仰向けで寝るときも肛門への圧迫によって痛みが増す。毎日泥状の便を少量ずつ3～4回排泄するが，そのたびに肛門に激痛が走る。血便が多いが，下血のみの場合もあり，便器が鮮紅色に染まる。食欲はある，口苦口乾，尿少かつ黄色。就寝時は寝返りによって肛門の激痛が起こり目が覚めることもあるなど，うまく休息を取ることができず，めまいや片頭痛が起こり，時に耳鳴りも感じる。

脈　診 濡数。

舌　診 舌質紅少津，苔黄少膩。

耳　診 胃区・大腸区・肛門区の圧痛が顕著。

（呉澤森）

第4章　胸部・下腹部の症状

 # 治療へのアプローチ　｜　呉　澤森

弁　証

弁証結果

弁証：湿熱下注・兼有血虚
治法：清熱利湿・止痛止血
　　　「急則治其標，緩則治其本」の原則にもとづいて，肛門の激痛と血便を優先的に治療する。
選穴：大椎・曲池・支溝・合谷・手三里・足三里・上巨虚・陰陵泉・下脘・天枢・中極・白環兪・承山
手技：大椎は切皮後，下に向けやや斜刺 0.8 寸，瀉法。曲池・支溝は切皮後，直刺 0.5 寸，瀉法。合谷・承山・白環兪は切皮後，直刺 0.3 ～ 0.8 寸，導気法。手三里・足三里・上巨虚・陰陵泉・下脘・天枢・中極は切皮後，直刺 0.5 ～ 1 寸，瀉法。置鍼 50 分。その間に 2 ～ 3 回の導気法と瀉法を行う。週に 1 ～ 2 回の治療を計画する。

解説

　　大椎・曲池・支溝——清泄実熱

　　手三里・足三里・上巨虚・下脘・天枢——通腑排便泄熱

　　合谷・承山・白環兪——行気排便

　　中極・陰陵泉——化湿利尿

　本症例は湿邪よりも熱邪が強い。したがって，清熱の穴位を重点的に取る。まず，清熱瀉熱の大椎・支溝・曲池を取り，体内の熱邪を瀉する。さらに，通腑泄熱の下脘・手三里・足三里・上巨虚・天枢を取り，気の関である合谷の行気の力で，胃・大腸に滞っている熱邪を一気に排泄させる。また，利湿利尿の中極・陰陵泉も加えて，清熱利湿の治効を求める。

　白環兪は膀胱経の一穴であり，督脈の腰兪の外方 1.5 寸の所にあり，肛門に近い。古典には，小便黄赤・大小便不利・痔・脱肛・腰脊強痛などの治療の記載があり，近代では，痔・排便困難・子宮内膜炎・下肢麻痺などの治療の臨床報告がある。白環兪は痔による肛門激痛に対する速効穴の一つである。

　承山は膀胱経の一穴である。膀胱経の経別の流注は，承山から上行し，肛門に入るため，承山は各種痔の有効穴として昔から使用されている。

CASE20　痔による肛門部の激痛と出血

以上の経穴の各自の作用および組み合わせの力により，清熱利湿・止痛止血の効果を発揮することができるだろう。

治療経過

1回目の治療の直後は激痛に変化はなく，当院からの帰宅時はときどき殿部の摩擦で肛門に痛みを感じた。ところが，就寝時にはいつもは不安でできない仰向けで寝ることができた。その晩は，ここ2週間で初めてぐっすり眠った。翌朝，かなり元気が出てきて，早速当院に電話をかけ，「今日も治療をして欲しい。お願いします」と伝えてきた。患者は3回の治療で，肛門の激痛が完全に消え，便器を赤く染める下血もなくなり，ときどき起こる血便が残った。7回の治療で，血便が消えた。患者は非常に喜び，また酒を飲むことを再開したがった。そこで，私は丁寧に酒と痔の発症の関係，痔による激痛・出血の苦しみについて説明した。その後，患者は少しずつ理解し協力的になり，体力回復のため本治に専念するようになった。

症例分析

▶ 症例の特徴——出血と激痛

症例を通読すると，患者は酒好きで，飲酒歴が長く，飲む量も多いことがわかる。酒は温熱性をもち，少量あるいは適量であれば，行血暖身・助興（気分を高める）の効果があるが，嗜酒（アルコール依存）や飲み過ぎると体に害を与える。軽度ならば脾胃の働きを損ない内湿を生じ，重度ならば内湿と同時に酒の温燥熱性により血流が暴走し動血妄行の出血を生じる。本症例は後者にあたる。また，激痛の病因病理であるが，本症例の痔による激痛は外傷・寒凝による経脈瘀阻の激痛ではない。古典に「小熱則痒，大熱則痛」とあるように，酒の温燥熱性に起因すると考えられる。患者の痔の発作，肛門の激痛と出血，また2回の手術，すべて酒が関与している。

▶ 湿と熱の多少

湿邪と熱邪が同時に人体を侵襲している場合，湿邪と熱邪の多少を判別する必要がある。特に中薬を使う場合に重要なポイントとなる。では，本症例では，湿邪と熱邪ではどちらがより強く現れているだろうか。症例に戻って検討しよう。

湿邪に起因する症状

- 少量の泥状便を1日に3〜4回排泄する——湿邪は重濁粘滞性をもち，湿邪が大腸に停滞すると，泥状便あるいは排便不暢になる。
- 濡脈——浮あるいは無力な脈象で湿証を主る。
- 少々膩苔——苔の膩厚は湿邪の存在を示す。ただ，本症例の膩苔は少々であり，湿

225

第4章　胸部・下腹部の症状

邪の存在が少ないことを示す。

熱邪に起因する症状

● 口苦口乾──熱邪による重要な症状である。

● 尿少かつ黄色──熱邪は津液を消灼し，尿少かつ黄色になる。

● 舌質紅・少津，舌苔黄──すべて熱邪による。

● 重要な症状としては，血便が多く，時にただ下血し便器を鮮紅色に染める（熱邪は血分に入り，迫血妄行し，血便あるいは下血が生じる）に注目したい。

● 耳診では，胃・大腸・肛門区の圧痛が顕著である──熱邪が長期に大腸・肛門に滞留する反応である。

　上述の分析からみて，湿邪より熱邪がより強く現れていることがうかがえる。この点が把握できれば，治療方法も自ずと決まってくる。

▶ その他の症状

　症例では，憔悴した顔貌・眼瞼結膜はやや淡白色・めまいや片頭痛・時に耳鳴りなどの症状も確認できる。患者は，数回の手術により体力を消耗し，さらに，肛門の激痛と血便，下血の繰り返しにより，体内の血を大量に失っている。憔悴した顔貌と眼瞼結膜の淡白色は貧血の重要な徴候であり，無視できない。血虚により血が顔面・五官に上栄できず，めまい・頭痛・耳鳴りを生じている。ただ，初診時の最も切迫した症状は肛門の激痛と出血であるから，治療の優先順位としては，血虚の治療は補助的な位置に置かれる。

▶ 弁証のポイント

近血と遠血の特徴を把握し，血便を起こしている部位を判別する

　近血とは，便血の色が鮮紅色で，大便表面に鮮紅色の血液が付着する，または排便後も鮮紅色の血液が点滴状に落ちるものを指す。この近血は内痔・裂肛・肛門ポリープによるものである。

　遠血とは，便血の色が暗紅色または紫黒色，完全に真っ黒な色のものを指す。この遠血は，上部消化管の胃・十二指腸などの部位からの出血と考えられる。

血便を起こしている原因を追究する

　血便を起こす致病原因には，風・湿・熱および血気両虚などがある。それぞれの特徴を把握し，原因を追究する。

● 風邪：風邪は善行而数変であり，熱邪と一緒になりやすい。これが腸絡を犯すと，血不循経のため血便または下血を起こす。血便の場合は鮮紅色で，下血の場合は噴射状の下血が多い。

● 熱邪：血便を起こすおもな原因である。熱邪が腸道に積滞して熱盛となると，迫血妄行により，血便または下血が起こる。この場合，血便は鮮紅色，または鮮紅色の血液が大量に注ぎ下りるなどがある。また口苦・口乾・脈数・舌紅などを伴う。

- 湿邪：外湿の侵入，または内湿停滞があると，湿性重着により腸道阻滞となる。長期間の湿邪阻滞により，久聚不化，生熱となる。この湿熱邪は，腸道・肛門を犯し，血便または下血が起こる。この場合，口苦・口膩・脘腹腸満・ガスが溜まる・泥状便に血が混じる・時に裏急後重・脈滑数または濡数・舌苔黄膩などを伴う。
- 気血両虚：高齢者・生育過多・出産時の大出血および多くの慢性消耗性疾病の場合に気血両虚による血便・下血がよく起こる。この場合，血便は淡紅色，下血は点滴状で慢性出血である。時に大便燥結・排便困難・めまい・乏力・脱肛・脈沈細弱・舌質淡無華・苔薄などを伴う。

病因病機図

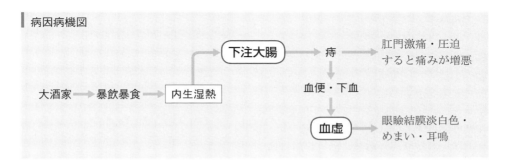

弁証のポイント

- 近血と遠血の特徴を把握し，血便を起こしている部位を判別する
- 血便を起こしている原因を追究する

アドバイス

弁証における鑑別点

中気下陥・脾不統血と下痢・血便・下血との関連

　中気下陥とは，脾気虚から発展した悪化病症である。中気は脾胃の気であり，脾の上昇の力により，気血津液を頭脳五官に上げ，全身の各臓腑・器官の所在位置を安定的に支える。安定している臓腑・器官は各自の生理機能を発揮できる。ところが，脾の上昇力が失われると，気血津液の営養物質は上昇できず，各臓腑・器官の所在位置も不安定になり，さまざまな病が生じる。代表的な病として，肝臓や腎臓の下垂・子宮下垂・肛門脱出などがあげられる。つまり，中気下陥証では必ず気虚が先行しており，それが悪化している状態にある。では，本症例はどうかというと，先行する気虚は確認できず，中気下陥とはいえない。

　脾不統血もまた，まず脾気虚弱があり，次に統血できない症状が現れる。脾不統血

第4章　胸部・下腹部の症状

による出血は，慢性的・少量ずつの淡紅色の出血という特徴があり，必ず脾気虚の症状を随伴する。本症例の血便・下血の現れは，過量飲酒の迫血妄行による血便であり，鮮紅色の下血が便器を染める。したがって，本症例の血便・下血は，脾不統血に起因すると考えることはできない。

 ## 治療へのアプローチ　｜高橋楊子

弁証

弁証結果

弁証：湿熱下注，血虚も兼ねる
治法：清熱利湿・消腫止痛・涼血止血
処方：槐角丸＋馬歯莧＋田七＋阿膠
　　　患部外用：紫雲膏
食事の注意点：禁酒する。辛いもの・刺激の強いものを避ける。

解説

　槐角丸（槐角・地楡・当帰・黄芩・防風・枳殻）──『和剤局方』を出典とする処方である。清腸除湿・涼血止血の働きがある。痔の治療によく使われ，日本でも中成薬が入手できる。

　馬歯莧（五行草とも呼ばれる）──清熱解毒・涼血消腫・止血

　田七──活血化瘀・消腫止痛・止血

　阿膠──補血止血

　紫雲膏（ごま油・当帰・紫根・ミツロウ・豚脂）──潤燥・涼血・養血・消腫

症例分析

　中国には「十人九痔」という言葉があり，痔は中国でもじつによくみられる病気の一つである。本症例の患者は，1年前に痔を発症してから2回も手術を受けていたが，再び悪化してしまった。このような症例に対し中医学ではいかに弁証と治療を行うか，考えてみたい。

CASE20　痔による肛門部の激痛と出血

▶ 患部の症状を分析し，病因病機を追求する

● 長年の飲酒歴があり，飲酒の翌日，必ず悪臭を伴う下痢便を数回に分けて少しずつ排泄していた──これは湿熱を示す症状である。『黄帝内経』に「飽食に因んで，筋脈が横解して，腸澼が痔となす」（因而飽食，筋脈横解，腸澼為痔）と論述されているように，痔の発症は飲食と深く関係する。本症例は飲酒のたびに症状が悪化しているので，痔の病因病機は，飲酒過度が原因で湿熱蘊結・下注大腸になったと推測することができる。

● 肛門部の激痛は一日中現れ，特に1日3〜4回の泥状便を排泄するたびに増悪する──湿熱下注・（静脈）脈絡鬱滞を示す。

● 血便・下血・出血色は鮮紅色──湿熱が血脈を損傷し，熱邪が血分に入って血熱妄行したことを示す。

▶ 全身の症状および舌脈を分析し，病因病機を決める

● 尿少かつ黄色──湿熱を示す。

● 濡数脈・紅舌黄少膩苔──湿熱下注を示す。

● 口苦口乾・夜でも肛門の激痛で目が覚める──痛みがひどいため睡眠がうまくとれず，心火上炎を引き起こしている。

● 憔悴顔貌・目の結膜はやや淡白色──慢性的な出血が続き，血虚になった。

● めまい・片頭痛・時に耳鳴りがする──睡眠がうまくとれないことと関係し，また血虚とも関係する。

● 食欲はある──脾気健在を示す。

弁証のポイント

◉ 痔と飲食・飲酒の関係を把握する

◉ 痔による肛門部の激痛と出血（鮮紅色）・泥状便・尿症尿黄・舌脈・大量飲酒歴から，湿熱下注と判断する

◉ 2週間続く出血・眼瞼結膜が淡白色・めまい・片頭痛から，血虚も兼ねていると判断する

アドバイス

▶ 処方について

本症例の弁証の最大のポイントは湿熱下注である。湿熱下注による痔の激痛や出血

229

第4章　胸部・下腹部の症状

に対し，中国では臓連丸・止痛如神湯・涼血地黄湯などいろいろな処方がある。しかし日本にはないので，日本にある方剤でうまく処方できるかどうかが腕の見せどころである。

痔の腫痛と出血にお薦めする生薬──槐角と地楡

上記で紹介した槐角丸は，槐角と地楡が主薬として配合されている。

槐角は，マメ科のエンジュの果実である。薬味は苦，薬性は寒，帰経は肝・大腸で，効能は涼血止血であり，血熱による各種出血，特に大腸火熱や湿熱による血便，痔の出血によく使われ，また肝火上炎による高血圧にもよい。地楡は，秋の七草のなかにもあるバラ科のワレモコウの根である。薬味は苦・酸，薬性は微寒，帰経は肝・胃・大腸で，効能は涼血止血・清熱消腫・斂瘡であり，各部位の出血および癰腫瘡瘍，やけどなどの皮膚疾患によく使われる。特筆すべきは，槐角と地楡は寒涼苦降で下焦に入る特性があるため，配合すれば痔の腫痛や痔の血便・下血に優れることである。

処方選択における鑑別点

● 地楡と槐角を主薬とする槐角丸を選択することはとても良い。さらに清熱利湿の働きを増強するために，黄連解毒湯や竜胆瀉肝湯などを配合することをお薦めしたい。

● 乙字湯は，当帰・柴胡・升麻・黄芩・大黄・甘草（『方函口訣』）から構成され，痔の治療によく使われる処方である。しかし，清熱利湿・涼血止血の働きが弱いので，本症例のようなひどい病態に対しては「病重薬軽」という印象があり，ぜひ清熱利湿の生薬を加えてほしい。

● 麻杏甘石湯は，清肺平喘・辛涼宣泄の処方である。肺と大腸は表裏の関係があり，瀉大腸は肺気の清粛下降を助けるが，肛門や大腸の湿熱による痔疾に対しては，適切ではない。

● 激痛に対しては，清熱利湿のほかに，活血化瘀・消腫の薬を加えると，止痛効果が高まる。私の経験からは，田七（三七ともいう）がお薦めである。大黄牡丹皮湯を選ぶ方もいるが，これは活血涼血のほかに，瀉下作用（大黄と芒硝の配合）も強いため，便秘と正反対のこの患者には慎重にしたほうがよいのではないかと思う。

● また，養血益気のために，芎帰膠艾湯・八珍湯・補中益気湯などの補剤を選ぶ方もいるが，実の症状がひどい本症例では，まず清熱利湿・涼血止血をしてから使ったほうがよいと思う。

▶痔の外用治療について

痔の治療においては，内服薬と外用薬を一緒に使うことが常道である。中国では，患部を煎液で洗ったり，湯気で燻したり，また膏薬を外用するなどさまざまな外用法を行う。日本には紫雲膏と太乙膏などがある。太乙膏の成分は当帰・桂皮・大黄・芍薬・地黄・玄参・白芷・ごま油・ミツロウであり，紫雲膏に比べて養陰養血の働きは高くなるが，紫根のもつ涼血解毒の働きはないので，鮮紅色の出血の場合には紫雲膏のほうをお薦めする。

CASE 21

陰部の多汗・におい

患　者	男性，38歳，会社員。

初診日	2015年9月1日

主　訴	20年来の陰部の多汗とにおい

現病歴	高校3年時，大学入試のため徹夜の勉強が増え，多汗・のぼせが起こった。大学生になるといつのまにかのぼせは消失していた。多汗は多少減ったが，汗をかく部位は陰部に集中しており，またにおいもある。恥ずかしいので，誰にも言わなかった。その後，汗の量は増加し，においもひどくなり，1日に下着を2〜3回替えないと耐えられないほどになった。たいへん悩み，皮膚科・泌尿器科の受診を繰り返したが，いずれの科でも「原因はわからない，投薬治療もできない」「男性ですから陰部の汗は多少あるので気にしなくていい，治療は必要ない」と言われた。 　20年来の陰部の多汗とにおいに困っていたところ，当院のホームページを見つけて受診。

問　診	陰部の多汗・においが一日中ある。風呂に入っても，上がって体を拭くとすぐ陰部にベタベタとした脂っぽいような汗とにおいが起こる。多汗とにおいがあるため，1日に下着を2〜3回替える。非常に苦痛である。局所には痒み・赤みはない。 　手足も汗をかきやすく，特に緊張したときによくかく。パソコンの画面を一日中見ているので，目が疲れ，目の奥が痛む。イライラしやすく，何かあるとすぐに苛立つ。口苦・口乾はない。寝付きは良いが，夢をよく見る。たまに悪夢を見る。食欲やや旺盛，便は1日1回，軟便が多い。尿は1日3〜5回，夜尿はない。腰痛なし。身長171cm，体重54kg（1年前は65kg）。

既往歴	6歳の頃，右側鼠径部ヘルニア手術。14歳から35歳まで，週に1回手淫をしていた。

脈　診	細やや弦。

舌　診	舌やや乾燥，舌辺暗紅色，苔薄。

耳　診	心区に横線あり，肝区に暗紅色線多数。

(呉澤森)

第4章　胸部・下腹部の症状

 治療へのアプローチ｜呉 澤森

弁証

弁証結果

弁証：本：肝腎陰虚
　　　標：湿滞肝経
治法：養血柔肝・疏経導湿
選穴：膈兪・肝兪・蠡溝・太衝・大敦・合谷・陰交・中極・陽陵泉・曲泉・陰陵泉・印堂穴・心兪・太渓・復溜
手技：膈兪・肝兪・心兪は鍼尖を椎体に向け斜刺0.5寸，捻転補法。蠡溝・太衝・太渓・復溜は直刺0.3～0.5寸，捻転補法。合谷・中極・陰交・陽陵泉・陰陵泉・曲泉は直刺0.3～1.5寸，得気後，導気法。印堂穴は切皮後，鼻根部心区に向け，沿皮刺0.5寸，その後刮法。大敦はカマヤミニ灸。週に1回。

解説

　肝腎陰虚ではあるが，病状・脈象・舌象などの諸情報から考えれば，腎よりも肝が重要である。肝は蔵血・疏泄を主る。肝血が充実すれば，疏泄の働きは十分発揮できる。疏泄の力により，肝経の流れは良くなり，順調に流れる肝気の推動作用により，肝経に停滞している水湿を取り除くことができる。したがって，腎よりも肝を優先的に治療する。

　膈兪・肝兪・蠡溝・太衝・大敦──養血柔肝
　合谷・陰交・中極・陽陵泉・曲泉・陰陵泉──疏経行気導湿
　印堂穴・心兪・太渓・復溜──調補心腎

治療経過

　2回目の治療後，患者の精神状態はだいぶ落ち着き，安眠できるようになった。そのまま継続治療を行い，5回目の治療後に「陰部の汗はだいぶ減り，1回の尿量が前より多くなりました」との報告があった。これは，病状が改善し，より良い方向に向かっている現れである。その後，陰部の汗はさらに減っていき，いつの間にかにおいも消えていた。患者は，当院の12回の鍼灸治療で，20年以上苦しんだ陰部の多汗・においから完全に解放された。この結果を受けた患者は，「鍼灸治療がこんなに効くとは，

CASE21　陰部の多汗・におい

本当に予想外でした」と，喜びの感想を述べた。

症例分析

　本症例は陰部の多汗・においを主症状とする，汗証では珍しい症例である。なぜ，患者の発汗部位は陰部に集中するのか，まずはその原因と病理を検討しよう。

▶男性の陰部の臓腑・経絡との関連

　男性の外陰は生殖器官であり，また排尿器官でもある。臓腑では腎・肝との関連が深い。腎は水臓であり，精を蔵し，二陰に開竅する。もし，何らかの理由で腎が弱くなれば，腎精が減り，津液の新陳代謝が障害され，二陰の生理機能にも影響する。肝は疏泄を主り，目に開竅し，筋（腱）を主る。もし，何らかの理由で肝が損傷すれば，疏泄あるいは気機の調節ができなくなり，精神面のコントロールもうまく行かず，時には目の疲れ・痛みなどの症状も出やすくなる。また，男性の前陰は「宗筋の会」であり，肝が虚損すれば，前陰部にさまざまな症状が出やすくなる。

　経絡の流注では，足の少陰腎経は，足小趾の下方からスタートし，斜めに行き足裏の中心の湧泉を通り，内果を回り，下肢の内側に沿って上行する。直接前陰には入らないが，足の少陰腎経の経穴位置からみれば，腹部の横骨は曲骨の外方 0.5 寸の所にあり，恥骨結節の外上方である。任脈の曲骨は前陰の直上，恥骨結節上の陥凹にある。つまり，腎経の横骨は外陰の至近にある。さらに，足の少陰腎経の経筋流注は，足小趾の下方からスタートし，足裏の中心を通り，下肢では足の太陰経筋と一緒に内側に沿って上行し，前陰に繋がる。腎の二陰への開竅は，このような経絡の流注によって実現している。足の厥陰肝経の流注は前陰との繋がりがさらに明白である。足の厥陰肝経は足大趾の大敦からスタートし，下肢の内側に沿って上行し，直接外陰に繋がり，外陰を 1 周回り，腹部の深層に入る。したがって，前陰部に症状があれば，経絡面から考えて，まず足の厥陰肝経の病証を疑うことになる。

　以上の分析は，症例の理解と弁証において重要である。

▶発症原因の追及

発症は 20 年前。その間の経緯を追ってみよう。

①高校 3 年生の時，大学入試のため徹夜の勉強が増え，多汗・のぼせが始まった。人は昼に動き，夜に休む。動静結合・陰陽平衡である。ところが，患者は徹夜の勉強を続けるうちに昼夜が逆転し，陰陽のバランスが崩れた。陰液は消耗し，虚火上亢になり，多汗が起こり，同時にのぼせも出るようになった。この陰虚は，本症例の病状の進展・変化の大きな要因となる。

②既往歴によると，14 〜 35 歳まで週に 1 回手淫をしていた。これが陰虚体質の根本原因とみられる。西洋医学では，精液中の成分の前立腺液とタンパク質だけをみて，

233

第4章　胸部・下腹部の症状

手淫は体に悪影響はないものと認識する。しかし，中医学では，精液は腎精の重要部分であり，子孫を引き継ぐうえで大切なものととらえる。男性は幼少年期から成長・発育し，第2次性徴期には，睡眠中に遺精を体験することだろう。これは，「精満則泄」の正常な生理現象である。しかし，患者は14〜35歳まで，長年の手淫により絶えず排精し，腎精を次々に消耗し，陰虚体質が日々強くなっていった。腎は水に属し，肝は木に属し，両者は母子関係にある。患者は，腎陰虚が進むうちに「母病及子」により肝陰も虚弱になり，結局，肝腎陰虚になったのだろう。

③陰部多汗・においによるストレス：患者は20年以上にわたり，陰部の多汗・においに苦しんできた。皮膚科・泌尿器科を繰り返し受診しても，「原因はわからない」「投薬治療もできない」「治療は必要ない」などの答えが返ってくるのみで，患者は失望した。昨今の社会はストレス社会であり，ストレスは長期間未解決のままだと，体を損ない，体内の陰陽のバランスは崩れ，どんどん悪化する。また，体力が低下することにより，ストレスに対する抵抗力も落ち，その虚弱な体がさらに新しいストレスを生み出す。患者は20年以上，そのような悪循環のなかで過ごしてきた。本症例の長期にわたるストレスは，陰虚体質の形成を加速させる原因になっている。

▶ 病状の分析

上述の発症原因を追及したうえで，病状を分析しよう。

陰部の多汗・においの特徴

陰部の多汗は一日中あり，入浴直後も陰部にベタベタとした脂っぽいような汗とにおいがある。また，多汗とにおいのため，1日に下着を2〜3回替えることもある。通常ならば，下半身，特に陰部の多汗・においは，下焦湿熱あるいは肝胆湿熱の可能性を考える。しかし，その場合には，尿の黄赤・少量，陰部の瘙痒，局所の発赤・熱感あるいは発疹を伴うことが多いが，本症例では，尿の変化はなく，局所に痒み・赤みもない。つまり，本症例の多汗は熱に起因する症状ではないと判断できる。となると，本症例の陰部の多汗・においはどのように解釈すればよいだろうか。経絡から考えると，陰部を走るのは足の厥陰肝経であり，汗（水湿）が多量に陰部（肝経の流注部位）に現れるのは湿滞肝経の可能性が高い。水湿が陰部に聚集し，長期化すれば，においを生じる（湿聚成濁）。20年以上にわたる陰部の多汗・においは湿滞肝経の故である。

目の疲れ・目の奥が痛む

肝は蔵血機能をもち，目に開竅する。血は足の厥陰肝経の流注に沿って上行し，目に注ぐ。血は陰に属し，肝陰虚があれば，目は潤養を失って，目の疲れと痛みが起こりやすくなる。

イライラしやすい

イライラという症状は，肝失疏泄，あるいは肝気上亢でよくみられる。この症状が

起こる原因は何か。肝の生理的な特徴から考えよう。肝は剛臓で，喜動悪静な性格をもつ。また肝には「体陰而用陽」の絶妙な仕組みがある。すなわち，肝の本体は血を大量に貯蔵するため陰に属し，肝の働きは活発な疏泄であり陽に属する。陰陽の互生・互根・相互制約の原理により，陰血は肝を潤沢営養しながら，肝の働きを助ける。また，陰血の養肝・柔肝の作用により，肝の働きを調和し，肝気の標悍・喜動の性格を和らげ，肝気の妄動・暴走を制約・予防している。本症例のイライラは肝気上亢ではあるが，問診の「口苦・口乾はない」ことから，肝火の発生はないと判断できる。

脈診について

弦脈は肝胆病でよくみられる脈象である。細脈は虚脈であり，人の気血精の不足を示す。細脈やや弦は，本症例全体から考えると，肝陰虚と理解することができる。

舌診について

特に舌辺暗紅色に注目したい。舌の両側は肝胆に属し，暗紅色は陰虚，あるいは血行不良を示す。したがって，本症例の舌辺暗紅色は肝陰虚とみるのが妥当であろう。

耳診について

舌診と同じく肝区に暗紅色線が多数あり，舌辺の暗紅色と一致するので，肝陰虚と理解する。また，心区に横線があるのは，長期間の肝陰虚により心陰にも影響し，心火が少々擾動していることを示唆する。また，心区横線だけではなく，睡眠中夢をよく見る，たまに悪夢を見ることが問診時に確認されている。

▶ 弁証のポイント

有汗・無汗・多汗・自汗の違いを把握する

汗液は，体内の津液が陽気蒸化により玄府（毛孔）を通じて排出される体液である。有汗とは，調和営衛・滋潤皮膚・体温調節の役目があり，正常な生理活動の一つである。辛味や熱いものを食べたり，気温が上がったり，情緒が亢奮したりすると，汗をかくのは正常な生理現象である。しかし，汗が出ない，または出過ぎるのはみな病理の反映である。

- 無汗：カゼを引いて，寒がり・畏寒・手足が冷たい・頭痛・鼻塞・稀薄鼻水・くしゃみ・脈浮緊・舌苔白滑，などに伴って汗が出ない場合，これは風寒の邪気が体表を犯し，玄府（毛孔）閉塞したことによる無汗である。

  また，裏証の場合にも汗が出ないことがある。これは，裏熱亢盛により津液を大量に消耗し，汗液が減少したことによる無汗である。

- 多汗：1回に出る汗の量が多過ぎる，または常に多量の汗が出る（大汗淋漓である）。湿邪，または湿熱邪によることが多い。

- 自汗：昼に汗をかきやすい，少々労作すると汗が出やすい，またはいったん汗が出ると止まらないほど出る。これは，気虚・陽虚により，体表不固・津液外泄となったために起こるものである。

第4章　胸部・下腹部の症状

陰部の多汗・においを起こす原因を追究する

　経絡の流注から考えると，足の厥陰肝経は足の大敦からスタートし，下肢の内側に沿って上行し，鼠径部に至ると外陰部をめぐり1周した後，腹部の深層に入る。そのため，陰部の多汗・においの場合，まず肝経の異常であることを理解する。そして，肝胆湿熱と湿滞肝経の2つの病状に分けて考える。

　肝胆湿熱の場合には，湿熱邪気が肝経に沿って陰部に滞ると，陰部の多汗・瘙痒感・腫脹が起こる。時に，身目黄色・脇肋脹痛・食欲不振・悪心・泥状便・小便量少で赤い・舌苔黄膩・脈弦滑数などを伴う。

　湿滞肝経の場合には，陰部多汗，ベタベタした脂っぽい汗がある。陰部の瘙痒感・腫脹・発赤はない。イライラ，緊張しやすい，口苦・口乾はない，脈細やや弦または滑弦であり，舌苔薄膩などもよくみられる。

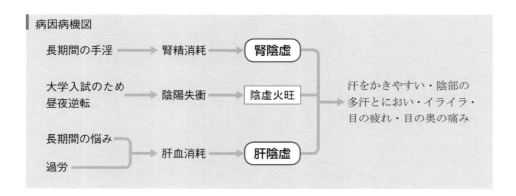

病因病機図

弁証のポイント

- 有汗・無汗・多汗・自汗の違いを把握する
- 陰部の多汗・においを起こす原因を追究する

アドバイス

弁証における鑑別点

患者の熱証について

　本症例を「肝胆湿熱」「肝経鬱熱」と弁証する方がいる。つまり，熱証が存在するとの分析である。寒熱の区別は証の性質の弁別である。熱証は，一般的に外部の熱邪，あるいは辛熱・香燥のものを食べ過ぎることなどが原因で起こり，特徴的な症状・脈・舌およびその他の熱の徴候がみられる。では，症例に戻って検討しよう。患者は，陰

部に多汗・においはあっても，赤み・痒みはない。つまり，そこに熱は存在しないのである。また，全身の様子をみても，イライラしやすいが，口苦・口乾はない。食欲やや旺盛でも，1日に1回のやや多い軟便。また，脈の洪・数・大もなく，舌紅・苔黄などの明白な熱象もみられない。以上のことから，患者の「湿熱」「鬱熱」の存在は否定できるだろう。

▶治療について

大敦について推考する

大敦は足の厥陰肝経の井（木）穴である。足の厥陰肝経の流注は大敦から始まる。肝は東方・木に属する。肝木は東方の昇る太陽のようなパワーをもち，強力な上昇・発散の力をもつ。井（木）穴の大敦は肝の本経の本穴である。したがって，大敦は，強い疏肝治疝・理血・止痛・清神の作用をもつ。臨床では疝気（鼠径部ヘルニア）・陰嚢積水・副睾丸炎・精索静脈瘤・石淋・血尿・排尿困難・脇下苦満・嘆息・癲狂・手足拘急などの病気に効く。ただ，大敦は足大趾の三毛際にあるので，刺鍼すると相当な刺激がある。

「大敦の刺絡により清肝熱」と刺絡瀉血の治療を考える方がいる。刺絡瀉血の適応症は，一般に瘀血・熱証・閉証・実証である。しかし，これまで述べてきたように，本症例には上述の証が存在しないので，刺絡瀉血の治療は必要ないと思う。ただし，大敦の選穴は本症例に適っている。その理由は，大敦の強い疏肝理気の力を使い，滞留している陰部（肝経）の水湿を推動・発散・疏通できるからである。また，カマヤミニ灸の温熱により，経気の流れを一層活発にすることができる。もちろん，カマヤミニ灸の刺激は刺絡より優しく，誰でも受け入れやすい利点もある。

治療へのアプローチ　│　高橋楊子

弁 証

弁証結果

弁証：肝腎不足・湿鬱肝経
治法：疏肝理気・養血安神・補益肝腎
処方：柴胡加竜骨牡蛎湯（去大黄）・酸棗仁湯（眠前に服用）・杞菊地黄丸

第4章　胸部・下腹部の症状

解説

　柴胡加竜骨牡蛎湯（去大黄）──疏通枢機・重鎮安神・斂汗

　酸棗仁湯──養血安神・清熱除煩

　杞菊地黄丸──補益肝腎・養血柔肝

症 例 分 析

　発病の経過を見ると，大学入試のための連日の徹夜と精神的プレッシャーにより，肝腎機能が損傷し，多汗・のぼせが起こったことがうかがわれる。その後は，のぼせは消え，多汗も少々減ったが，汗の部位は陰部に集中し，におう。症状がひどいと1日に下着を2〜3回替えないと耐えられないほどになったという。本症例は発病から20年も経ち病状も単純ではないが，どのようにアプローチし，証を見出し，正しい治療に繋げていくかを考えてみたい。

▶まず病変部位から臓腑との関係を探ってみる

　厥陰肝経は，足の第1趾にあるツボ・大敦から出て下腿内側に沿って上行し，陰部に注入し，陰部をめぐってから少腹部・胸脇部へ，そして頭部へ向かっていく。肝経は陰部をめぐるので，陰部にトラブルがあれば，まず肝の異常を疑う。また長年にわたり悩み，イライラしやすい・目の疲れ・夢をよく見るなどの症状もあるので，病位は肝にあると考えて間違いない。

▶次に症状を分析し病因病機を探ってみる

- 20年の間誰にも言えない悩みと肉体的な苦痛を抱えイライラしやすい・何かあるとすぐに苛立つ──長い期間の悩みや不安によって，情志失調・肝鬱気滞が引き起こされた。

- 陰部の汗・においが一日中ある。風呂から上がってからも，陰部にベタベタした脂っぽい汗とにおいがある。1日に下着を2〜3回替えなければならない──肝鬱気滞・湿蘊肝経と考えられる。湿は陰邪であり，重濁・下行の特徴をもつので，湿による病気の場合，下半身・陰部・下肢に症状が現れやすく，分泌物は汚く，においがして，ベタベタする特徴がある。また，病気は長引き，治りにくい特徴もある。長年の肝鬱気滞は，枢機不利を起こし，水液代謝を停滞させ，湿濁を生じ，肝経に滞留して，陰部の多汗・においがひどいという症状が現れたと推測される。また，一般的に陰部のベタベタした脂っぽい汗とひどいにおいは，湿熱と関係することが多いが，症例には「局所には赤み・痒みはない」とあり，また他の熱象もないので，湿が熱より重いと判断する。

- 手足も汗をかきやすく，特に緊張したときによくかく──手足の中心は陰経の集まる所であるので，これらの症状は肝鬱気滞・肝経鬱熱を示す。

CASE21　陰部の多汗・におい

- 目の疲れ・目の奥が痛む──肝血虚損・目失所養を示す。一日中パソコンを使っていることと関係がある。
- 寝付きはよいが，夢をよく見る。たまに悪夢を見る──肝鬱血虚・心神失養を示す。
- 口苦・口乾はない──顕著な熱はない。
- 食欲やや旺盛・大便は1日1回・軟便が多い・体重減少──肝鬱気滞・肝木乗土を示す。
- 腰痛・夜間尿はない・以前に徹夜と手淫の習慣があった──典型的な腎虚とはいえないが，腎虚が潜んでいることがうかがわれる。
- 苔薄，やや乾燥，舌辺暗紅──肝鬱気滞・肝鬱化熱を示す。
- 脈診──細は肝腎不足，やや弦は肝鬱気滞を示す。

弁証のポイント

- ◉ 20年来の陰部の多汗（ベタベタした脂っぽいような汗）とにおい・イライラ・緊張すると手足も汗をかくなどから，肝鬱気滞・湿蘊肝経と判断する。徹夜と手淫の習慣は肝腎不足を提示する
- ◉ 足の厥陰肝経の走行と陰部の関係を把握する

アドバイス

▶ 弁証における鑑別点

病位は肝にある

　ほとんどの方が肝の異常をとらえられるだろう。罹病期間が長期にわたるため，病位は腎や心にも及んでいるが，肝鬱気滞・湿滞肝経は主として存在する。

　疏肝理気に対して，逍遙散・加味逍遙散・四逆散などを選ぶ方がいるが，これらの処方は，疏肝理気解鬱と調和肝脾にはよいが，主訴の陰部多汗に対しては，柴胡加竜骨牡蛎湯（去大黄）をお薦めしたい。

　ここで柴胡加竜骨牡蛎湯について解説しよう。柴胡加竜骨牡蛎湯は，もともと太陽病を誤って下した後，邪気が内陥化熱し，少陽枢機を阻滞し，厥陰肝・心包にも波及して，心神不安・水液停滞したときの処方である。「傷寒八九日，之を下し，胸満煩驚，小便不利，譫語，一身尽く重く，転側すべからざるものは，柴胡加竜骨牡蛎湯これを主る」と『傷寒論』に書かれている。処方構成は小柴胡湯去甘草，加茯苓・桂枝・竜骨・牡蛎・大黄で，和解少陽・定驚安神の効能をもつ。臨床では，肝鬱気滞による精神不安・動悸・易驚・多汗・多夢・振顫・めまい・遺精・インポテンツなどに使われる。少陽は表裏の枢機であり，全身の枢機でもあり，厥陰と表裏関係にある。少陽枢機が

239

第4章　胸部・下腹部の症状

不利になると，全身の気機や水液の代謝にも異常が及ぶ。本症例では，小柴胡湯（去甘草）で少陽枢機を疏通させ，全身の気の流れと水の流れを改善し，茯苓で健脾利湿・安神養心，竜骨と牡蛎で重鎮安神・収斂止汗をはかり，また桂枝で温陽化気して水液代謝を改善する。軟便があるので，処方から大黄を除く。柴胡加竜骨牡蛎湯は，逍遙散類と比べると，養血調経・調和肝脾の働きは弱いが，重鎮安神・収斂止汗の働きは強いので，本症例にはまずお薦めしたい処方である。

　それでは，桂枝加竜骨牡蛎湯ではどうであろうか。桂枝加竜骨牡蛎湯は，調和陰陽営衛・重鎮安神・固腎斂精止汗の処方であり，精神的な不安・動悸・自汗・多夢・遺精・夢交・インポテンツなどに使われ，病因病機は虚労久病・陰陽虚損・心腎不交・虚陽浮越にある。また，桂枝加竜骨牡蛎湯が適応する汗出異常は，ベタベタとした脂っぽい汗と違い，サラサラして膚冷（皮膚の冷感）を伴い，また，冷え・悪風・顔白・倦怠無力・精神痿頓などの虚証を伴うものである。本症例は肝鬱気滞があり，倦怠無力・自汗・冷えなどの虚証はないので，桂枝加竜骨牡蛎湯よりも柴胡加竜骨牡蛎湯をお薦めする。

陰虚内熱や湿熱はあるかどうか

　陰虚内熱があれば，のぼせやほてりが続き，多汗のほかに盗汗も現れやすい。本症例の症状では，のぼせがすでに治まり，盗汗はないので，陰虚内熱が主因とは考えにくい。しかし，患者の悪い生活習慣などから，肝腎両虚が潜んでいることがうかがわれる。したがって，疏肝解鬱・安神斂汗の処方に，補益肝腎の処方を補佐として一緒に使うのがよいであろう。

　陰部の多汗とにおいは，肝経湿熱と関係するだろうか。もし湿熱と関係するならば，患部に赤みやかゆみを伴い，口苦や口粘も現れやすい。また黄膩苔を伴うことも多い。症状には，赤みと痒みはなく，口苦もなく，舌苔は薄くやや乾燥とあるので，湿熱は考えにくい。

第**5**章

婦人科症状

CASE 22

続発性無月経

患　者 女性，26 歳，会社員。

初診日 1996 年 11 月 22 日

主　訴 2 年前から月経不順・無排卵状態が続いている

現病歴 13 歳で初潮，その後毎月月経があったが，1994 年 10 月頃仕事が急に忙しくなり，それがきっかけで 1 年間ぐらい月経が止まった。心配で 1995 年 11 月頃から産婦人科に通い始め，卵巣機能不全と診断された。クロミッド®や黄体ホルモンの投与を受けると月経が来るが，投与を止めると月経は来なくなる。また薬物投与中も基礎体温の変化は特に良くならない。そのため，西洋医学の治療を止めて，漢方薬の治療を希望。2 週間，他医から処方された当帰芍薬散を飲んだが，今のところ特に変化はみられない。

望　診 中肉中背，顔色は白っぽく血色が良くない。

問　診 2 年前までの月経の状況は，周期は 30 日，月経期間は 6 日，月経痛がひどかった。疲れやすい。血圧が低いが，特にめまい・立ちくらみはない。体がとても冷える。特に下半身・足・腰が冷え，腰痛もある。食欲は正常，便通 1 日 1 回，腹脹なし。

舌　診 舌淡暗紅，苔薄白。

脈　診 脈細，両尺脈は弱い。

検　査 BBT 無排卵 1 相性

（高橋楊子）

第5章　婦人科症状

 治療へのアプローチ｜高橋楊子

弁証

弁証結果

弁証：血虚腎虧・衝任失養，兼有瘀血
治法：補血温腎・調理衝任，兼活血・促排卵
処方：当帰芍薬散 合 海馬補腎丸の加減
　　　当帰5g，赤芍6g，川芎3g，黄耆・白朮・茯苓・菟絲子・巴戟天各4g，香附子3g，益母草4g，紅花・牛膝・莪朮各3g，桂枝4g　（14日分）
　　　同時に海馬補腎丸を1日2回，1回6丸を服用する

解説
　当帰——補血和血・調理衝任（調経の要薬）
　赤芍・川芎——活血通経
　巴戟天・菟絲子——温腎補益精血
　黄耆・白朮・茯苓——補気生血
　紅花・牛膝・莪朮・益母草——祛瘀血・生新血
　桂枝——温経散寒
　香附子——調理気血
　海馬補腎丸——温腎益精・補気養血
　　海馬・鹿茸・海狗腎・鹿腎・驢腎など——温腎壮陽・大補精血
　　熟地黄・当帰・枸杞子など——補血和血
　　人参・黄耆・茯苓など——健脾益気

治療経過

12月6日（2診）　疲れやすさは少し改善した。冷えも良くなった。腰痛はまだときどきある。前回処方に活血化瘀通経の沢蘭4gを加える。
12月20日（3診）　腰痛は前より改善したが，基礎体温の変化はみられない。前回と同処方30日分と，海馬補腎丸の量を1回8丸に増やした。
1月17日（4診）　真冬であるが体の冷えはそんなに感じていない。疲れも改善した。2～3日前に多少カゼぎみであったとのことなので，散寒理気の紫蘇葉を加えた。

CASE22　続発性無月経

2月21日（5診）　体の冷えはほとんど感じなくなった。4日前から下腹部痛がある。基礎体温は今まで1相性だったが，この3日ぐらいで体温が上がってきた。脈も前より強くなった。排卵の兆しがみられたので，勝ちに乗じて追撃するため温腎壮陽の淫羊藿3gを加え，紫蘇葉を除いた。

2月26日（6診）　本人から喜びの電話が来た。久しぶりに月経が来た（基礎体温は2相性あった）というのである。前回処方を続ける。

3月19日（7診）　2月26日から月経が5日間あった。経血量は少ないが，初めの3日間だけはやや多い。今月の基礎体温は1相性に近い。同じ処方を続ける。

4月9日（8診）　体調は良いが，月経はまだ来ない。同じ処方を続ける。

5月2日（9診）　4月31日から月経が始まった（60日周期。基礎体温は2相性ある）。経血量は普通で，1回目にやや血塊がみられた。当帰の量を増やして21日分処方。

5月23日（10診）　おりものは前より増えた。腰痛も冷えもないので，前回処方から菟絲子・益母草を除き，健脾助消化の陳皮2gを加えた。

7月28日　基礎体温にきれいな2相性がみられるようになってきた。月経は7月4日から6日間あり（68日周期），血量は普通。疲れやすさもほとんどなくなった。腰痛なし。舌淡，尺脈弱も良くなった。

　以後，同じ処方と海馬補腎丸を継続服用している。

症例分析

　『金匱要略』婦人雑病に「婦人の病は虚，積冷，結気によって，もろもろの経水断絶をなす」と書かれているように，臨床現場でみられる無月経は，虚証（気血両虚・肝腎不足）と，実証（寒滞経脈，または気滞血瘀および痰湿阻〈胞〉脈）に大きく分けられる。

　本症例の無月経の患者は，26歳という若さであるのに，両部の尺脈はすべて弱い。腰痛と卵巣機能不全もあるため，先天の腎精不足があると推察できる。「女子は血を本とする」（葉天士）といわれる。月経の物質的基礎となる経血は，気血の後天の脾の消化・吸収機能と，気血の先天の腎の精気からの転化が密接に関係している。先天の腎精が不足している場合，気血生化の源が欠乏する。2年前までは脾気の消化・吸収機能に支障はなく，気血を生成していたので毎月月経は到来していた。しかし，2年前に過労のため，気血が急激に消耗され（労傷気血），もともとの腎精不足と重なり，気血が一気に減少してしまい，血海に下注できず無月経になってしまった。顔色が白っぽい・血圧が低い・疲れやすい・舌淡・脈細などの症状は，血虚を主とする気血両虚の症状である。脾気は健在なので，めまい・立ちくらみなどの症状を引き起こすには至っていないが，腎精不足・元陽虚弱のために全身を温煦できず，冷え症，特に下半身の足・腰の強い冷えがみられる。弁証では血虚と腎虚にしぼり，また瘀血阻滞も考慮して治療を行う。

　治療では，補血・温腎に重点を置く。補血については，四物湯・聖愈湯・八珍湯な

245

第5章 婦人科症状

ども考えたが，当帰芍薬散は補血薬が中心になっており，虚血性月経不順や閉経にもよく使われる処方であり，2週間の投与ではまだ変化がみられなかった可能性があるので，あえて処方を変えずに必須な部分だけ加減を加えることにした。補腎については，温補腎陽の生薬と温腎強精の動物生薬を加えた中成薬の海馬補腎丸を選んだ。

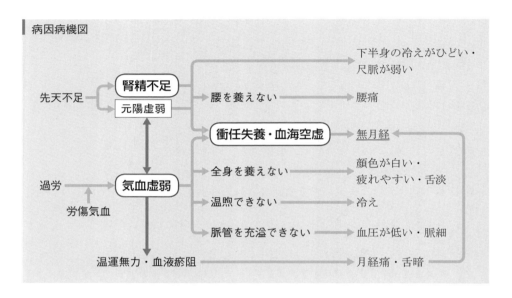

弁証のポイント

- 顔色が白く血色が良くない・疲れやすい・低血圧・淡舌細脈は気血虚弱と判断し，腰痛・冷え・特に下半身や腰の冷え・両尺脈弱は，腎陽虚と判断する
- 多忙過労は気血を消耗して続発性無月経を引き起こす直接の原因であるが，背景には腎虚が存在する

アドバイス

弁証と治療について

腎精不足・腎陽虚をとらえることはとても重要である。しかし，易疲労・低血圧・顔色が白っぽい，さらに舌脈（舌淡，脈細）があるので，腎虚だけではなく，気血両虚（特に血虚）もあることが無視できない。故に治療では，補腎とともに補血にも重点を置くべきである。具体的にいえば，当帰を補血調経の要薬として多めに使用したほうがよい。また，卵巣機能を良くするために，「血肉有情」の動物性補腎薬を入れるとより効果が現れる。例えば，鹿茸・鹿角・海馬・紫河車・阿膠，あるいは中成薬

の河車大造丸・海馬補腎丸・参茸補血丸などである。過去に発表された学会の論文によると，海馬補腎丸は卵巣機能の低下や不全を改善でき，排卵を促進する作用があるそうである。

▶ 舌象と脈象について

来日前，私は上海中医学院（現・上海中医薬大学）の中医診断研究室に勤務しており，舌診・脈診については特に詳しく研究していた。舌象・脈象は患者の体の客観的なデータとして，かなり正確に病症の実状を反映している。しかし病症が複雑に変化する過程では，仮象としての舌象や脈象が現れることがあるため，正しく弁証するためには必ず「四診合参」をしなければならない。

この患者の舌質は淡暗紅で，舌苔は薄白（正常に近い）である。重点は舌質淡暗にある。舌淡と脈細・閉経・顔色が白っぽい・血色が良くない・易疲労・低血圧などと合わせると，気血両虚（おもに血虚）の弁証を導き出すことができる。舌暗は血液循環が悪い印であり，月経痛と合わせて考えると，瘀血と判断できる。舌紅については，熱症また気滞化熱の現象であるが，全身の症状は虚寒症の症状ばかりなので，「捨舌取症」（ここでは，淡暗舌・薄白苔・全身の虚寒症状を取り，紅舌を無視するという意味）の原則に従って現段階では考慮しないほうがよいと考える。

治療へのアプローチ　呉 澤森

弁証

弁証結果

弁証：血虚失養・腎陽不足，兼有血瘀
治法：温腎逐寒祛瘀・健脾補血養宮
選穴：大椎・至陽・命門・関元・上仙穴・腰陽関・中極・陰交・脾兪・胃兪・膈兪・太衝・三陰交・足三里・血海
手技：大椎・至陽・命門はカマヤミニ灸2壮。上仙穴・腰陽関は切皮後，下に向けやや斜刺0.8寸，導気法を行った後，灸頭鍼。関元・陰交は箱灸。中極は切皮後，外陰に向け斜刺1.2寸，導気法を行った後，灸頭鍼。脾兪・胃兪・膈兪は切皮後，椎体に向け斜刺0.5〜0.8寸，捻転補法。太衝・三陰交・足三里・血海は切皮後，直刺0.3〜1寸，捻転補法。

第5章　婦人科症状

解説

　　大椎・至陽・命門・関元・上仙穴・腰陽関・中極・陰交──温腎壮陽・散寒逐瘀催経

　　脾兪・胃兪・膈兪・太衝・三陰交・足三里・血海──健脾補血養宮

症例分析

▶ 症候分析

- ●疲れやすい──元気虚弱による。
- ●体がとても冷え，特に下半身・足・腰が冷える。両尺脈が弱い──腎陽が足りないことにより，温煦できないために現れた症状である。
- ●顔色は白っぽく血色が良くない・脈細──脾虚で生血できないために現れた症状である。
- ●月経痛がひどい──瘀血による。
- ●無月経──血虚により胞宮を充養できずに，月経が止まってしまっている。

▶ 弁証のポイント

無月経の虚証と実証の特徴を把握する

　虚証の無月経は，気血両虚・肝腎不足と関連し，気血精が胞宮を充養できないために起こる。「女子は血を本とする」（葉天士）といわれる。そのため，弁証においても治療においても，まず血について考えなければならない。

　実証の無月経は，寒凝・気滞・痰湿と関連し，これらの病邪が胞宮に阻滞して，月経がうまく来潮できないために起こる。そのため，どの邪気が関わっているかを判別することが大切である。

女性の「一源三岐」を把握する

　月経の到来と最も深い繋がりをもつ経脈は，督脈・衝脈・任脈である。『霊枢』五音五味篇には「衝脈，任脈，皆，胞中（子宮）より始まる」とあり，『素問』骨空論にも「督脈は小腹内より始まる」とある。すなわち，任脈・衝脈・督脈の3脈は，みな子宮からスタートするという意味である。この「一源三岐」説は，月経の来潮・停止に対して重要な意味をもつ。また，臨床においても弁証・選穴に重要な役割をもつ。（＊詳細については，後述の「アドバイス」を参照のこと）

弁証のポイント

- ◉無月経の虚証と実証の特徴を把握する
- ◉女性の「一源三岐」を把握する

CASE22　続発性無月経

ア ド バ イ ス

　本症例に対して多くの方は，おもに腎虚・気血両虚・腎陽不足・血瘀などの弁証をされると思う。私もほぼ同じような考えであるが，１つだけ注意喚起しておきたい点がある。それは，奇経八脈についてである。

▶奇経八脈について

　女性の月経は，先天の腎精・肝の蔵血・脾の統血と密接な関係がある。特に腎の精気が充実していれば，月経は毎月定期的に到来する。しかしながら，五臓学説において腎・肝・脾はどれも子宮と直接には通じていないのである。十二正経をみると，足の少陰腎経・足の太陰脾経・足の厥陰肝経の流注する所，あるいは所属の絡脈・経別・経筋の流注も子宮と直接連絡することがない。では子宮と繋がる経絡はどれか？　月経の到来と最も深い繋がりをもつ経脈は督脈・任脈・衝脈である。『霊枢』五音五味篇には「衝脈，任脈，皆，胞中（子宮）より始まる」とあり，『素問』骨空論にも「督脈は小腹内より始まる」とある。また，『難経』は，小腹内は臍下の腎間動気の居所で，衝脈・任脈・督脈の脈気は皆ここより始まる，その故に衝・任・督の３脈は「一源三岐」という，と述べている。

　衝脈の衝は，要衝・要道の意味がある。衝脈は十二経脈の気血を調節するので「十二経脈の海」「血の海」などと呼ばれ，女性の月経と密接な関係がある。『素問』上古天真論には「太衝脈盛，月事以時下，……太衝脈衰少，天癸竭，地道不通（無月経）」〔※文中の太衝脈は衝脈を指す〕といわれるように，女性の月経・妊娠・分娩は衝脈と密接に関与するのである。

　任脈は「陰脈の海」である。任脈・衝脈はともに胞中から始まり，任脈の流注する陰交で衝脈と交会しており，衝・任の２脈の関係は深いものである。任脈の任は，担任・妊養の意味をもち，任脈も女性の月経と関係している。

　督脈の流注は，小腹内，骨盤の中央（すなわち子宮の部位）から始まり，その分支は，肛門の後より出て殿部を回って上行し腎と繋がる。故に，督脈は諸陽経の会で本経も女性の月経に関与している。

　上述の内容を統合すれば，腎精・肝血は，衝・任・督脈の流注を通して子宮内に注ぎ，月経を形成することがわかる。無月経の病機を明らかにしようとするなら，腎精・肝血だけでなく，衝・任・督脈のことも考える必要がある。特に，衝脈と任脈の働きを忘れてはならない。こうしたことから，本症例の弁証も「衝任失養」を加えるほうが適切ではないだろうか。

▶弁証における鑑別点

- ●無月経は「血枯経閉」と「血滞経閉」に分類される。すなわち，無月経（経閉）には虚証と実証がある。本症例は，虚証の印象が強いが，体がとても冷える，特に下

249

第5章　婦人科症状

半身・足腰が冷えるという症状は，陽虚による内寒と考えられる。この内寒の凝固性によって血行は不良となり，さらに瘀血を生じることも十分理解できる。月経痛が強い・腰痛・舌淡暗紅などの症候と合わせて弁証すれば，本症例は虚実挟雑で，虚証が中心となる。

●「腎陰腎陽両虚，または腎虚証」という弁証をする方もいる。腎陰腎陽両虚とは腎の陰陽両者が虚弱ということであるが，腎虚証という場合，腎の陰と陽のどちらが虚弱になっているか，そして腎陰虚・腎陽虚は腎虚とどういう違いがあるか，はっきりしない。腎虚証は腎の広い範囲の虚弱をいい，腎の精・気・陰・陽の虚弱を含む概念である。こうした概念の混乱が生じないよう，中医学の基礎理論をしっかり把握しておいてほしい。

▶鍼灸治療について

　　月経は腎と密接な関係をもっているので，多くの方が腎の治療から選穴を展開されると思う。つまり腎兪・命門・関元・太渓・三陰交などの穴位である。これらの経穴はよく使われる有効穴位で，私もこれらの穴位をよく利用する。例えば，温補腎陽と同時に，肝腎同源の理論から肝兪を配穴し補腎の助けとする方もいる。

　　ただ，「関元を配して，衝任を調え補い胞宮を温める。中極は衝任を調え，下焦の気を調え，通経をはかる」と考える方もいるが，関元・中極は衝脈と交会することのない穴位で，この2穴によって衝任を直接調えることはできない。たしかに，関元・中極は大切な経穴でよく使う。関元は，男性の精を蔵する所，女性の血を蓄える所である。生命にとって大切な真元（元気）を貯蔵する関である。このため，腎虚・気血不足などによる無月経に関元を使うと効果がある。また，中極は別名「玉泉」「気原」と称し，膀胱の近くにある募穴である。膀胱は水液を貯蔵するので，中極は泌尿器系の病証によく効く。「気原」という別名は，元気に関与するという意味で，下焦の気を調えることができる。このように関元・中極には直接衝任を調える作用はなくても調経・通経の作用がある。補腎・益気・理気によって調経できるのである。

有効穴の紹介

●陰交

　　次に衝任を調える名穴を紹介しよう。それは，任脈の陰交である。陰交は，臍から下1寸，腹部正中線に取る。任脈・衝脈・足の少陰腎経3脈の交会穴である。任脈は胞胎・妊養と繋がり，衝脈は血の海であり，足の少陰腎経は精を蔵する腎に属し膀胱に連絡する。このため陰交は女性の精・血・子宮と密接な関係をもつことになる。月経異常・無月経症に陰交を取り，補うと効果は高い。陽虚内寒の無月経症には灸も効果がある。これは，衝任を直接に調えることを意味する。

●上仙穴

　　無月経症に効く奇穴として，上仙穴がある。上仙穴は，第5腰椎と第1仙椎との間にあり，別名は十七椎下穴である。『霊枢』五音五味篇に「衝脈，任脈，皆起于胞

中，上循背里，為経絡之海」とある。背里とは脊柱の裏を指し，脊柱の裏にある上仙穴は衝脈と繋がっている。臨床では，月経不順・無月経症に上仙穴の有効性がよく報告されている。有効な奇穴として推薦したい穴位である。

CASE 23

月経随伴性気胸

患 者	女性，39歳，会社員。
初診日	2007年1月19日
主 訴	月経随伴性気胸1年。右胸部が重苦しい・突っ張る感じ，全身脱力感。
現病歴	2005年10月頃，右胸部の苦しさを自覚するようになった。それ以降，毎月，月経来潮前になると，右胸部が突っ張る感じがし，息が苦しくなり，脱力感が生じる。横になって安静にすればいくらか楽になり，月経の来潮とともに自然に緩解する。2006年2月，症状がひどくなり，安静にしても胸の苦しさが治まらないため，緊急入院した。精査の結果，月経随伴性気胸と診断され，酸素吸入・抗生物質の投薬と右胸部の空気を抜く処置をした。退院後も毎月気胸の発作は起こり，軽くなったり重くなったりを繰り返している。同年5月に，重度の気胸が起こり，再度緊急入院し，横隔膜修復手術を受けた。また，気胸の再発を防止するため，同年10月からホルモン剤治療を開始した。ホルモン剤により月経が止まったので，気胸の発作はなくなったものの，体調は一層悪くなり，極度の疲れ・脱力感・のぼせ・ほてり・むくみなどが現れた。ホルモン剤治療は2007年3月まで続ける予定であるが，患者は体調の悪化およびホルモン剤治療中止後の気胸の再発を心配している。当院のホームページを調べて来院。
望 診	痩せ型。顔色は蒼白で艶がない，髪の毛は細く薄くなっている。目に生気がない。
聞 診	声が低い。
問 診	月経来潮前に右胸部が重苦しくなり，突っ張る感じがある。また，全身脱力感，息が足りない感覚などもあり，仕事ができない状態にある。月経期間以外の日でも，一年中カゼを引きやすく，なかなか治らない。鼻づまり・軽い寒け・時に鼻水・疲れやすい・やる気が出ない。胸全体に重圧感があり，息が足りない。深呼吸をすると，胸が楽になる。めまい・立ちくらみ・少食・食後の上腹部脹痛。1～2週間に1回少量の軟便が出るが，排便は少しずつで出にくい。おならがよく出る。月経量は減少。経血色はピンク色。
脈 診	沈・細・弱。
舌 診	舌軟・舌質淡白・苔少。
耳 診	肺区・胃区が淡白色。また屑が多い。
爪甲診	十指の爪甲の色は淡白。拇指・次指・薬指の爪甲に仏珠状の溝が多い。
既往歴	3年前，子宮筋腫の手術を受け，1～12cm大の筋腫6個を摘出した。出血量が多く，手術時間も長かったため，術後の回復が遅くなり，退院も術前説明より大幅に延長した。

(呉澤森)

第5章　婦人科症状

 治療へのアプローチ　｜呉 澤森

弁証

弁証結果

弁証：肺脾気虚
治法：健脾益気・補肺行気
選穴：三気海穴・扶正五要穴・足三里・脾兪・胃兪・三陰交・太白・肺兪・身柱・太淵・魚際・大椎・合谷
手技：三気海穴・扶正五要穴は隔物灸1～2壮。脾兪・胃兪は切皮後，椎体に向け斜刺0.7寸，捻転補法60回。足三里・三陰交は切皮後，直刺0.5寸，捻転補法60回。太白はカマヤミニ灸1壮。肺兪は切皮後，椎体に向け斜刺0.3寸，刮法。太淵は切皮後，肘部に向け水平刺0.5寸，刮法。身柱・魚際はカマヤミニ灸1～2壮。大椎は隔物灸（生姜灸1壮）。合谷は切皮後，直刺0.3寸，導気法。

解説

　健脾益気を目的として，三気海穴・扶正五要穴・足三里・脾兪・胃兪・三陰交・太白を取る。補肺を目的として，肺兪・身柱・太淵・魚際を取る。温陽行気を目的として，大椎・合谷を取る。

　気虚の治療で気を補うのは当然のことであるが，中医学治療では，さらにもう一歩踏み込んだ治療を行う点にその魅力がある。虚の治療では，足りないものを補うことが本則であるが，時に，その補ったものの負の側面が現れることがある。例えば気虚の治療で，ただ補気のみを行うと，気の停滞・滞留を招く可能性がある。人参を食べ過ぎると，腹部脹満・食欲がなくなる・入眠困難などが現れるが，これはその一例である。したがって，気虚の治療においては，補気と同時に，温陽・行気の治療を加える必要があり，それによって補気の治療効果をより高めることができる。上述の選穴はまさにそのことを念頭に置いた配穴である。

　三気海穴・扶正五要穴に隔物灸，足三里・脾兪・胃兪・三陰交に捻転補法，太白にカマヤミニ灸，肺兪・太淵に刮法を施すことで，肺気の流注を誘発・疏導する。身柱・魚際にカマヤミニ灸を据え，肺を温めることで，肺気の流布がより円滑になる。督脈は諸陽の会であり，諸陽気を統括する力がある。大椎に隔物灸を多く据えれば，全身の陽気は一層高揚し，臓器・経絡の気を鼓動できる。さらに，気の関

穴である合谷を加え導気法を施せば，行気の効果をより高めることができる。

治療経過

　患者は 1 年半にわたって当院で治療を続けたが，緊急入院をすることは一度もなかった。

　2007 年 3 月以降，大きな気胸発作は起こらなかった。時に胸部に重悶感が生じたが，耐えられる程度であり，仕事を休むことはなかった。1 年半の間，2 回だけカゼを引き，病院で治療を受けた。

　めまい・立ちくらみ・便秘がち・少食などの症状は著しく改善された。耳診の肺区・胃区および十指の爪甲の淡白色は消え，正常な色に戻った。

症例分析

　月経随伴性気胸に罹患した場合，一般的に西洋医学の治療を受けることが普通であろう。本症例の患者も最初は西洋医学の治療を受けたが，満足できる結果を得ることはできなかった。2005 年 10 月の発症以来，患者は入退院を繰り返し，気胸の対症治療のみでは，その苦しみから解放されることはなかった。そんな時，患者は中医鍼灸治療の存在を知り，藁にも縋る思いで来院した。そして，1 年半に及ぶ鍼灸治療の結果，患者の気胸発作は消失し，体質も根本的に改善された。

▶弁証

気虚は発症の根本である

　患者は，3 年前に子宮筋腫の手術を受け，1 ～ 12cm 大の筋腫を 6 個摘出している。出血量が多く，手術時間も長かったため，術後の回復が遅くなり，退院も術前説明より大幅に延長した。この時，患者は体力を大いに消耗し，体質も弱くなったことが推測できる。術後 1 年も経たない 2005 年 10 月，右胸部に重苦しさを自覚するようになった。その後，月経来潮前になると，右胸部が突っ張る感じがし，息が苦しくなり，脱力感に襲われた。横になって安静にすればいくらか楽になり，月経の来潮とともに自然に緩解する。初期の気胸発作はこのようなものであった。その後，病状はよりひどくなり，緊急入院・手術を受けたり，ホルモン剤を使って月経を止めたりしたものの，患者の体調は一層悪くなり，極度の疲れ・脱力感・のぼせ・ほてり・むくみなどが現れた。患者の体力はさらに消耗し，体質もますます虚弱となり，特に気虚による症状・徴候が一気に現れるようになった。これらの情報は，初診時の四診によって得られたものである。

　初診時には，気虚による症状が目立っており，これは肺気虚と脾気虚の 2 つに分類することができる。肺気虚の症状は，月経来潮前では右胸部が重苦しくなる・息が足りないなどがあり，月経期間以外のときでは，一年中カゼを引きやすく治りにくい・

255

第5章　婦人科症状

胸全体に重圧感があり息が足りない・深呼吸をすると胸が楽になるなどがあげられる。脾気虚の症状は，めまい・立ちくらみ・少食・食後の上腹部の脹痛・1～2週間の間に1回少量の軟便が出るが排便は少しずつで出にくい，などがあげられる。また，耳診では，肺区・胃区に淡白色が現れ，爪甲診でも，十指の爪甲の色が淡白色になっていることが確認できる。肺は気を主り，全身の気をコントロールする臓である。脾は後天の本であり，元気を作る臓である。肺・脾気虚になれば，肺脾の気は不足し，また肺脾の機能は低下する。

▶治療

補気は本症例を治すポイントである

　肺気虚・脾気虚が併存する場合，どちらかを優先的に治療するべきだろうか，それとも同時に治療するべきだろうか。これについては，まず肺・脾の五行相生関係を分析することにより，より正しい回答が得られるだろう。肺は金に属し，脾は土に属し，土は金の母である。したがって，補脾気を優先させれば，脾気が充実したのちに土が金を生じ，肺気も間接的に補うことが可能である。つまり，治法は，健脾益気・補肺行気となる。

▶弁証のポイント

肺気虚が気胸発症の基本病理であることを理解する

　肺は気を主り，全身の気をコントロールする。同時に，呼吸・発声にも関わる。本症例の患者は，肺気虚により，ふだんはカゼを引きやすく治りにくい。月経来潮前には女性ホルモンの刺激により，肺は一層弱くなり，気胸を生じ，胸部が重苦しい・息が苦しい・脱力感などの症状が起こる。つまり，本症例では肺気虚が気胸発症の基本病理となっている。

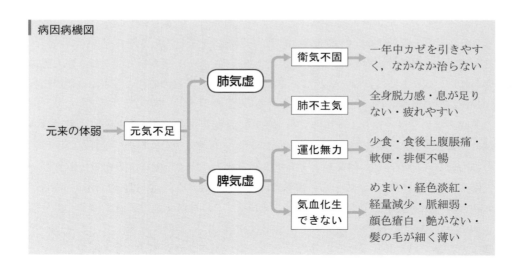

病因病機図

気胸の発症においては五行の母子関係を考える

　気胸の発症部位は肺にある。しかし，五行の母子相生関係から考えると，肺は金に属し，脾は土に属する。土は金の母であり，肺金の病が長期間治らなければ，母の脾土を犯す。いわゆる「子盗母気」あるいは「子病犯母」の意である。そのため，肺気虚による諸症状をチェックすると同時に，脾気虚の諸症状に留意しなければならない。

弁証のポイント

◉ 肺気虚が気胸発症の基本病理であることを理解する
◉ 気胸の発症においては五行の母子関係を考える

アドバイス

▶ 問診時の留意点について

　初診では，事細かな問診が重要である。本症例では特に大便の問診について説明したい。大便の様子を聞くと，たいていの患者は，快便あるいは便秘や下痢など，大雑把に答えるのが普通である。しかし，それを言葉通りに受け取ると，時に大きな診断ミスを犯すことになる。

　本症例の便秘を例として説明する。問診で患者は，便秘であると訴え，さらに1～2週間に1回排便すると答えた。ここまでの情報では，頭の中で強い便秘症のイメージを描き，硬い兎糞状の便を想像し，陰液虚損による便秘を想定するかもしれない。しかし，排便の状況をより詳しく聞いてみると，少量の軟便が出るが，排便は少しずつで出にくいという情報を引き出すことができた。この便秘は，気虚によって推動作用が低下したために起こる便秘であり，陰液虚損に起因する便秘とは異なるのである。したがって，治療も当然違ってくるだろう。もう1つの例をあげて説明しよう。臨床では，快便という答えを聞くと，そのことを信じてそれ以上追求しない問診者も多いが，実際には，さらに深く追求すれば次々と診断に繋がる情報が得られ，しかも快便とまったく反する結論が出ることもある。したがって，患者の快便という話で終わらせずに，さらに追求する。すると，時に患者から「1日に3～4回排便します。食事のあとにお腹が張るのですが，トイレに行って一気に出せたら気持ち良いでしょうね」という言葉を引き出せることもある。さらに便の様子を尋ねて「軟らかい便，ときどき下痢もします」との答えが返ってきたりすると，患者の「快便」は正常の排便ではないことがわかる。じつはこれは脾気虚の現れであり，治療も必要である。

　上述の便の問診は簡単な一例であるが，臨床では，周到かつ綿密に問診することがとても大切なのである。

第5章　婦人科症状

▶弁証における鑑別点

本症例は実証を立てる根拠が不十分である

　本症例の弁証において，肝鬱・血瘀・痰湿を考える方がいる。では，初診時の患者に，肝鬱・血瘀・痰湿の徴候があったのかどうか考察してみよう。

● まず，肝鬱について分析する。肝鬱を導く根拠は，月経来潮前の胸部の重苦しさ・突っ張り感にある。肝鬱ではたしかに胸の突っ張り感が生じ，それは乳房および乳頭で顕著にみられる。しかし，本症例の場合には，突っ張る部位は右胸部であり，肝鬱に起因する両側の乳房・乳頭の脹痛とは違う。また，肝鬱によるそのほかの特有な症状，例えばイライラ・不安煩躁・嘆息・弦脈などは，本症例では一切みられない。したがって，肝鬱の弁証は成り立たないであろう。そうすると，この突っ張り感という症状はどのように理解すればよいだろうか。これは，ほかの症状と考え合わせて判断する必要がある。患者には，全身脱力感・息が足りない・深呼吸すると胸が楽になるなどの症状がある。つまり，この胸部が突っ張るという症状は肺気虚によるものと考えられる。

● 次に，瘀血について分析する。瘀血を導く理由は，西洋医学の病因病理学にもとづいてのことだと思う。月経随伴性気胸の病因病理を中医学的立場より考えると，瘀血とまったく無関係とはいえないが，本症例においては，まずは初診時の症状・徴候・脈診などの所見に注目し，瘀血の有無を確認する必要がある。初診時の所見では瘀血に起因する症状・脈などは一切認められないため，本症例で瘀血の証を立てることは難しい。

● 最後に，痰湿について分析する。痰湿を立証する根拠として，「主訴の右胸の重苦しさは，肺の湿が関連している」あるいは「脾虚により運化機能が失調し痰湿を生じ，肺に蘊結し，（気胸とは異なった）胸部の重苦しさを来すに至った」などを考える方もいる。痰湿は重着して去りにくいという性質をもつ。もし，痰湿が肺に留まり，肺気の宣発・粛降を妨害しているのであれば，咳・咳痰・胸悶・舌苔白膩・脈滑などの痰湿阻肺にもとづく症状が現れているはずである。ところが，初診時には，痰湿による症状・脈象・舌象などは一切みられない。したがって，痰湿の弁証は成り立たないであろう。

　弁証というのは，当時の症状・所見・脈象・舌象などの情報を統合して導き出された結論である。したがって，診察時には，より正確な情報を把握する必要があり，それでこそ，より正しい証を立てられるのである。もちろん，治療の全過程を1つの弁証のみで終わらせることはできない。病状が変わり，新しい情報を入手したら，その都度，新しい弁証が必要になってくる。

258

治療へのアプローチ｜高橋楊子

弁証

弁証結果

弁証：気虚証（肺脾気虚）
治法：健脾補肺・補土生金を主とし，行気寛胸で補佐する
処方：補中益気湯加減
　　　黄耆7g，人参5g，白朮・当帰各4g，陳皮3g，枳殻・桔梗・甘草各2g

解説

　黄耆・人参・白朮──健脾補肺・補土生金
　陳皮──理気健脾
　当帰──養血和血
　桔梗・枳殻──行気寛胸（一昇一降）
　甘草──益気和中

　黄耆・人参は補気の主薬として大量に使い，健脾燥湿の白朮を加え，健脾補肺・補土生金を果たす。陳皮は理気健脾とともに，大量の補気薬による壅滞を防ぐこともできる。当帰は養血和血で，補血と同時に血流を良くし，甘草は益気和中を行う。本症例では中気下陥はないので，補中益気湯から昇提清陽の柴胡・升麻を除く。また，胸が重苦しい・胸全体の重圧感に対して枳桔散（桔梗枳殻湯ともいう）を少量加え，桔梗で肺気を宣発，枳殻で降気する。一昇一降により肺気や気機を宣降しながら胸膈を利して，「胸満不痛」（胸中に痞満して痛まず）の症状を改善する。

　子宮内膜症と関連する病気であるなら，弁病治療として1～2味の活血消癥の生薬を加えてもよいが，現在のような重度気虚の段階では，強い活血薬を加えると気を損傷させてしまうおそれがあるので，まず補気を優先する。気虚の改善に合わせて，活血消癥しながら脾胃機能にも良い莪朮や，活血化瘀止血の田七を加えてもよいと考える。

症例分析

　本症例の「月経随伴性気胸」という病名を見たとき，浅学の私はこれがどんな病気

第5章　婦人科症状

であるのか，よくわからなかった。早速インターネットで調べてみると，「月経随伴性気胸は比較的稀な疾患で，子宮内膜症が原因とされているが，いまだ発症機序は不明」と知ることができた。なるほど「月経随伴性気胸」は現代の西洋医学でも発症機序や治療方針がはっきり確立されていないようである。このような疾患に対して中医学では，自覚・他覚的症状から着手して，弁証論治を行う。細胞や分子レベルではっきりわからなくても，自覚・他覚症状があれば，それが体のアンバランスな状態を率直に表していると考えるからである。それでは，中医学の観点から分析してみよう。

▶ 症状と病歴からの分析

- 痩せ型・顔色は蒼白で艶がない・髪の毛は細く薄くなっている・目に生気がない・極度の疲れ・脱力感——重度の気虚を示す。「目に生気がない」は気虚により精気虧損の「無神」状態に及んだことを提示している。
- 声が低い——肺気虚・宗気虚を示す。
- 一年中カゼを引きやすく，なかなか治らない。鼻づまり・軽い寒け・時に鼻水——肺衛気虚・肺失宣降を示す。
- 胸全体に重圧感があり，息が足りない。深呼吸をすると，胸が楽になる——肺気虚弱・宣降無力・気機阻滞を示す。
- めまい・立ちくらみ——気虚や気血両虚で，清竅失養を示す。
- 少食・食後腹脹・1〜2週間の間に1回少量の軟便が出るが，排便は少しずつで出にくい——脾気虚弱・水穀運化無力を示す。「おならがよく出る」症状も伴うのは気虚気滞を示す。
- 月経量は減少・経血色はピンク——気血両虚を示す。
- 沈・細・弱脈，舌軟・淡白舌・少苔——気虚や気血両虚を示す。
- 耳診・爪甲診——気虚，特に肺気虚・脾胃気虚を示す。

既往歴と病気の経過をみると，3年前に子宮筋腫の摘出術を受けた後から，月経来潮前に右胸部が重苦しくなり，突っ張る感じがし，息も苦しくなり，脱力感が生じ，月経来潮とともに自然に緩解するようになっている。以後，症状は次第に重くなり，西洋医学のさまざまな療法を受けたが良くならず，さらに横隔膜修復手術や閉経させるためのホルモン療法も受けた。現在，気胸の発作はなくなったが，体調は一層悪くなっている。これは，もともと脾気虚や瘀血があったうえに，気胸の発作や手術などを繰り返したことで，大いに気を損傷してしまったことが推測できる。

弁証のポイント

◉ 全身脱力感・倦怠・顔色蒼白無華・目に生気がない・胸部の重圧感・息が足りない・易感冒・めまい・少食・軟便などおよび舌脈は肺脾気虚と判断し，右胸部が重苦し

い・突っ張る感じ・食後腹脹は気虚気滞と判断する
◉ 脾肺の母子関係を把握する

ア ド バ イ ス

▶ 弁証における鑑別点

キーワードは気虚

　臓腑弁証からみれば，肺気虚と脾気虚の存在は明らかである。肺は気を主る臓器，脾は気を生じる臓器であり，五行学説によれば脾土は肺金の母である。肺脾気虚の母子同病に対して「虚則治其母」の治療原則に従い，健脾補肺・補土生金することをお薦めする。

　湯液治療として，六君子湯・補中益気湯・十全大補湯などは良い。ただし，1つ注意しなければならないことがある。患者には少食・食後の腹脹・1〜2週間の間に1回少量の軟便が出るが排便は少しずつで出にくい・おならがよく出る・胸全体に重圧感があり深呼吸をすると楽になるなどの症状があり，気虚のほかに，多かれ少なかれ気滞も存在することを考慮しなければならない。故に，「補気しながらも壅滞をしない」ように，黄耆・人参・白朮を用いると同時に，1〜2味の理気健脾薬も加えたほうがよい。私なら陳皮や枳殻を選びたい。また補血薬を配合する場合に，補血かつ和血活血の作用もあり静中に動がある当帰の使用をお薦めしたい。熟地黄は厚味滋膩で，碍胃（脾胃の運化機能を妨げる）のおそれがあるので，現時点では避けたほうがよいと思う。

月経随伴性気胸の特徴的な症状

　月経来潮前に，「右胸が重苦しく，突っ張る感じがし，息苦しくなるが，月経来潮とともに自然に緩解する」というのは，月経随伴性気胸の特徴のようである。これらの症状について，中医学の観点からはどのようにアプローチすればよいのか。肝鬱，または衝脈上逆と関係すると推測する方もいるが，それはいかがだろうか。

　「女子は七歳にして腎気盛し……二七にして天癸至り，任脈通じ，太衝の脈盛し，月事時を以て下る」といわれる。月経来潮は臓腑・気血・衝任機能の盛衰や調和と深く関係するものである。肝と衝脈はともに血海であり，それぞれ，あるいは互いに協力して月経に影響を及ぼす。ところが，本症例の自覚・他覚の症状に照らし合わせて分析すると，肝鬱や肝失疏泄の症状はないので，肝の異常の推測は成立しない。ならば，衝気上逆の推測はいかがだろう。『素問』骨空論に「衝脈為病，逆気裏急」（衝脈が病むと，気が逆上して，胸が急に苦しくなる）と書かれている。衝脈が異常になると，月経来潮前，降りるべき衝気が逆上して，胸が重苦しく突っ張る感じが出てくることがある。さて，この患者には衝脈を異常にさせた原因があるのだろうか。3年前に1〜

第5章　婦人科症状

12cm 大の子宮筋腫を6個摘出した手術歴があった。衝脈・任脈の走行部位に着目すると，手術により衝任脈が損傷され，病気の発端になってしまったのではないかと推測することができる。そして，根本原因である肺気虚・肺失清粛があるので，衝気上逆を助長させていたとも想像できる。黄耆・人参・当帰などの補薬は，衝任虚損の修復に良いもので，桔梗と枳殻は，肺気や気機を宣降させ，胸膈を利し，衝気上逆の改善に一役買うものである。いずれにしろ，正しいアプローチについては，実際に患者を治療された呉先生の解説を参考にされたい。

CASE 24

習慣性流産

患 者	女性，42 歳，会社員。
初診日	2012 年 8 月 27 日
主 訴	習慣性流産（5 回）
現病歴	2002 年に結婚。その後の 10 年間で 4 回自然妊娠したが，毎回妊娠 8 〜 9 週目に腰痛・出血が起こり流産している。今年の 4 月に体外受精を試み着床したが，妊娠 12 週目に胎児の心拍が消え，やはり流産した。流産の原因を特定すべく検査したが，血小板・血液凝固機能・IgM 抗体・精子抗体・DNA などに異常は認められなかった。7 月 12 日，自然妊娠反応陽性を確認したが，7 月 15 日の朝，おりものにピンク色の血が混ざり，同時に下腹部に隠痛が生じた。すぐに病院へ行くと，医師から「妊娠は確認できたが，あなたは習慣性流産の前歴をもつので今回も危ないかもしれません」「一応，保胎治療をしますが，大切なのは静養することで，様子をみるしかありません。運が良ければよいのですが」との説明を受けた。1 週間の入院治療と静養により，出血量はだいぶ減り，腹痛は多少残っているものの退院した。2 日後，腹痛が再発し，出血量が一気に増えた。これはたいへんだと思い，再入院し，再び保胎治療を受けた。2 週間の入院生活を経て，出血量はやや減ったが腹痛は残っている。症状は一進一退だがひとまず退院した。帰宅後，症状に変化はみられず，おりものに付く出血量は多くなったり少なくなったりで，腹部にジワージワーとした痛みを感じる毎日だった。患者は現状とこれまでの流産の体験から西洋医学の限界を実感した。そこで，インターネットで当院のことを調べ，中医鍼灸治療に不安と期待をもちつつ来院した。
望 診	顔色㿠・艶がない。
問 診	下腹部にジワージワーとした隠痛が一日中あり，家事などの作業の後にひどくなる。おりものには血が混ざり，多くなったり少なくなったりする。出血しない日はない。腰がだるく痛み疲れやすい。時にめまい・立ちくらみがある。食欲はあるが，食べるとすぐにお腹がいっぱいになる。軟便 1 日 1 回。尿 1 日 7 〜 8 回。不安で寝付きが悪いが，眠れると 6 〜 7 時間熟睡できる。首・肩の凝りがひどい。
舌 診	舌質淡白・苔薄。
耳 診	心区・脾区・腎区・三角窩は淡白色で圧痛がある。

(呉澤森)

治療へのアプローチ　呉 澤森

弁証

弁証結果

弁証：中気下陥・脾不統血
治法：益気昇提・止血保胎
選穴：脾兪・胃兪・中脘・足三里・豊隆・太白・隠白・太渓・百会
手技：脾兪・胃兪は椎体に向け斜刺で0.8寸，捻転補法。中脘・足三里・太渓は直刺で0.3〜1寸，捻転補法。太白はカマヤミニ灸多壮灸。百会は棒灸10分間。豊隆は直刺で0.5寸，導気法を50回。
　　　以上の治療を週に2回。

解説

　胃兪と中脘は兪募配穴であり，脾兪を加えて，脾胃中気を調える。豊隆は陽明胃経の絡穴であり，胃と脾の協調を強化することができる。太白は脾経の兪土穴・原穴であり，脾気が遊行する出入り口である。補すれば強い補気の力を発揮し，補気の名穴である足三里と一緒に使えば，強い補益中気の治効を現す。中気が充実し強化されれば，脾気の統血止血と昇提作用も大いに回復するだろう。補益中気は本症例治療のポイントである。補益中気ができれば，百会の昇提安胎作用が十分発揮できるうえ，隠白の止血安胎作用の助けにもなる。そのうえでさらに腎気の充実もはかり，補腎益気の太渓を加える。以上の経穴の協調作用により，習慣性流産の治療が可能である。

治療経過

　患者は西洋医学の保胎治療を受けたものの5回失敗しており，絶望的な心境になっている。インターネットで調べて来院したものの，鍼灸治療は初めてで，現代医学の産婦人科にできないことがはたして中医鍼灸治療にできるのか，疑いと不安をもち，また期待もしている。このことについて私は深く同情し，またその気持ちを理解するように努めた。治療前に，鍼灸治療の目的・経穴・鍼の響きおよび治療後の反応や見通しなどを丁寧に説明した。患者の納得を得たうえで治療を開始。鍼を順番に刺していき，ソフトな響きを得た。百会に灸を施した時には「最初は何も感じませんでした

が，2〜3分して頭皮から温熱感が頭の中に入ってきて，背中が徐々にポカポカと温まってきました」と患者がその感覚を伝えてくれた。私が「背中の温熱感はどの辺りにありますか？」と問うと，「背中の真ん中で，今少しずつ下に行ってます」とすぐに答えた。私は患者の答えを聞いて，百会の温陽・昇提の治効が出ることを確信しホッとした。治療後，「大丈夫でしょうか？」と患者は不安そうに効果が出るかどうかについて質問してきた。私は「今日，初めての鍼灸治療ですが，これから治療効果が出てくるはずです。安心してください」と答えた。

　翌日，患者から電話があった。「昨夜，下腹部の隠痛はだいぶ軽くなり熟睡できました。出血は少し減りましたが，まだあります。鍼灸治療の効果があったようです。今日も治療していただけませんか？」と強く要望する。そこで，その日も治療することになった。隠白にカマヤミニ灸を据えた。3壮では「何も感じません」と患者は言う。5壮では「少し温熱感があるけど，その部分だけです」と言う。8壮，10壮すると「今，熱感があります。熱感が下腿まで伝わっています」と患者が言ったので，ここで隠白へのカマヤミニ灸を終了した。この2回目の治療ののち，「腹痛はたまにあり，出血はなくなりました。おりものに薄い茶色が付く程度です」と患者からの報告があった。「良い兆しです。これからも治療を継続すれば，流産の心配はなくなるでしょう」と患者に説明した。患者は目に涙を浮かべながら笑顔を見せた。

　その後も治療を続け，妊娠7週目，超音波検査により胎児の心拍を確認し，患者にはつわりも出た。腹痛は完全に消え，おりものにたまに微量の茶色が見えたり見えなかったりする程度になった。鍼灸治療では内関を加え，2回の治療でつわりが治った。当院の9回の鍼灸治療で患者は習慣性流産の悪循環から完全に解放され，鍼灸治療は終了した。

　その後，29週目に患者はカゼを引いた。西洋薬が信じられず来院。2回の治療でカゼはすっきり治った。妊娠34週目に逆子が判明し再び来院。1回の治療で逆子は正常位置に戻った。最終的には，妊娠10カ月で自然分娩，2,481gの女児を無事に出産した。

症例分析

　習慣性流産は産婦人科医が頭を悩ませる疾患の一つであり，特別かつ有効な治療法は今のところ存在しない。特に，流産と何らかの関係があるとされる血小板・血液凝固機能・IgM抗体・精子抗体およびDNAに異常が認められない場合，医師は何もすることができず，「妊婦の経過を観察していくほかありません。運が良ければよいのですが」と，本症例の担当医のような言葉しか出てこない。これが西洋医学の限界である。では，中医学の考え方と治療はどうだろう。過去においても，現代においても，中医学は習慣性流産としっかり対峙し，かつ出産成功の実例も数多く報告されている。私も中国に居た時，15例の習慣性流産を鍼灸により治療し，すべて無事に出産させることに成功している。日本に来てからも3例の習慣性流産を治療したが，すべて無

第5章　婦人科症状

事に出産している。なぜ，西洋医学が匙を投げる本疾患に対し，中医学は治療が可能なのだろうか。答えは1つしかない。弁証論治である。鍼灸でも中薬でも，もし西洋医学の枠組みのなかで用いるのであれば，結果としてお手上げ状態になり，何もできないのである。

▶ 習慣性流産に関する中医学の考え

　古代文献を調べると，習慣性流産の古代病名には，孕不成・数堕落・数堕胎・滑胎などがある。それぞれ意味するところは，妊娠しても最後まで成立しない，たびたび繰り返される流産，あるいは胎児が何らかの原因により定着が困難で滑るように流産してしまうことを指す。なぜ，このような不幸が繰り返されるのだろうか。中医学的には習慣性流産を起こす病因・病理として以下のケースが考えられる。

腎気虚弱・胎気不固

　先天的な発育の遅れ・初潮が遅い・身体瘦弱などの兆候がみられる。腎は先天の本であり，精を蔵する。衝脈は血の海であり，子宮から始まり，足の少陰腎経とともに流れる。女子の月経来潮の条件は腎気の充実と衝脈の血が盛んなことで，これに天癸が加わって来潮となる。任脈は陰脈の海であり，胞胎（妊娠）を主る。腎気が衰弱すると全身のあらゆる臓腑に影響し，女子の場合には，衝脈の血が不足したり，任脈の妊娠を主る力が弱くなったりする。そうなると，妊娠を維持することが難しくなり，結局流産してしまう。このケースでは，下腹痛・腰痛・不正性器出血のほか，月経不順・経血量減少・疲れやすい・脱毛・耳鳴り・健忘・瘦せ・足に力が入らない・時に歯が動揺したり抜けるような感じがある・頻尿・脈細軟・特に尺部無力・舌苔薄・舌瘦・舌質淡紅などの症状を伴う。

中気下陥・胎気下堕

　脾は後天の本であり，血気を生じる源である。生まれつきの脾胃虚弱，あるいは慢性下痢・出血などの慢性消耗性疾患が流産の原因になることも多い。特に，中気下陥により統血できないと，流産の前兆でもある慢性的な不正性器出血が起こりやすい。このケースでは，ジワージワーとした下腹部の隠痛・不正性器出血のほか，めまい・立ちくらみ・顔色白で艶がない・疲れ・軟便あるいは排便回数が増える・舌質淡白・舌苔薄・脈弱小で特に関部脈が取れないなどの症状を伴う。

胞胎外傷・胎気損傷

　妊婦の腹部に直接強い外力が加わったり，あるいは妊娠早期に重い荷物を持ったり不自然な姿勢で物を取るなどして腰に過大な負荷がかかると，流産の原因になる。つまり，外力・過労により傷付けられた胞胎が胎気不固に陥り，流産となるのである。このケースでは，下腹部の激痛・多量の不正性器出血・冷や汗・顔色白・脈沈弦・舌苔薄などを伴う。

　以上は中医学の視点からみた流産の病因・病理および臨床所見である。では，本症例はこのうちのどれに該当するのか，以下に検討していこう。

CASE24　習慣性流産

症例の分析

　患者は5回の流産の既往歴がある。今回は6回目の妊娠であり，とても不安な状態にある。妊娠反応陽性を確認した翌々日におりものにピンク色の血が混ざり，同時に下腹部に隠痛が生じた。病院の保胎治療によって一時的に緩解したものの，治療を中止すると，再び出血や下腹部の隠痛が起こった。産婦人科の治療に限界を感じ，他の治療法を探し回った結果，当院に辿り着いた。

　まず，本症例の発症の経過・望診・問診・舌診・耳診などの情報をもとに，流産の状況と全身の状態の2つに分けて考えてみよう。

　下腹部のジワージワーとした隠痛は胞胎受損・胎気阻滞によるものと考えられる。家事などの作業の後に隠痛が悪化するのは体力の低下・元気不足の現れである。出血の量は多くなったり少なくなったりするが，出血しない日はない。急性出血か慢性出血かによって原因となっている臓腑を類推することもできる。突然起こる大量の出血，かつ鮮紅色の場合には，肝不蔵血が疑われる。慢性的で，多くなったり少なくなったりし，かつ淡紅色の場合には，脾不統血による出血が多い。本症例の出血の状況から判断すれば，脾不統血の可能性が高いだろう。

　さて，もし脾気虚であるならば，慢性的な淡紅色の出血だけではなく，脾気虚の全身症状もみられるはずである。症例をチェックしてみよう。顔色㿠で艶がない・時にめまいや立ちくらみ・疲れやすい・食べるとすぐお腹がいっぱいになる・軟便・舌質淡白・耳診では脾区および三角窩が淡白色，これらの症状が脾気虚の全身症状に該当する。患者はもともと気虚をもち，特に中焦脾気虚弱により統血できず，慢性的に出血が止まらない状態にある。さらに脾気下陥により胞胎を支える力が衰弱し，胎気の衰弱が続くと流産という最悪の局面を迎えることになる。

弁証のポイント

腎気不固と中気下陥を区別する

　流産と習慣性流産の共通病状は，胎児が母体の子宮内で生存できず，子宮から排出されることである。中医学理論から考えると，子宮内の胎児をしっかり支える力がないと理解する。この支える力は腎気と脾気の2つである。

　もし，腎気虚弱になれば，衝任不固になりやすく，妊娠初期に下腹痛・不正出血・腰痛・夜間尿増加・顔色暗色で艶がない・脈沈弱などが発生する。

　一方，脾気虚弱になれば，気血化生できず，胎児の養育を失う。または，脾気上昇できず，そのために胎児を支えられず，妊娠初期に不正出血・おりものに血が混ざる・下腹部隠痛・めまい・乏力・気短・顔色蒼白・舌質淡白・脈細弱などが生じる。

　腎気不固と中気下陥の2者は習慣性流産のおもな病理であり，しっかり区分しなければいけない。

267

第5章 婦人科症状

流産の状況を把握するとともに，全身の症状・脈・舌などの情報も把握する

　流産の発生は緊急状態である。ただ出血・腹痛を抑止する治療は対症治療でしかない。出血・腹痛を引き起こす病因と病機を追究することが大切である。中医学の視点から習慣性流産をみる場合，出血・腹痛の状況をみながら，全身の多彩な随伴症状・脈・舌・人中・耳などの変化もしっかり測れば，いろいろな情報が得られる。それらの情報を総合的に考察・分析すれば，発症の病因病機がわかり，正しい証も立てることができる。これは重要な中医弁証である。

病因病機図

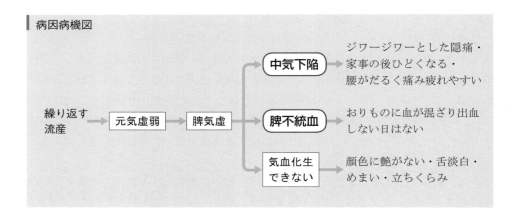

弁証のポイント

● 腎気不固と中気下陥を区別する
● 流産の状況を把握するとともに，全身の症状・脈・舌などの情報も把握する

アドバイス

▶正しい弁証が治効の根本である

　腎は先天の本であり，精を蔵する。腎気の充実は女性の経・産・胎・帯と密接な関係をもつ。したがって，流産で補腎固胎の治療を行うのは間違いではないが，特に習慣性流産の場合には，腎気虚弱・胎気不固と同時に，中気下陥・胎気下墮のケースがあることを忘れてはならない。弁証においては，流産の状況を把握しつつ，全身の随伴症状・舌象・脈象および特殊診察法による情報をもとに，脾虚か，腎虚か，どちらが中心にあるのかを見きわめることが重要である。本症例の場合は，腎気虚よりも脾気虚の症状・舌象がまとまって現れているので，中気下陥と判断できる。治療の効果もこの弁証の正しさを証明している。ただ，もちろん腎気の補充を無視することはで

きず，選穴においては太渓を加えることによって対応した。弁証の主と次は大切であり，主をしっかりととらえてこそ，より早く円満な治効を得られるだろう。

経穴についての私見

鍼灸治療において正しい選穴は治効を決める条件の一つである。いくつか重要な経穴について私の個人的な経験と考えを述べたい。

- **三陰交**：婦人科の常用名穴である。患者が妊娠している場合，妊娠期のいつ使えるか，いつ使ってはいけないかについて述べたい。妊娠の初期，特に流産の前兆が現れている患者，あるいは習慣性流産の既往をもつ患者に対しては，三陰交の使用は禁忌である。動物実験でも，臨床実践でも，三陰交の刺激により子宮の収縮が強まることがわかっている。では，三陰交は妊娠のいつなら使えるのか。私の個人的な経験からいえば，妊娠16週目以降ならば安全である。

- **肩井**：肩こり・腰痛を訴えて来院する妊婦は多い。肩井は，降気・下乳・催産の作用をもつ。古代文献を調べると，明代の張介賓の『類経図翼』には「欲取胎，肩井・合谷・三陰交」と記されている。胎児を落とすときには，肩井・合谷・三陰交を取るとの意味である。また，明代の楊継洲の『鍼灸大成』にも「胎衣不下，中極・肩井」と記されている。出産後の胎盤滞留を治す経穴は，中極・肩井であるとの意味である。現代においても，妊娠初期に肩井に刺鍼すると，下腹痛が起こったり，さらには流産の報告もある。したがって，妊娠早期に肩井を使う場合には注意が必要で，特に習慣性流産の前歴をもつ患者には非常に危険である。参考にしていただきたい。

- **隠白**：理脾・止血・寧神の作用をもつ。脾不統血による各種慢性出血に対する特効穴であり，特に，女性の経漏不止・不正出血および習慣性流産による出血に対し，確実な治効がある。近代では，月経過多・不正出血・子宮痙攣・習慣性流産治療の臨床報告も多数みられる。本症例では隠白に多壮灸（3～12壮）を施した後，出血が一気に減って，とても早く止血ができた。習慣性流産の患者が来院し，脾不統血の証が確認できれば，ぜひとも隠白を使うことをお薦めしたい。

- **百会**：百会は督脈の一穴であり，頭頂部にあり，全身の気血を上昇させ集める。この上昇のパワーがあるからこそ，下垂した子宮や内臓を治すことができる。同じ理由で，胎児が滑り落ちそうな流産の場合にも，この上昇の力により胎児を子宮壁にしっかりと保持しておく治効を発揮する。督脈の流注からみてもその効果は理解できる。督脈は胞宮に始まり，脊柱に沿って上行し，百会を通って前額・鼻と順次進み，最終的には上歯齦の齦交で終わる。本症例では百会への棒灸を行ったが，その温熱感は百会から頭を通り，背中の真ん中に沿って下降した。これは，督脈の流注に沿った響きである。温灸の響きは経絡に沿って子宮まで届き，暖宮昇提解痙止痛の作用を発揮し，下腹部のジワージワーとした隠痛をより早く消すことができたのである。皆さんにもぜひとも百会を臨床において活用していただきたい。

第5章　婦人科症状

 # 治療へのアプローチ　｜高橋楊子

弁証

弁証結果

弁証：脾腎気虚・中気下陥・脾不統血
治法：補中益気・止血安胎，兼補腎固胎
処方：補中益気湯 合 帰脾湯 ＋阿膠 5 g・杜仲 10 g・続断 10 g

解説

　煎じ薬が一番良いが，あまり身体に負担をかけないために，補中益気湯と帰脾湯のエキス剤か丸薬を薦める。補中益気湯と帰脾湯は両方とも健脾益気の働きがあるので，両処方を一緒に使うことにより，黄耆と人参と白朮の量をほぼ倍増させて，健脾補中・益気止血安胎の効果を増強できる。また当帰・竜眼肉・酸棗仁・大棗など養血安神の薬があるので，血を補い胎児を濡養し，寝付きの悪さを解消させることも期待できる。そのほかに補腎益気・固胎壮腰の杜仲と続断を15分ほど煎じ，養血止血・補腎安胎の阿膠を入れて溶かし，茶代わりとして飲むことも勧める。全体を合わせることで，脾気を充実させ，腎を補い，益気止血・養血安胎の目的を達することができる。

　生活面では，家事などを極力減らし，リラックスできるような音楽を聞き，ときどき横になって静養することを勧める。また辛いものや刺激の強いものを避け，長芋・大和芋・ホウレン草・小松菜・栗・クルミ・蓮肉・ナツメなどを摂取するように勧める。

症例分析

　自然流産の発生率は10～15％であり，35歳を過ぎると，一気に25％に上がり，40歳を過ぎると41％にもなるそうである。3回以上流産を繰り返すと習慣性流産と呼ばれる。習慣性流産を引き起こす原因として，ホルモン・凝固因子・免疫機能・染色体および子宮形態異常などがあげられるが，50％の患者は原因が特定できないという。原因不明の習慣性流産に対しどのような治療を行えばよいか，本症例を検討しながら考えてみよう。

CASE24　習慣性流産

流産に対する中医学の認識

　中医学では，妊娠初期に少量の出血が現れることを，「胎漏」と呼び，同時に腹痛や腰痛を伴うものを「胎動不安」と呼ぶ。その両方とも切迫流産に近い状態である。また胎児がすでに流出し，妊娠継続が不可能な場合を「堕胎」，堕胎が数回繰り返されるものを「滑胎」と呼ぶ。滑胎とは，習慣性流産のことである。

　習慣性流産を引き起こす原因について，中医学では大きく虚と実の2つに分ける。

　虚証ではおもに脾虚・腎虚と関係する。脾は気血生成の源であり，胎元を昇提し，血液を固摂する。脾気虚弱・中気下陥・脾不統血になると，腹部隠痛・腹部の重墜感・ダラダラと出血が止まず，また，めまい・立ちくらみ・顔白・食少・軟便下痢・腹脹・舌淡苔薄白・脈細弱などの症状も現れやすい。腎は気血生成の先天の本であり，生殖機能を主り，胎元を封蔵する。腎気虚・腎気不固になると，腰部痠痛・腰部の重墜感・少量の出血のほかに，冷え・むくみ・耳鳴り・頻尿夜間尿，舌淡胖大・苔薄白，脈沈細弱，特に尺脈弱などの症状も現れやすい。

　実証は外傷を除けば，おもに血熱・瘀血と関係する。血熱あるいは陰虚血熱の場合は，血熱妄行によって腹痛とともに鮮紅色の出血があり，量もやや多い。そのほかに口苦・口渇・心煩不安・尿黄便乾，舌紅少苔か黄苔，脈数などの症状も現れやすい。瘀血あるいは気滞血瘀の場合は，不通則痛・血不循経によって腹痛が強く，出血色が暗紅，時に血塊があり，そして顔色唇色が紫暗・イライラ・怒りっぽい・慢性肩こり，舌紫暗か瘀点瘀斑・舌下静脈怒脹，脈沈渋などが現れやすい。

　この患者は42歳の高齢であり，過去にも5回の流産歴がある。現在の緊迫した流産の危機を切り抜けられるかどうか，胎児を守れるかどうかは，治療者側の弁証論治の力量を試されるものである。

症状および病因病機の分析

● 下腹部のジワーッとした隠痛が一日中あり，家事などの作業の後ひどくなる。おりものには血が混ざり，多くなったり少なくなったりする。出血しない日はない——これは典型的な胎動不安の症状である。中医学では大腹は脾に属し，少腹は腎に属すと考え，また隠痛は気血不栄・不栄則痛によるものと認識する。故にこの下腹部隠痛は，脾腎気虚・気血不栄によるものと判断できる。以前5回も流産しているので，脾も腎もかなり損傷していると推測できる。家事によって気をさらに消耗したので，症状もひどくなるわけである。出血の色は特に明記されていないが，おりものに血が混ざり，ダラダラと毎日続くというのは，おそらく薄いピンク色の出血が多いのではないかと推測する。その出血と他の全身の症状とを繋げて考えると，脾気虚・脾不統血によるものと推測できる。

● 顔色㿠・艶がない——気血両虚を示す。

● めまい・立ちくらみ・食欲はあるが食べるとすぐにお腹がいっぱいになる・軟便

271

第5章　婦人科症状

　　──脾気虚・清陽不昇・中気下陥を示す。
● 腰がだるく痛み疲れやすい・何度も流産を繰り返している──腎気虚・衝任不固を示す。
● 不安で寝付きが悪い──脾気虚は心血虚に及び，心脾両虚を示す症状である。
● 首と肩が凝る──気血のめぐりの悪さを示す。
● 淡白舌・薄苔・耳診──脾腎気虚・気血両虚の虚証を示す。

弁証のポイント

◉ 顔眺無華・下腹部隠痛・動くとひどくなる・胎漏・めまい・立ちくらみ・軟便淡
　舌は中気下陥・脾不統血と判断し，腰がだるく腰痛は腎気虚と判断する
◉ 数回の流産は，脾腎虚損を引き起こす

アドバイス

▶ 弁証における鑑別点

　原因不明の習慣性流産に対して，西洋医学では静養のほかに止血剤やホルモン剤などの対症療法しかないようである。しかし患者の症状はさまざまであり，体質もいろいろと違うので，同じ対応を採るのは如何なものだろうか。中医学では「弁証」という物事の見方をする。例えば検査上で異常が見つからなくても，患者の症状や体質をしっかり観察して，虚証か実証か，さらに脾虚か腎虚か，あるいは血熱か，気滞瘀血かなど，体内の異常を見分ける。そしてそのそれぞれの異常に対し最もふさわしい治療法を行えば，良い効果を出すことができる。

　本症例は虚証である。どの臓腑の虚かについては，脾腎両虚・脾気下陥・腎虚不固・心脾両虚・肝腎不足・気血両虚・血虚などいろいろな意見があるだろうが，提示された症候を分析すると（前述を参考），おもに脾虚・腎虚に絞ってよいのではないかと思う。鍵となる脾を中心として脾腎両虚をしっかりととらえて，補中益気・健脾補腎を先に行えば，他の症状も自然に解消させることができると思う。健脾益気・止血安胎のためには，補中益気湯・帰脾湯などがよいだろう。補腎固胎のためには八味丸より寿胎丸（菟絲子・桑寄生・続断・阿膠）をお薦めする。また，補腎安胎の杜仲や補骨脂を加味してもよい。

CASE 25

更年期障害

患　者　女性，64歳，主婦。

初診日　2015年2月13日

主　訴　多汗・寝汗・のぼせ・冷え性・カゼを引きやすい。

現病歴　50歳の閉経の頃から，のぼせ・ほてりが起こるようになり，さらに多汗と寝汗が現れた。ひどいときには婦人科の診察も受けたが，更年期障害と診断され，医者からは「更年期によるもので時期を過ぎれば治る」と言われ，治療もしなかった。その後，ほてりはなくなったが，他の症状は改善せず，60歳くらいから，一年中汗をかくようになり，寝汗もひどくなり，カゼを引きやすくなったので，治療を受けに来た。以前の治療経過は不明。

望　診　肥満体，顔面色白微紅，皮膚湿潤。

問　診　身体を動かすと，すぐに汗をかき，時には頭から汗が流れる。寝汗もよくかき，寝汗で体が冷えてほぼ1時間おきに目が覚める。カゼを引きやすい。疲れやすい。涙目になりやすい。冷え性。上半身はのぼせるが，下半身は冷える。食欲はあまりない。便通1日1回，夜間尿1日0〜1回。閉経前の月経は順調だった。

舌　診　淡紅舌，薄苔。

脈　診　沈細脈，尺弱。

既往歴　花粉症。55歳：高脂血症。

（高橋楊子）

治療へのアプローチ｜高橋楊子

弁証

弁証結果

弁証：衛気虚・営衛不和・兼腎虚
治法：益気固表・調和営衛
処方：黄耆建中湯　18 g／日，分3
　　　六味丸　7.5 g／日，分3　　（14日分）

解説
　黄耆建中湯を主として温中補虚・益気固表・調和営衛をはかり，六味丸を加えて補腎滋陰をはかり，営気を増やして衛気を助ける。

治療経過

2診　六味丸を服用してから後頭部に痛みが出たので，自己判断で六味丸を止め，湿布をしたところ頭痛は治った。汗は少し良くなったが，なぜ頭痛が起こったのか，その原因は不明である。補腎よりも益気和営・調和営衛を主としたほうがよいと考え，黄耆建中湯は不変，六味丸を十全大補湯 7.5 g に変えた（14日分）。
3診　汗は軽減し，寝汗も減って夜間に目覚めることが2回までに減った。冷えも改善され食欲は良くなった。前回処方を維持（28日分）。
　以後，汗はさらに軽減し，寝汗で目が覚めることはなくなり，冷えもなくなり，体調は良い。漢方を飲み始めて，カゼをほとんど引かなくなったという。同処方を維持する。
　2015年7月下旬，気温が高くなったので，汗をかくことが多くなり，寝汗で目が覚めることも1回あったが，以前と比べてかなり楽である。最近，腕と足の皮膚に，少量の紅疹が出て痒い。『素問』生気通天論に「汗出て湿に見えるは，乃ち痤疿を生ず」とある。これは汗が湿気によって阻まれて出た湿疹だと考え，利湿消腫のヨクイニン錠を勧め，黄耆建中湯は不変，温性の十全大補湯を人参養栄湯 7.5 g に変えた（実際には患者はヨクイニン錠を飲まず，しばらく経つと湿疹は消えた）。
　2015年9月中旬，真夏で汗も多くなり，寝汗で睡眠が浅くなり，食欲が減ったので，黄耆建中湯は不変，人参養栄湯を加味帰脾湯 5.0 g に変え，六君子湯 5.0 g を加えた。以後，汗は軽減し，体調も良くなったので，引き続き治療観察中である。

CASE25　更年期障害

症例分析

　患者は，50歳の閉経の頃から，のぼせ・ほてり・多汗・寝汗の症状が現れた。ひどいときには婦人科の診察も受けたが，更年期によるもので時期を過ぎれば治ると言われ，治療もしなかった。その後，ほてりはなくなったが，他の症状は改善せず，60歳を過ぎてからは，却って一年中汗をかくようになり，寝汗もひどく，カゼを引きやすくなったので，治療を受けに来た。

▶ 症状を分析し，病因病機を探る

多汗・寝汗について

　『素問』陰陽別論に「陽は陰に加え，汗と謂う」（陽加於陰謂之汗）という言葉がある。汗は陽気や衛気が津液や陰血を蒸発させて腠理から排泄されるものである。裏証の汗出の異常は，実熱による大汗を除けば，おもに陽気虚や衛気虚および陰虚内熱と関係する。

　問診によれば，患者の汗の特徴は「身体を動かすと，すぐに汗をかき，時には頭からも汗が流れ出る。寝汗もよくかき，寝汗で体が冷えてほぼ1時間おきに目が覚める。カゼを引きやすい」などである。望診では皮膚湿潤もみられ，脈も弱いので，これは衛気虚・営衛不和によるものと考えられる。

　周知のとおり，衛気と営気は，両者とも水穀精微の気から生じたもので，善く動き脈外に走るものは衛気と呼び，防御機能を果たし，滋潤のものは脈内に走って営気と呼び，滋養機能を果たす。また，衛気は脈中に入ると営気に変わり，営気は脈外に出ると衛気に変わるように，互いに緊密に連携しながら，腠理開合や防御外邪および温煦機能を維持する。このような良い状態は営衛調和と呼ぶ。

　患者は50歳から10年間にわたって異常な汗が続いたので，営陰外泄とともに衛気がかなり損傷されてしまい，衛気虚・腠理不固になって，一年中汗をかき，カゼも引きやすくなってしまったのである。衛気は，『霊枢』営衛生会篇に書かれているように，昼では体外へ出て25周走りめぐり，夜では体内に入り五臓を25周走りめぐり，夜半に営気と交わる。衛虚営弱は営衛不和にもなるので，日中の自汗だけでなく，夜の寝汗もかき，体が冷えて目が覚めやすいのである。

のぼせ・ほてり・冷え性について

　50歳の頃に現れたのぼせ・ほてり・多汗・寝汗は，おそらく更年期の腎陰虚火旺と関係するだろう。しかし十数年も経った現在の異常な汗とともに冷え症・カゼを引きやすいなどの症状があるのは，衛気虚・営衛不和と関係する。上半身ののぼせと下半身の冷えは，尺脈弱および年齢と合わせて腎の陰陽両虚と考えられるが，衛気虚・営衛不和と腎陰虚とも考えられる。

その他の症状を分析する

● 疲れやすい・涙目になりやすい——気虚・気虚不固を示す。

275

第5章　婦人科症状

- 食欲はあまりない──脾気虚を示す。
- 肥満体・顔面が白い・皮膚湿潤──中医学には「肥人多気虚」という言葉がある。多汗やカゼを引きやすい症状と合わせて，これは気虚による症状と考える。のぼせもあるので，顔白のほかにやや赤みもみられる。
- 夜間尿1日0～1回──腎虚を示す。
- 閉経前の月経は順調──気滞血瘀はなかったことを提示する。
- 脈象──沈細脈は気血や営陰の不足を示し，尺弱は腎虚を示す。
- 舌象：淡紅舌・薄苔──ほぼ正常の舌象である。熱邪や痰湿はあまりないことも提示する。

病因病機図

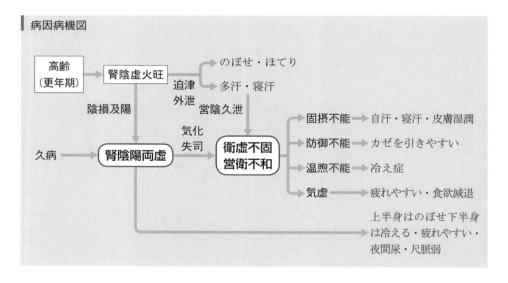

弁証のポイント

- 動くとすぐに汗をかく・夜に寝汗で体が冷えて目が覚める・カゼを引きやすい・倦怠・涙目・沈細脈は衛気不固・営衛不和と判断し，上半身はのぼせ下半身が冷える・夜間尿・尺弱は腎の陰陽両虚と判断する
- 衛気・営気の概念および営衛不和による汗出異常の病態を認識する

アドバイス

弁証における鑑別点

衛気不固・営衛不和の治療について

　玉屏風散と黄耆建中湯の両処方とも，気虚・衛気虚による自汗や寝汗などの汗出異

常に使えるもので，本症例に対してはどちらを使ってもよいが，両処方の相違点や使い分けもあるのでここで紹介しよう。

　組成をみると，両処方の主薬は黄耆である。黄耆は益気固表・健脾補肺の働きがあるので，気虚・衛気虚による自汗・多汗・寝汗・疲れやすい・カゼを引きやすいなどの場合には両処方とも使える。しかし主薬以外の配伍生薬はすべて違う。玉屏風散の配伍をみると，黄耆は白朮・防風と配伍されている。黄耆と白朮は健脾益気・補土生金で気血を補い，肺衛を増強し，黄耆と防風は益気祛風で，固表しながら散邪もできる。故に玉屏風散は益気固表の働きは強く，（肺）気虚・衛気虚の自汗・カゼを引きやすい症状に良い。一方，黄耆建中湯の配伍をみると，黄耆は桂枝湯の加減方である小建中湯と配合され，温中補虚・緩急止痛の働きで，中焦虚寒・営衛不和による疲れやすい・腹痛・自汗・寝汗・カゼを引きやすいなどの症状に良い。本症例にはお腹の冷えや痛みはなかったが，長年の汗出による衛虚営弱・営衛不和があるので，黄耆建中湯を選んで使った。牡蛎・竜骨・五味子などの斂汗止汗薬を加えると治療効果はもっと高くなるだろう。

腎虚について

　更年期以後の長年にわたる不調・尺脈弱・上半身ののぼせ・下半身の冷えなどがあるので，腎虚があるのは間違いないが，これが腎の陰陽両虚か，腎陰虚か，正直にいえば私も迷った。とりあえず衛気虚・営衛不和と腎陰虚をとりあげて治療を進めたが，案の定，患者が六味丸を飲むと，頭痛が出たので，すぐに止めた。考えてみると，その頭痛が湿布ですぐ治ったのは局所に瘀滞があったからである。六味丸の主薬である滋陰養血の熟地黄は量が多く滋潤も強い。そのため衛行不利・営衛不和を加重して，頭痛になってしまったのではないかと考える。幸い，黄耆建中湯の投薬を続け，十全大補湯なども配伍して，汗の異常やカゼを引きやすい，また冷え症などの症状は改善できた。

　本来ならば，衛気虚・営衛不和の改善にあわせて，補腎塡精・益気助陽・陰陽双補の亀鹿二仙膠を補腎薬として使いたかったが，残念ながら保険適応でないため，使えなかった。

第5章　婦人科症状

 治療へのアプローチ｜呉 澤森

弁証

弁証結果

弁証：衛気不固・腎気虚弱
治法：益気固表・調補腎気
選穴：肺兪・風池・風府・外関・合谷・脾兪・足三里・太白・腎兪・太渓・志室・命門
手技：肺兪・腎兪・志室・脾兪は椎体に向け0.8寸刺入，捻転補法。風池・風府・外関・合谷は直刺0.5〜0.8寸，導気法。足三里・太渓は直刺0.3〜1寸，捻転補法。太白・命門はカマヤミニ灸2壮。

解説

　肺は全身の表を主り，体表の防御・調節は衛気によって担われている。したがって，衛気機能の強弱は，肺気によって左右される。「風は百病之長となす」といわれるように，外邪の侵入では風邪が先陣を切る。風池・風府はともに風邪に効く穴位であり，外関は三焦経の絡穴であり，三焦は全身をめぐり，全身の気化に関与する。また，外関は陽維脈に属する。陽維脈は全身の体表を網のように結び付ける役割がある。さらに補肺の肺兪・調気の合谷を入れると，肺兪・風池・風府・外関・合谷諸穴の協力により，益気・固表の治効が高まる。五行説では土は金の母であり，脾土を補うと，肺金を強くすることができる。脾兪・足三里（足の陽明胃経の土穴）・太白（足の太陰脾経の兪土穴）を補すことにより，その補土生金・金強衛実の治効が強化される。

　腎は一生の本であり，腎陰と腎陽の協調・充実により，体のバランスは保たれ，各臓腑・気血津液が順調に活動することができる。しかし，高齢になると，腎も次第に弱化し，特に，腎陽の虚弱によって，人体に異変が生じやすくなる。本症例では，更年期の腎虚も明白である。腎陽・腎陰を調補するため，腎の本命穴である腎兪，腎陽・腎陰のバランスを調整する命門・志室（腎は精を蔵し，志室は別名精宮という），あるいは，腎経の兪土・原穴の太渓を取り，調補腎気の治効を高める。

CASE25　更年期障害

症例分析

　女性は，加齢に伴い，月経が乱れ，あるいは閉経になり，体内に激しい変化が起こり，さまざまな不定愁訴が起こる。これを更年期障害という。更年期障害は人により症状が多様であるが，本症例の場合，2つの特徴がみられる。一つは発汗の異常であり，もう一つはのぼせと冷えが同時に現れることである。この点を中心に本症例の弁証と論治を行う。

▶ 異常に汗をかく

　もともと，発汗は正常な生理現象である。汗をかく機能により，新陳代謝が行われ，体内の余分なものが排泄され，人体の平衡が保たれる。また，発汗には，体内の熱邪を発散する祛熱の効果もある。発汗は，衛気が腠理の開閉機能をコントロールすることにより実行されている。したがって，いったん衛気が虚弱になれば，腠理の開閉機能が失われ，汗が絶えず出て，易汗・多汗などの症状が現れる。本症例の異常な汗はその例である。患者の異常発汗は一日中あるが，2つの時間帯に分けて考えることができる。1つは昼の状態である。身体を動かすとすぐに汗をかくのは，衛気虚弱の重要な症状の一つである。衛気は陽であり，営気は陰である。頭は諸陽の会であり，衛陽虚弱になると頭から汗が流れる症状がみられる。もう一つは夜の状態であり，寝汗をよくかく。寝汗といえば，陰虚内熱に起因するケースが多い。本症例の場合も，閉経・のぼせと合わせて考えれば，陰虚による寝汗と分析することもできそうだが，患者の「寝汗で，体が冷えてほぼ1時間おきに目が覚める」との訴えに注目したい。一般的に，陰虚内熱に起因する寝汗では，体の冷えは起こらないはずである。寝汗と同時に体の冷えが起こるのは，衛気が虚弱で腠理毛孔が開いたままになり，外部の寒気が「乗虚而入」した結果と考えられる。つまり，本症例の寝汗は，陰虚内熱よりも衛気虚弱に注目すべきである。さらに，患者はカゼを引きやすい・疲れやすいなどの症状もあり，衛気虚弱と判断する根拠は多い。

▶ のぼせと冷えについて

　本症例では，上半身にのぼせが，下半身に冷えがある。一般的には，のぼせは陰虚内熱に起因する上半身の症状であり，冷えは外寒（外部の寒気の侵入），あるいは内寒（体の陽虚）に起因する症状であり，前者の冷えは全身に現れ，後者の冷えは特に下半身に顕著に現れる。更年期にはのぼせと冷えが同時に現れることが多い。これは五臓の心と腎と密接な関係がある。心は上部にあり，五行の火に属する。腎は下部にあり，五行の水に属する。正常な状態では，心と腎はそれぞれの経絡流注に沿って交通し調和する。すなわち，心火は経絡に沿って下行し腎水を温め，腎水がこれ以上冷えないようにする。同時に，腎水も経絡に沿って上行し，心火がこれ以上燃え上がらないようにする。これを「心腎相交」という。しかし，女性が更年期を迎えると，体

279

第5章　婦人科症状

の陰陽バランスが崩れ，さまざまな異変が起こり，「心腎失交」が生じる。心火は腎水の冷却を受けなければ，上行暴走し，のぼせが起こる。腎水は心火の温煦を受けなければ，寒の性質が強まり，下半身の冷えがひどくなる。月経の初潮も閉経も，腎気と密接な関係をもつ。60代に入れば，当然腎は衰えをみせる。本症例の更年期障害のキーポイントも腎虚であり，治療の重点も腎になる。

▶ 弁証のポイント

多汗（自汗）と盗汗（寝汗）の区別をつける

　多汗とは，汗をよくかく，または1回にかく汗の量が多いことをいい，一般に夜よりも昼によく出る。これは陽気虚弱により，体表の衛気が体表の毛孔を固摂することができず，汗液が容易に外泄することによって起こる。

　盗汗とは，夜間に汗が出ることである。これは陰虚内熱により汗液の外泄が起こるものである。一般に陰虚内熱の強さによって外泄する汗液の量は左右される。

　陽気虚弱による多汗と陰虚内熱による盗汗との区別をしっかりつけなければならない。

「上半身はのぼせ，下半身は冷える」の病理を理解する

　女性は更年期に入ると，のぼせと冷えの2症状が同時に現れることがよくある。

　まず，この2つの症状について考える。のぼせとは，体の内部から熱感を感じ，それが上行して顔面部・頭部に一過性に感じられるのが一般的である。これは腎陰虚により内熱を生じ，その内熱が経絡に沿って上行し，顔面部・頭部に現れたものである。冷えとは，身体の冷感であり，あるいは手で身体の某部位に触れると冷たい感覚がするものである。四肢の末端，または腰以下の下半身に現れやすいのが一般的である。

　中医学の視点から考察すると，人体の腰から上部は陽に属し，下部は陰に属する（上為陽，下為陰）。のぼせは熱感で陽に属し，上部（陽）に昇りやすい。冷えは冷感で陰に属し，下部（陰）に沈みやすい。臓腑の位置では，心は上部にあり，腎は下部にある。五行の属性からいうと，心は火（熱）に属し，腎は水（冷）に属する。以上の考えから，心腎相交（水火相済）の生理活動が行われるが，病気の場合にはこの生理状態は崩れ，心腎不交・水火不済の異常状態が生じる。これが，上部ののぼせと下部の冷えが同時に現れる，更年期障害による心腎不交の病理である。

弁証のポイント

◉ 多汗（自汗）と盗汗（寝汗）の区別をつける
◉ 「上半身はのぼせ，下半身は冷える」の病理を理解する

CASE25　更年期障害

アドバイス

▶弁証における鑑別点

心脾気血両虚証を立てられるか

　本症例に対し，食欲があまりないことを脾気虚・運化失常，多汗・寝汗・のぼせを心血虚，沈細脈を血虚，カゼを引きやすい・疲れやすい・動くとすぐに汗をかくを気虚，その他の項目は肝腎両虚・腎虚・腎陽虚・軽熱証などを分析し，心脾気血両虚証と弁証を立てる方がいる。さて，病因・病機の究明および症候の分析は，証を立てる根拠である。両者には明確な繋がりが必要である。心は血脈を主り，神を主る。心は舌に開竅し，その液は汗である。心が病めば，心気虚にも心血虚にもなる可能性があるが，はたして本症例には心気虚・心血虚による典型的な症状がみられるだろうか。あるいは，本症例の症状のなかに心脾気血両虚証を立てるだけの重要な根拠があるだろうか。じつはないのである。したがって，本症例を心脾気血両虚と弁証するのは妥当とはいえない。

▶弁証の方法について

　まず，机上の弁証を臨床の弁証に変えて対応する必要がある。臨床では，患者と直接対面し，望・聞・問・切の四診法，あるいは耳・目・爪甲などの診察を通し，患者の病的な情報を多数入手することができる。なかでも問診により得られる情報は最も多いが，その膨大かつ複雑な情報に対して先入観をもつことは失敗の原因になる。表層の情報の裏には必ず実相があり，弁証の全過程において，表に現れている事象を通して，裏に潜む実相を見つけることが重要である。いったん，実相が見つかれば，すべての症状・脈・舌などの変化について解釈することが可能になり，続けて，治法・鍼灸取穴・中薬の処方も正確に立てることができる。臨床の現場では，患者の病因・病機・病態・症状・脈舌は千変万化であり，教科書どおりの証もあるものの，ほとんどのケースは複雑多変であり，臨機応変に対応する必要がある。

CASE 26

産後の両下肢の浮腫

患　者	女性，47歳，公務員。
初診日	2016年12月24日
主　訴	産後の両下肢のひどい浮腫
現病歴	患者は30歳で結婚したが，仕事のために避妊していた。43歳で子供が欲しくなり，婦人科の診療を受け，2年間通って10回の体外受精をしたが，妊娠には至らなかった。自信がなくなり悩んでいる時に当院のホームページを見つけ，45歳から当院の不妊治療を開始した。その結果，1年半の努力により，2016年3月21日に妊娠に成功した。その後も順調に育って，同年12月13日に帝王切開により3,180gの女児が生まれた。しかし，術後に両下肢のむくみが発生。病院では利尿剤などの薬を投与されたが，浮腫はまったく良くならず，担当医からは「一般的に術後のむくみは多少生じるものですが，これほどひどいのは珍しいです。原因はわかりません。申し訳ありません」と匙を投げられ，12月23日に退院した。退院後，浮腫は増悪し，両下肢は象の足のようになり，屈伸困難で生活にも支障を来したため，再び当院に来院。「私は高齢でも鍼灸の不妊治療が成功したので，今回の浮腫にも効果があるかなと思い来院しました」とのこと。
望　診	顔色に艶がない。両下肢の鼠径部から足趾までの浮腫は顕著であり，象の足のようである。指で押すと陥没し，なかなか原状に戻らない。膝の屈伸ができず，足が重くて歩きにくい。
問　診	疲れやすい・脱力感がある・汗が出やすく止まりにくい。軽いめまい・立ちくらみがある。食欲はある。排便は1日に3～4回。軟便のことが多い。尿は1日2～3回。耳鳴りがときどき起こる。腰がだるく疲れやすい。夜の授乳のため熟睡できない。
脈　診	濡脈，関・尺部弱。
舌　診	舌質淡・胖大・舌辺歯痕・苔薄。
耳　診	耳殻蒼白・艶がない。脾胃腎区に圧痛がある。
検　査	浮腫の測定 【測定方法】膝蓋骨上縁中点から直上5cm，膝蓋骨下縁中点から直下10cmの2カ所を測定点とし，巻き尺で大腿・下腿それぞれの周径を測る。 【測定結果】大腿部：（左右共）45cm，下腿部：（左右共）43.5cm。

(呉澤森)

第5章　婦人科症状

 治療へのアプローチ｜呉 澤森

弁証

弁証結果

弁証：腎脾気虚・水湿停滞
治法：益腎健脾・行気利水
選穴：大椎・脾兪・腎兪・足三里・太白・然谷・太渓・三焦兪・気海兪・膀胱兪・中極・水分・陽陵泉から陰陵泉への透刺・合谷
手技：大椎・脾兪・腎兪・足三里・太渓は直刺 0.3～0.9 寸，捻転補法した後，灸頭鍼。太白・然谷は，カマヤミニ灸2壮。三焦兪・気海兪・膀胱兪・中極・水分・合谷は直刺 0.3～1 寸，導気法2分間。陽陵泉は切皮した後，陰陵泉に向け透刺し，導気法2分間。置鍼は腹臥位と仰臥位で各 20 分間ずつ。

解説

　大椎・脾兪・腎兪・足三里・太白・然谷・太渓──益腎健脾
　三焦兪・気海兪・膀胱兪・中極・水分・陽陵泉から陰陵泉への透刺・合谷──行気利水

　腎は水臓であり，全身の水液の流れと排泄に深く関与している。故に「腎主水」といわれる。腎の主水は腎の蒸騰気化機能によって行われる。脾は中土であり，土は水を克する。故に脾の運化により，水液を輸送・散布することもできる。腎気虚ならば，水液を蒸騰気化できず，浮腫が生じる。脾気虚ならば，水液を輸送・散布できず，水液が停滞し，肌膚に氾濫し，浮腫が生じる。つまり，腎脾の気虚により，水液の推動が無力になることが，浮腫発症の根本的な原因である。治療では，補腎健脾に加え，気の推動作用を強化し，行気利水（利尿）すれば，より早く，より良い治効が期待できる。

治療経過

　2016 年 12 月 24 日から鍼灸治療を開始。隔日1回の治療を行い，患者の大腿および下腿のむくみは徐々に減り続けた。12 月 30 日の4回目の治療後，当院は年末年始休みに入り，翌年1月 14 日に治療を再開。治療前に，両下肢の周径を測定したところ，昨年年末の測定値と同じで，浮腫は完全に消えていた。その結果を以下に示す。

CASE26　産後の両下肢の浮腫

【初診から5診目までの両下肢の周径】

2016年12月24日（初診）　大腿：（左右共）45cm，下腿：（左右共）43.5cm。

12月26日（2診）　大腿：（左右共）43cm，下腿：（左右共）38cm。

12月28日（3診）　大腿：（左右共）41cm，下腿：（左右共）35cm。

12月30日（4診）　大腿：（左右共）40cm，下腿：（左右共）34cm。

2017年1月14日（5診）　大腿：（左右共）40cm，下腿：（左右共）34cm。

　両下肢のひどい浮腫は完全に消え，体の脱力感がなくなり，汗もほとんど出なくなった。めまい・立ちくらみも消えた。舌辺の歯痕が消失し，脈も緩和有力になった。日常生活にまったく支障はなく，気力が出てきて，育児を楽しむ日常を過ごせるようになった。

症例分析

　さて，帝王切開後の重篤な両下肢の浮腫に対して産婦人科医は匙を投げたが，中医鍼灸治療は，短期間で治癒させることに成功した。これは中医弁証論治の力である。では，本症例の弁証論治について紹介していこう。

▶ なぜ産後に両下肢が象の足のようにむくんだのか

　浮腫とは，水液代謝の障害により，水液が体内のある部位に滞る病態である。担当医は「これほどひどいのは珍しいです。原因はわかりません。申し訳ありません」と匙を投げた。しかし，中医学の視点なら，浮腫の原因と病理を説明することは可能である。体内の水液の流れには，全身各臓腑の気化機能が関わっている。なかでも，腎の気化機能，脾の運化機能，肺の通調水道・気化津液機能，膀胱の気化機能が重要である。故に『景岳全書』腫脹篇には，「凡水腫等症，乃肺脾腎三臓相干之病，……其本在腎，其標在肺，其制在脾」（すべての水腫・浮腫はその発症の根本は腎にあり，その標象は肺にあり，浮腫を制約する力は脾にあるの意）とある。さて，症例に戻って考えよう。本症例の患者は，47歳にして，当院の中医鍼灸弁証論治によって，妊娠に成功した。しかし，一般的に，47歳の女性の腎気は不足しており，患者も自力での自然分娩はできず，帝王切開による出産となった。術後，腎気がさらに虚弱になり，まもなく下肢に浮腫が発生し，日に日に増悪した。したがって，本症例の下肢の浮腫は，産後の腎気虚弱にもとづく気化機能の低下が原因で，水液の流動に障害が出ていると理解することができる。

▶ 症候分析

● 両下肢の鼠径部から足趾まで著しい浮腫がみられ，象の足のようである──気虚行水無力で，水液が下肢に停滞している。

285

第５章　婦人科症状

●下肢は指で押すと陥没し，なかなか原状に戻らない──『景学全書』では，身体の腫脹には水腫と気腫の２つがあるとしている。その区別は，気腫の場合には，指で腫脹部を押すと，陥没してもすぐ原状に戻るが，水腫の場合には，指で腫脹部を押すと，陥没したままなかなか原状に戻らない点にある。

●膝の屈伸ができず，足が重くて歩きづらい──水湿は陰邪で重着粘滞の特徴をもち，よく下行する。膝足に流注停滞すると，膝の屈伸ができず，足が重くて歩きにくくなる。

●疲れやすい・脱力感がある──気虚により，体を支える力が減弱している。

●汗が出やすく止まりにくい──気虚，特に肺衛気虚弱になると，毛孔の開合が失調し，固摂の力が弱くなる。すると，汗が出やすく，また止まりにくくなる。

●排便は１日に３～４回，軟便のことが多い──気虚・脾気虚では，脾の運化失常・昇清無力により，軟便になりやすく，排便回数も増える。

●顔色に艶がない，軽いめまい・立ちくらみがある──気は血の帥であり，気が行けば血も行く。気虚，特に脾気虚により昇清できなければ，気血は顔面頭脳に上承されず，顔色が悪くなり，めまい・立ちくらみも起こりやすい。

●尿は１日２～３回・耳鳴りがときどき起こる・腰がだるく疲れやすい──腎気虚では，腰は腎の府であることから，腰がだるく疲れやすくなり，腎は耳に開竅することから，腎精気が耳を養うことができず，耳鳴りが起こりやすくなる。腎の気化開合不利により，尿の生成排泄も不調になる。そのため，排尿回数が少なくなることもある。

●濡脈・関尺脈弱──濡脈は湿証を主る。脾腎気虚では，関脈・尺脈が弱くなることが多い。

●舌質淡──気虚あるいは気血両虚の舌象である。

●舌胖大・舌辺歯痕──気虚あるいは気虚による水湿運化失常の現れである。

●耳殻蒼白・艶がない──腎気虚弱により，腎気が耳を潤養できない症状である。

　以上の分析をみると，気虚に起因する症状が多い。特に，腎気虚・脾気虚が顕著である。

▶弁証のポイント

気腫と水腫の特徴を把握する

●気腫：局所に浮腫があり，押すとその陥没はすぐ原状に戻ることができる。時にその浮腫は移動する。

●水腫：局所の浮腫がひどく，押すとその陥没はなかなか現状に戻りにくい。時に陥没したままになっていることもある。

本症例の浮腫の弁証要点は腎にある

　本症例の浮腫の弁証要点が腎にある理由として，以下の２点があげられる。

　まず，水液の代謝は腎と脾肺に関わる。脾の運化によって津液が作られ，その津液の転輸は脾の運化と昇清によって実現される。しかし，いったん脾が運化昇清できな

くなり，有用な津液が使われずにそのまま残ると，有害な水湿となり，浮腫が生じる。肺は宣発により津液を皮毛に送り，汗液として排出させることができる。しかし，宣発ができなくなると，その津液は皮膚に残って有害な水湿となり，浮腫が生じる。腎は水液を主り，大便・小便をコントロールする。その働きは腎の強力な蒸騰気化により実現される。いったん，腎気虚弱が起こると，その蒸騰気化作用が無力になり，水湿は停留して排出できなくなる。そのため，浮腫が全身に現れる。本症例の浮腫は，前述のように産後の腎気虚による蒸騰気化無力が原因となっているため，弁証の重点は腎となる。

次に，五臓の相応部位から浮腫を考える。肺は上焦にあり，顔面部の浮腫は肺に関わる。脾は中焦にあり，四肢を司る。そのため，手足の浮腫は脾に関わる。腎は下焦にあり，両下肢の浮腫は腎に関わる。本症例は，産後の両下肢のひどい浮腫であるため，弁証においては腎が重要なポイントとなる。

病因病機図

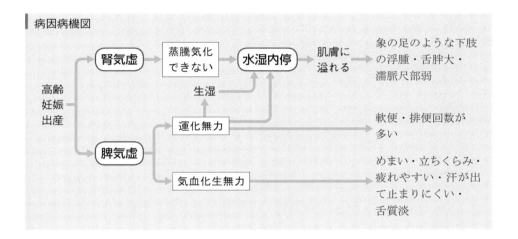

弁証のポイント

● 気腫と水腫の特徴を把握する
● 本症例の浮腫の弁証要点は腎にある

アドバイス

▶ 弁証における鑑別点

主と次に分けて弁証する

　臨床では，多彩な症状・脈象・舌象がみられ，また，多様な検査データを持参する

第5章　婦人科症状

患者もいる。この多くの情報を前に中医弁証を行えば，複数の証が抽出される可能性が高い。さて，弁証の目的は治療にある。最適な治療は，患者の苦痛をより早く解消し，病状を改善・治癒させることにある。したがって，証を立てるときには，緩急・先後の優先順位を考える必要がある。

　例えば，本症例の場合には，望・聞・問・切および浮腫の状態など多くの情報を分析すると，腎気虚・脾気虚・衛気虚・気血両虚・腎虚精毀・脾不昇清・腎虚水氾などの証が抽出できる。しかし，浮腫を生じる病理は，患者の気虚，特に腎気虚による蒸騰気化無力・水湿停滞不行であり，また，脾気虚による水湿の運化輸布不能である。つまり，腎気虚・脾気虚の2点をしっかり抑えて治療すれば，治効はより早く得られる。

　もう1点，水液でも血液でも，その流動は気の推動力に依存している。したがって，停滞している水腫・浮腫の除去にもまた，気の推動力が不可欠である。故に上述の治療ポイントを取れば，効果が期待できるのである。本症例のようなひどい浮腫でも，たった4回の中医弁証論治により完治に至った。脾気虚があるからこそ，気血を化生する力が弱く，気血両虚・脾不昇清のような二次的な証も生み出されるが，そこは治療のポイントではない。もし，気血両虚・脾不昇清証を先に治療すれば，それは「本末倒置」〔優先順位が逆〕であり，浮腫に効果はないだろう。弁証とは，証名を列挙するのが目的ではなく，主証と次証に分け，苦痛を解消する最適な治療を選び出すためのものである。

陽虚の証を立てられるか

　本症例に対し，腎陽虚・脾腎陽虚の証を立てる方がいる。本症例のひどい浮腫は，気虚により生じているのか，あるいは陽虚により生じているのか，これについて検討しよう。まず，気虚について考えよう。各臓腑の気虚では，それぞれの臓腑の不足あるいは機能低下がみられる。腎は水臓であり，水液の生成・転化・排泄をコントロールする。また，腎は精を蔵し，生殖・発育を主り，骨・髄を主る。さらに，納気機能をもち，耳に開竅するなどの特徴がある。もし，腎気が虚弱になれば，上述のすべての働きが弱くなり低下するだろう。さらに，腎気虚が進むと，内寒あるいは内熱の症状を生み出す。腎気虚に内寒の症状を伴えば腎陽虚である。では，本症例はどうかといえば，内寒の症状は一つも見つけられない。つまり，本症例のひどい浮腫は，気虚により水液を推動する力が弱くなったのが原因であり，陽虚の段階にはまだ入っていないのである。

治療へのアプローチ｜高橋楊子

弁証

弁証結果

弁証：腎脾気虚・水湿停留
治法：温腎健脾・化気利水
処方：牛車腎気丸＋真武湯
生活指導：塩分を控えること

解説

　主方は牛車腎気丸である。牛車腎気丸は，金匱腎気丸＋牛膝・車前子の処方であり，腎陽気虚・膀胱気化不利による虚労腰膝疼痛・下肢浮腫・小便不利によく使われる。特に金匱腎気丸は，滋補腎陰の六味地黄丸に少量の温陽の附子・桂枝を加えて腎の陽気を徐々に生じさせる温補腎陽の代表処方である。この患者には顕著な陽虚はみられないので，附子と桂枝の使用目的は温陽祛寒よりも温腎補気・温陽化気にある。腎気が強くなれば膀胱気化は改善され，さらに活血利水の牛膝と利水滲湿の車前子を加えることで，温補腎陽・利水消腫の働きをもたらす。また，真武湯は温陽利水の処方で，脾腎陽虚・水気内停による四肢沈重・腹痛下利・小便不利・浮腫によく使われている。両処方を併用することで，早めに症状を改善したい。

　授乳中であることを考えると，浮腫が軽減した後はすみやかに減量したり食事療法に変えたりするなどの調節をしてほしい。食事療法では，補腎利水の黒豆茶や，益気健脾・利尿消腫・催乳効果のあるコイかフナと大豆・冬瓜のスープを勧めたい。

症例分析

　本症例は，産後の両下肢のひどい浮腫であり，すでに病院で利尿剤を投与されたものの改善がみられず，他の症状も伴っている。このような症例に対して，どのように分析して弁証論治を導いていくか，考えてみよう。

▶症状と病因病機の分析

- 産後に両下肢に浮腫が生じ，利尿剤を使っても浮腫が良くならず，押すと陥没してなかなか原状に戻らない。尿は1日に2～3回——発病経過を見ると，帝王切開後

第5章　婦人科症状

に浮腫が生じている。恥骨から身体の真ん中を上へ向かって走行する経絡は任脈であり，腎とも関係が深いため，帝王切開は任脈を傷付けて，腎を損傷してしまうことが少なくない。この患者は不妊治療を受けており，高齢妊娠であることから腎虚の体質が存在しており，帝王切開を行うことにより腎虚がさらに加重されたと考える。腎は蒸騰気化を主り水を主る臓器である。腎虚になると，蒸騰気化ができなくなり，水が尿や津液に変化しにくくなり，体内，特に下半身に停留して，両下肢の浮腫や尿少を生じる。本症例では浮腫がひどくなって，象の足のようになり，膝の屈伸も困難になり，重くて歩きにくい症状も現れている。

　術後の浮腫は利尿剤で改善されるケースもあるが，この患者の場合はまったく改善されなかった。その理由として，単に水湿停留ということだけでなく，腎気虚・膀胱気化不利という根本的な原因を是正しなかったことが考えられる。

● 顔色に艶がない・疲れやすい・脱力感がある——気虚・元気損傷を示す。軽いめまい・立ちくらみがあるのは，気虚・気血両虚を示す。高齢妊娠・出産と帝王切開が，気血を大いに消耗させてしまったと考えられる。

● 汗が出やすく止まりにくい——衛気虚・衛虚営弱による自汗を示す。

● 食欲がある・排便は1日に3～4回・軟便が多い——これは胃の受納機能は正常であるが，脾の運化機能は虚弱だと考えられる。脾虚失運はさらに気血の生成不足や水湿内停を助長する。

● 耳鳴りがときどき起こる・腰がだるく疲れやすい——腎虚を示す。夜の授乳のために熟睡できなかったことも腎虚を加重させる原因となった。

● 脈診——関・尺部弱は脾腎両虚を示し，濡脈は虚証，あるいは脾虚湿蘊を示す。

● 舌診：淡舌胖大・舌辺歯痕・苔薄——気虚湿停を示す。

● 耳診——気虚・腎脾虚弱を示す。

弁証のポイント

◉ 顕著な両下肢の浮腫・尿は1日2～3回・足が重い・耳鳴り・腰部酸軟・尺脈弱は腎気虚・水湿停留と判断し，排便は1日3～4回・軟便が多い・関脈弱などは脾気虚・運化失司と判断する。舌象は気虚湿停を示す

◉ 水液代謝における腎・脾・肺の役割を把握する

アドバイス

▶弁証と治療について

本症例のひどい浮腫が利尿剤の投与でもまったく改善されなかったことについて

は，体内の臓腑・気血津液機能に異常があるのかどうかを詳しく分析しながら，根本的な原因を見つけて治療をしなければならない。

五苓散は，利水滲湿の効果の高い沢瀉・猪苓・茯苓を主として，健脾利水の白朮と温陽化気の桂枝を加えた処方であるため，日本では浮腫・尿少があればすぐに使われる傾向がある。しかし，五苓散は利水に優れるが温補脾腎の作用はないので，単独では根本的にこの種の浮腫を改善することはできないと思う。本症例では，温腎利水の牛車腎気丸や真武湯と併用すればよいだろう。

また，この浮腫は腎精不足に由来すると分析し，補腎精の動物薬を使うことを考える方がいる。腎精・腎気・腎陰・腎陽は，腎の転化し合う4つの異なる状態である。これらの区別について，一般的に腎精は身体の成長・発育・生殖，および各種の機能を支える重要な基本物質（元精・真気ともいう）を指し，腎気は腎精から化生され成長・発育・生殖および各種機能を促進する機能（元気・真気ともいう）を指し，そして各臓腑・機体を滋腎・濡養の機能をもつのは腎陰，温煦・推動の機能をもつのは腎陽に分けられている。腎精不足はおもに腎精の物質不足がもたらした病態を指すため，本症例の浮腫は腎精の物質不足に由来するものではなく，腎気不足による主水機能の低下に由来するものと考えられる。治療は補腎気・化気利水が必要である。

▶ 陰水・皮水について

水腫の分型と治療については，歴史上さまざまな説がある。例えば『丹渓心法』水腫門では，陰・陽を綱として，陽証を伴うのは陽水，陰証を伴うのは陰水と分けられている。また，『医学入門』では，表証を兼ねるのは陽水，正虚を兼ねるのは，陰水と分けられている。本症例では表証・陽証はなく，腎気虚があるので，陰水に属す。

また，『金匱要略』水気病篇では，表・裏・上・下を綱として，水気病（水腫を指す）を風水・皮水・正水・石水・黄汗に分ける。このうちの皮水は，水気が全身の皮膚に溜まり，四肢水腫，押すと陥没したままになり，ひどくなると腹水まで伴う状態を指す。本症例の浮腫は，両下肢だけであり，尿少と腎虚の症状もあるので，まず腎気虚であることが考えられ，皮水とはいえないだろう。

第6章

その他

CASE 27

うつ病

患　者	女性，42歳，主婦。
初診日	2009年12月11日
主　訴	半年前から微熱・のぼせ・ひどい便秘・腹脹が続いており，手の震えもある。
現病歴	長年にわたり夫婦不仲・夫の暴言などがあり，34歳頃から，しばらく微熱が続き，咳も止まらなかった。複数の病院でいろいろな検査を受けたが，器質的な異常はなかった。心療内科の受診を勧められ，「うつ病」と診断された。離婚を勧められたが，子供がまだ幼いので，踏み切れなかった。その後，心療内科に通院しながら，抗うつ薬などの薬物を服用していた。また，ひどい便秘のため，雑誌やテレビで見た食事療法などで工夫していた。 　今年の夏に，他人との意思の疎通がうまくできなかったことがきっかけとなり，さまざまな異常が現れたため，心療内科の入院を勧められたが，知人の紹介で来院した。
望　診	中肉中背・顔面紅潮・目がやや赤い・指先の震えがある。
問　診	夏から毎日微熱が続き，幻聴（嫌なうるさい音楽が聞こえる）や精神的な不安やイライラがよくあり，胃痛もあり，時には拒食，時には過食をしてしまう。便秘がひどく，下剤を使うとひどい下痢になるが，下剤を使わないと1週間も排便がない。下腹部がかなり脹満してつらく，ひどくなると吐き気となる。のぼせ・ほてり・足が冷えるなどがある。以前の月経周期は28日であったが，最近は30〜35日と遅れぎみになった。経血量は普通であるが，月経痛がひどく，血塊が多い。鎮静安定剤や睡眠薬を飲んでいるが，寝付けない日もあり，眠っていても熟睡ができず，夢を見てばかりで目が覚めやすい。10年前から酒や煙草を止めた。
舌　診	淡舌やや暗・舌尖赤い・歯痕はある・薄白苔。
脈　診	沈細。

（高橋楊子）

第6章　その他

治療へのアプローチ　｜高橋楊子

弁証

弁証結果

弁証：肝鬱化熱・瘀阻下焦（標証）
　　　脾胃気虚（本証）
治法：理気清熱・攻下逐瘀
　　　まず標治を中心に行い，健脾も少し兼ねる
処方：桃核承気湯　7.5g／日，分3
　　　大建中湯　　5.0g／日，分2
　　　加味逍遙散　2.5g／日，分1　　（14日分）

解説

　桃核承気湯は『傷寒論』を出典とし，「熱結膀胱，其人如狂……少腹急結」の太陽蓄血証に用いる処方である。『傷寒論』研究の大家である劉渡舟の解説によれば，代表的症状は瘀熱による「其人如狂」と「少腹（広い意味で下腹部を指す）急結」の2つである。ここでは，桃核承気湯を主として用い，その活血清熱・逐瘀通便の働きですばやく宿便と絡んだ鬱熱・瘀血を排出させる。滞った気血のめぐりが良くなれば，ひどい便秘と腹脹を解消できるだけでなく，微熱・幻聴などの心神不寧の症状も解消できる。これに加味逍遙散を加え，疏肝清熱・理気解鬱の働きで肝の疏泄機能を良くさせる。さらに脾胃気虚の本証，また桃核承気湯の大黄・芒硝の寒涼傷脾（胃）の弊害を防ぐ配慮として，温中健脾の働きもあり腸の蠕動の促進の働きもある大建中湯を補佐として加える。同時に食事面と精神的な面についてアドバイスをする。

治療経過

2診　軟らかい有形便が日に2回あり，腹部の脹満はかなり減り，身体は楽になった。イライラと手の震えは減り，微熱はなくなった。月経痛は減り，経血中に血塊が多く出るようになり，経血は鮮紅色になった。同処方維持。
3診・4診　便通は日に1回となり，腹部の脹満はあまりない。微熱もなく，睡眠も改善し，多夢はなくなり，気持ちは落ち着いた。月経痛はなくなった。のぼせやほ

CASE27　うつ病

てりも減った。桃核承気湯の量を 1 日 2.5ｇ〜7.5ｇとし，自分で調節するように指示した。

5 診　気持ちの落ち込みはあるが，微熱や幻聴はなく，ひどい便秘と腹脹の状態もないので，大建中湯を四逆散に変えた。

　その後，夫との折り合いが悪いときなど，気分の不安定や，拒食と過食，便秘と下痢が交互に出ることがあったが，身体も精神状態も落ち着いてきた。現在，桃核承気湯 2.5ｇ〜5.0ｇ／日，加味逍遙散 5.0ｇ／日，本治として健脾益気の六君子湯（香砂六君子湯ならさらによい）5.0ｇ／日を用いている。また食事指導や心のもち方についても常にアドバイスしている。

症 例 分 析

　現代社会では，肉体的・精神的なストレスが増加しているため，多くの精神疾患が引き起こされている。うつ病もその代表的な病気の一つである。本症例には多くの症状があり，弁証の鍵となる重要なポイントがいくつかある。それをピックアップし，病因病機を分析しながら証を決めてみよう。

▶ 病因病機の分析

1．半年前からの微熱・のぼせ・イライラ・幻聴

　病歴によれば，患者は夫婦不和によるストレスを長期間抱えていた。34 歳からうつ病を発症し，心療内科の治療を受けていたが改善できなかった。その根本的な原因は肝にある。肝は疏泄を主り，のびのびした状態を喜び，鬱滞を嫌がる臓器である。長期間のストレスを受け，肝の疏泄機能が鬱滞させられ，肝鬱化熱にまで発展してしまい，微熱・のぼせ・顔面紅潮，精神的な不安やイライラが現れてきた。肝鬱化熱は，さらに「子病及母」によって心神を撹乱して幻聴・寝付きが悪い・多夢などを引き起こし，また，「諸風掉眩，皆属於肝」のように，肝風を引き出して指先の震えも生じた。

2．ひどい便秘と腹脹

　排便は大腸が主るが，肝の疏泄・脾胃の昇降とも深く関係している。この患者はもともと便秘症であったが，今回のうつ病の悪化によりさらにひどくなった。下剤を使わないと 1 週間も排便がなく，下腹部がかなり脹満してつらく，ひどくなると吐き気も現れるが，下剤を使うとひどい下痢になる。これらの訴えから 2 つのことがうかがえる。一つは，肝気鬱滞が胃の降濁・大腸伝化の機能を乱してしまったこと，もう一つは長年の木鬱乗土および下剤の使用により，脾胃機能がすでに虚弱してしまっていることである。

3．月経痛がひどい・血塊が多い

　これらは患者の一番つらい症状ではないが，体内気血の状態を把握する重要な

297

手掛かり，すなわち長期間の肝気鬱結が血液瘀阻を起こしたことを示している。最近の月経周期が遅れぎみであることと，舌質がやや暗ということも瘀血の存在の証左となっている。

以上の3つの症候は，一見あまり関係がないようにみえる。しかし，奥ではすでに1本の線で繋がっている。それは肝鬱化熱・瘀阻下焦である。絡み合った鬱熱・宿便・瘀血を外へ排泄できず，微熱が長く続き，便秘・腹脹・月経痛のほかに，心神を撹乱して，幻聴・寝付きの悪さ・多夢なども引き起こしたのである。

症候分析

- 微熱・顔面紅潮・目が赤い・精神不安・イライラ──肝気鬱滞・肝鬱化熱を示す。指の震えは肝熱化風を示す。
- ひどい便秘，下腹部が脹満してつらく，ひどくなると吐き気となる──肝鬱による胃失和降・腸失伝化を示す。
- 胃痛，拒食か過食──肝鬱乗土・横逆脾胃を示す。
- 月経痛・血塊が多い・周期が遅れぎみ──瘀血を示す。
- のぼせ・ほてり・足が冷える──鬱熱と気血瘀滞の状態を示す。
- 幻聴・寝付きが悪い・多夢──①肝鬱化熱・心神撹乱，②瘀熱阻滞・心神撹乱。
- 舌象・脈象──淡舌・歯痕舌・沈細脈は脾胃気虚を示し，舌尖赤は心火・心神不安を示し，舌質やや暗は気滞血瘀を示す。

病因病機図

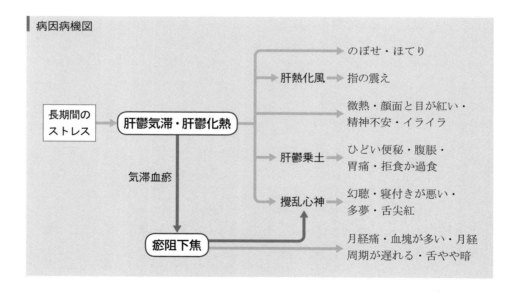

CASE27 うつ病

弁証のポイント

◉ 長期間のストレスによるうつ・不安・イライラ・微熱・のぼせ・顔と目が赤いなどは肝鬱化熱と判断し，ひどい便秘・月経痛・血塊が多い・舌やや暗は瘀阻下焦と判断し，幻聴・睡眠障害・舌尖紅は鬱熱と瘀血による心神撹乱と判断する

◉ 淡歯痕舌・沈細脈・時にひどい下痢は，脾胃気虚を示す

アドバイス

▶ 弁証における鑑別点

陰虚火旺はあるのか

　陰虚火旺では，顔面紅潮よりも頬辺りが赤くなることが多く，また五心煩熱（手足がほてって，心胸部に煩熱がある）・盗汗・口渇不欲飲・特に紅舌少苔無苔・脈細数がよくみられる。本症例には，このような症状，特に陰虚の舌象・脈象はないので，陰虚火旺とはいえない。

　また，「陰虚でも，（上はのぼせて）足が冷える，と訴える場合がある」と考える方がいる。たしかに臨床では，陰虚の症状や舌脈を有する人が，のぼせ・ほてりのほかに，足が冷えると訴えることは少なくない。慢性疾患・高齢者において特によくみられる。しかし，それは往々にして単純な陰虚ではなく，陽虚か気虚を挟雑するのである。詳しく分析しなければならない。また，上半身がのぼせ，足が冷える原因のもうひとつは，気血凝滞化熱による全身の気血の流れの異常である。本症例はまさにその原因によるものである。

▶ 疏肝理気より，攻下逐瘀を優先すべき

　肝気鬱結が発病の根本的な原因であるが，現時点では，宿便と絡んだ鬱熱・瘀血が下焦の出口を塞いでいるので，それらの邪気を宿便と一緒に下から排出しなければ，気血のめぐりは良くならず，イライラや微熱，幻聴などの症状もすぐ解決できない。『素問』標本病伝論にも「小大（二便を指す）不利治其標，小大利治其本」とある。ここでは標治としてまず通便・逐瘀・瀉熱を行ったほうがよい。桃核承気湯・通導散をお薦めする。加味逍遙散加大黄・柴胡加竜骨牡蛎湯・大柴胡湯などは疏肝・理気・通便の働きがあるものの，活血逐瘀の働きが足りないと思う。単純な気秘ではなく瘀血・瘀熱も絡んだ場合には，活血化瘀の薬と併用すると，早めに良い効果を得ることができる。

299

第6章　その他

 治療へのアプローチ　｜呉 澤森

弁証

弁証結果

弁証：①肝鬱化火　②瘀阻胞宮　③胃失和降

治法：①疏肝・理気・瀉火

　　　②理気・活血・祛瘀

　　　③和胃・理気・通腑

選穴：①肝兪・期門・支溝・間使・印堂穴・陽陵泉・陽輔・行間・四神聡穴・太陽穴

　　　②月経来潮1週間前〜10日前には下述穴を加える。

　　　　合谷・太衝・血海・子宮穴

　　　③胃兪・脾兪・上脘・中脘・下脘・天枢・大巨・足三里・上巨虚

手技：①肝兪は椎体に向け斜刺で1寸，平補平瀉法。期門は水平刺で0.5寸。支溝・間使は軽瀉法。印堂穴は水平刺で0.5寸。陽陵泉は導気法。陽輔は軽瀉法。行間は瀉血法。四神聡穴は水平刺で0.5寸。太陽穴は瀉血法。

　　　②合谷・太衝・血海・子宮穴は，導気法。

　　　③胃兪・脾兪は椎体に向け斜刺で1寸，平補平瀉法。上脘は軽瀉法。中脘・下脘・天枢は導気法。大巨は刮瀉法。足三里は導気法。上巨虚は刮瀉法。

【導気法】穴位に刺入し得気を得た後，拇指を中心にゆっくり入れたり抜いたり捻鍼を繰り返す。30回行う。

【瀉血法】梅花鍼で穴位を軽く叩き皮膚を潮紅させる。

【軽瀉法】穴位に刺入し得気を得た後，より大きな幅で捻鍼する。

【刮瀉法】穴位に刺入し得気を得た後，爪で鍼柄を刮りながら回旋させる。

解説

　複数の証がある場合，1回ですべてを治療してしまおうとするのは，あまり良い治療とはいえない。ただ，どんな病気にも必ず治療のポイントがあるはずで，そのポイントが複数の証にまたがっていれば，その共通したラインを治療することにより，いくつかの証を同時に治すことも可能である。本症例にもその共通したラインは存在する。肝鬱化火のおもな原因は肝気鬱結であり，瘀阻胞宮のおもな原因は気滞であり，胃失和降のおもな原因は肝失疏泄である。つまり，気機不調が3つの証の共通点であるから，理気法をしっかり施せば，3つの証すべてに

CASE27 うつ病

治療効果が現れるはずである。

次に，治療の先後〔優先順位〕の選択である。瘀阻胞宮証の治療はタイミングが重要である。瘀血によるひどい月経痛があり血塊が多い場合には，来潮前1週間〜10日頃が治療のベストタイミングであり，この時期から治療をすれば，より良い治効が得られる。一般的には，肝鬱化火と胃失和降をまず治療すればよい。

本症例の鍼灸治療は上述の説明にもとづいた処方となっている。

①肝兪・期門・支溝・間使・印堂穴・陽陵泉・陽輔・行間・四神聡穴・太陽穴──疏肝・理気・瀉火

②合谷・太衝・血海・子宮穴──理気・活血・祛瘀

③胃兪・脾兪・上脘・中脘・下脘・天枢・大巨・足三里・上巨虚──和胃・理気・通腑

症例分析

症例を通読し，病歴と初診日の様子に分けて重要なポイントを確認しよう。

▶ 病歴

病歴によると「長年にわたり夫婦不仲で，夫の暴言などがある」ことがそもそもの発症の原因であり，この家庭内のトラブルは「有増無減」であり，離婚直前の家庭崩壊状態になっている。心療内科の治療を受けても症状の緩和はみられず，2009年夏には，他人との意思の疎通がうまくできなくなり，さらにさまざまな異常が現れたため，ついには入院加療を勧められる事態となった。なぜ，患者の病状は日に日に増悪していったのであろう。また，中医学ではこの病態をどうとらえるのであろう。次に，初診日の様子をみてみよう。

▶ 初診日の様子

望診・問診・脈診・舌診を通して多彩な情報を取得した。これらの情報を中医学的視点から観察・分析すると，いくつかの注目すべきポイントがある。

まず，長年にわたる夫婦不仲と夫の暴言に起因する肝気鬱結である。肝気鬱結は次第に肝火となり，顔面・目・耳などの五官に症状が現れた。顔面紅潮・目がやや赤い・精神的な不安・イライラ・幻聴などの肝火上炎症状である。また，この肝火上炎から熱極生風〔熱極まれば風を生ず〕となり，肝風を煽動させて，指先の震えも現れた。つまり，第1のポイントは肝鬱化火である。

次に，患者の月経に注目したい。42歳の頃，月経の乱れが始まっている。月経の乱れは日数の遅れだけではなく質の変化もあり，月経痛がひどく，血塊が多い。これらの症状は，瘀血の存在を示している。つまり，第2のポイントは瘀阻胞宮である。

最後に，胃腸にも注目したい。胃は水穀の海であり，「以和降為順」といわれる。また，胃は肝と隣接し，肝気の疏泄が胃の消化・和降を促進させている。本症例の患者

301

第6章　その他

は，長年の肝気鬱結があるため，疏泄がうまく働かず，胃の消化・和降に影響が出ている。胃痛・時に拒食・時に過食などの症状がそれである。さらに，下剤を使わないと1週間も排便がない，下腹部がかなり脹痛してつらく，ひどくなると吐き気がするなどの「胃失和降」の症状も現れている。つまり，第3のポイントは胃失和降である。

以上3つが弁証の根拠となる重要なポイントである。

もちろん，二次的な症状や病状の進展とともに現れる症状もある。例えば，患者には不眠の症状がある。安定剤や睡眠剤を飲んでも寝付けない日があり，眠っていても熟睡ができず，夢ばかり見て目が覚めやすい。また，舌象としては舌尖に赤みがある。これらは心火上炎による症状と思われる。五行では，肝は木に属し，心は火に属することから，肝木は心火の母といわれる。肝火上炎では，全身あるいは目や顔に火熱の症状（身熱・目赤・面紅など）が現れるが，同時に「母病及子」によって，心火が煽動され，心火も燃え上がるのである。また，心・肝が一緒に燃えて心肝火旺になることもある。ただ，現在みられる心火上炎はあくまで二次的なものであり，肝鬱化火を優先的に治すべきであろう。心火上炎はしかるのちに対応すればよい。

▶弁証のポイント

肝鬱と肝火の特徴を把握する

肝鬱は，肝失疏泄による最初の病理段階であり，七情失調・ストレスなどがおもな発症病因である。気分の落ち込み，よく嘆息する，胸脇部・少腹部の脹満疼痛があり時に移動する，梅核気，女性では月経不順・乳房脹痛・月経痛，脈弦，舌苔薄白などがよくみられる。病態の変化は情緒活動に関わる。

肝火は，肝気鬱結の悪化状態の一つである。肝は将軍の官で剛臓である。いったん肝失疏泄が生じ，肝気がうまく疏泄発散できず，その状態が慢性化して徐々に熱化すると，肝火が形成される。この抑鬱状態が暴走すると，さまざまな症状が起こる。頭痛・顔面紅潮・目赤・口苦・口乾・怒りやすい・脇痛・耳鳴・幻聴などである。また，肝火は五行の相剋関係により心火も引き起こし（母病及子），不眠・多夢が生じる。さらに肝火は胃腸にも及び，大便乾結・便秘などの腑気不通の症状も現れる。

肝鬱と肝火は異なる概念であるが，両者は因果関係をもつので，時に両者は混同して現れることもある。

うつ病の発症基礎は，肝失疏泄による肝気鬱結である

うつ病によるさまざまな症状は，すべて肝気鬱結から派生したものである。

肝気鬱結により肝火を生じると，頭痛・顔色赤・目赤・口苦・怒りやすい・不眠などが生じる。

肝気鬱結により脾胃が犯されると，胃脘の痛み・げっぷ・悪心または脘腹脹痛・軟便・下痢などが生じる。

肝気鬱結による肝火上炎が心火を引き起こすと，心煩・不眠・動悸・舌尖赤などが生じる。

302

CASE27　うつ病

弁証のポイント

◉ 肝鬱と肝火の特徴を把握する
◉ うつ病の発症基礎は，肝失疏泄による肝気鬱結である

アドバイス

▶ 弁証における鑑別点

補陽法は本症例に適するか

　「舌淡やや暗・歯痕・苔薄白・足の冷え・脈沈は陽虚・気虚であるから，補陽法を行う」と考える方がいる。たしかにこの症状だけならば，陽虚・気虚で間違いないかもしれない。しかし，症例の全体像をみると，陽虚・気虚と矛盾している症状・舌象もまた多い。例えば，毎日の微熱・顔面紅潮・目がやや赤い・舌尖が赤いなどである。

　臨床では，1つの症例のなかでまったく質の異なる症状が同時に現れることが少なくない。そのようなケースではどのように対応すればよいだろうか。まずは，カルテに一通り目を通し，全体像を把握することが大切である。そして，主訴の発症原因，個々の症状・脈象が現れる原因，さらには，主訴の発症原因と個々の症状が現れる原因に何らかの関連性があるか否かを確認する。その全体像の把握と主訴と各症状の関連性の確認を行う過程において，徐々に症例に対する理解は深く・正しくなっていくことだろう。

　前述の考えについては，もう一度本症例を詳しく読んで理解・分析してほしい。おそらく，陽虚の結論が出ることはなく，補陽法も必要ないだろう。

「痰」は本症例に関係しているか

　「肝気鬱結が長引いたために，脾・肺・腎の気化機能は減退し，三焦水道の通調ができなくなり，津液の正常な輸送・排泄に支障を来し，水湿の停滞・凝集により病理産物である痰が生じた。痰は気機昇降の流れに従って体内のあらゆる所で停滞して多種の病証を生じさせた。肺では喘咳，腹部では便秘，さらには，痰が心竅を塞いだために，痰迷心竅による過食・拒食・幻聴などの症状が生じるに至った」と考える方もいる。

　まず，上述の中医学的な考察に間違いはない。ところが，この考察を本症例に当てはめてみた場合はどうだろう？　痰邪致病では，有形の痰がみられ，色・粘稠度・量の多少などが病態を見きわめる重要な情報となる。しかし，本症例の場合は，夫婦不仲がきっかけとなり，34歳頃からしばらく微熱が続き，咳が止まらなかったという記述があるだけで，痰に関する記述は見あたらない。もし，細脈が痰湿によるものと判断するのであれば，細脈の主症について以下のように認識するとよいと思う。

303

第6章　その他

　細脈の主症は虚証と実証に分けることができる。虚証ならば，気血不足・精血虧損を主り，そのときの細脈は細弱無力である。実証ならば，痰湿を主り，そのときの細脈は濡脈と同時に現れることが多い。細脈が一体どちらに属しているのかは，症例の全体像をみて判断しなければならない。本症例の場合には，細脈の出現は痰とは関与していないとみるべきであろう。

CASE 28

異所性再発性右大腿膿瘍
（縮脚腸癰）

患　者	女性，68歳，主婦，身長151cm，体重57kg。
初診日	2011年3月25日
主　訴	反復発生する右大腿部の膿瘍
現病歴	2009年11月下旬から食欲が低下し，だるさや右股関節の不快感が現れたが，高熱や腹痛はなかったため病院には行かなかった。同年12月6日，右腰部〜大腿部にかけての痛みと全身倦怠で歩行困難になり，病院を受診。検査にてCRP26.8mg／dL・白血球29,270／μLの高値のため，急性虫垂炎後腹膜疝痛性膿瘍と診断され，7日に手術を受けた。術後，細菌性ショックとなったが，治療により軽快し，2010年1月20日に退院した。しかし同年5月，右大腿部の痛みと硬化が出現し，炎症反応も高くなったため，上記の膿瘍に関連する右大腿部膿瘍の診断にて5月26日に入院し，外科的ドレナージ術と抗生剤の投与を受けた。1カ月後に軽快し，ドレーンを抜去した。同年11月頃から右大腿部に違和感があったが，軽度のため放置した。2011年1月末，温泉に行き右鼠径部の軽度の腫れに気付いた。その後，1×5cmくらいまで腫れたため，2月14日に再度ドレナージ目的で入院した。軽快し，排膿バッグをつけたまま2月24日に退院した。現在抗生剤を服用している。漢方治療を求めて紹介で来院。
望　診	肥満ぎみ・顔色普通。右大腿部の皮膚色は不変。ドレナージの排液は淡黄混濁。
問　診	発症前から37.5℃位の微熱および右の股関節と大腿部の異常なだるさ・重さがあり，歩くと右脚が痛い。現在，熱と腹痛はない・食欲普通・顕著な口渇はないが冷たい飲みものを欲しがる・熱がり・有形普通便は1日1〜2回・やや腹脹・尿色淡黄・尿量正常。もともと健康で大病をしたことはなかった。毎日散歩や家事でよく動いていたが，最近家事の後だるくなる。喫煙と飲酒なし。とんかつや揚げものおよび和菓子が好き。
舌　診	舌色は濃赤色・少津少苔・舌中に裂紋あり・舌下静脈怒脹。
切　診	右の腹部と大腿部の圧痛はない。右の鼠径部と大腿患部はやや硬い。脈沈細，しかし滑。
既往歴	高血圧（降圧剤の服用中）・高脂血症（今は服薬していない）。

（高橋楊子）

治療へのアプローチ｜高橋楊子

弁証

弁証結果

弁証：瘀熱阻滞・熱入営血（標実）
　　　正気已傷（本虚）
治法：逐瘀瀉熱・涼血解毒・益気扶正（標本同治）
処方：大黄牡丹皮湯 合 補中益気湯 の加減
　　　　黄耆・白朮各15g，牡丹皮・赤芍・桃仁各7g，大黄2g，蒲公英12g，
　　　　魚腥草15g，敗醬草10g，大棗4g　　（14日分）

解説

　黄耆・白朮——益気扶正・托瘡生肌

　牡丹皮・赤芍・桃仁・大黄——涼血瀉熱・活血逐瘀

　蒲公英・魚腥草・敗醬草——清熱解毒・消癰排膿

　大棗——調和脾胃・緩和薬性

　大量の黄耆と白朮を主として使う。目的は益気扶正で，患者の自己抵抗力を高め，病巣の修復をはかる。大黄牡丹皮湯から芒硝と冬瓜子を除き，涼血清熱の赤芍を加え，また少量の大黄を同煎することで，涼血瀉熱・活血逐瘀・除積の目的を果たす。そして，蒲公英と魚腥草と敗醬草を用いて清熱排膿をして，大棗を加えて脾胃機能を守る。

　大黄牡丹皮湯は腸癰治療によく使われる処方の一つである。出典の『金匱要略』には「膿已成，不可下也」とあり，膿潰する前に用いるものとされている。しかし該当条文の作り方の注意点に「有膿当下……」とも特筆されており，臨床では腸癰の膿潰破の有無に関係なく使うことができる。

治療経過

2診（4月8日）　服薬初日から水様便が1日3〜5回出たとの連絡があったので，夜1回だけ飲むように勧めた。その後，時に形のある下痢便が1日3回出た。ほかに異常はない。4月4日，レントゲンにより鼠径部の膿瘍は消えたことが確認され，ドレナージチューブを抜去された。外科の先生から「漢方薬のお陰ですね」と言われた。

舌診と脈診は，紅舌裂紋・少苔・舌下静脈怒脹・脈細滑。自覚症状はあまりないが，舌と脈から熱毒余邪がまだ存在し，正虚もあると判断して祛邪の薬を保留しながら，黄耆を18gに増加した。

3診（4月22日）　有形便は1日2〜3回，食欲は正常。4月11日の血液検査の結果はほぼ良い。舌裂紋と舌下静脈怒脹の改善がみられた。患者の要望で煎じ薬からエキス剤の補中益気湯7.5g／日，大黄牡丹皮湯5.0g／日，薏苡仁錠18錠／日に変更した。

4診（5月13日）　体調が良い，普通便は1日1〜2回。同じ処方を維持。

5診（6月10日）　5月30日，昔の同級生の集まりに出かけた。宴会のあと，上京した同級生の観光案内のため1万歩くらい歩きまわった。その2日後，右大腿部の旧病巣が硬くなり始めた。熱やだるさなどの不快感はない。舌と脈は同じ。同じ処方を維持しながら，検査を勧めた。

6診（7月22日）　6月13日の血液検査では異常はなかった。その後にだるさを感じていたが，6月末に温泉旅行に出かけた。温泉に浸かった時に右大腿部の腫れに気付き，押すと排膿した。7月1日再び入院した。炎症反応は高く，抗生剤の点滴と患部の洗浄とドレナージの治療を受けた。患部の洗浄中に鉛筆の芯のような硬いものが出てきて，それが悪さをしていたと言われた。7月12日に退院。退院の際，もし再発するなら，形成外科で処置するしかないと言われ，気持ちがかなり落ち込んだ。体はだるい，食欲があり，普通便1日1〜2回。紅舌少苔，舌下静脈軽度怒脹，脈細滑尺弱。扶正が足りなかったと反省して，正気虚弱の本虚を主として瘀熱阻滞の標証も兼ねると弁証し，黄耆建中湯18g／日（1日6包）を主として温中補気・和営托毒を行い，大黄牡丹皮湯（1日1包）を補佐として涼血逐瘀をし，薏苡仁錠18錠／日も補佐として健脾利湿消癰を行う。そして，脂っこいもの・甘いもの・冷たいものを避け，食後にすぐたくさん歩くのを止め，症状があったらすぐ病院に行くことなどを再度指導した。

　その後，体調は良い。疲れも取れ，胃腸の状態も正常である。11月上旬の血液検査の結果はまったく異常はなかった。紅舌少苔・裂紋少し・脈沈小滑。黄耆建中湯と薏苡仁錠は同量で，大黄牡丹皮湯は1.25g（1／2包）に減量として，引き続き治療観察中である。

症例分析

　患者は1年4カ月前に非典型的急性虫垂炎から後腹膜膿瘍となり，緊急手術により一命を取り留めたが，その後，後腹膜から腸腰筋などに沿って右大腿部の膿瘍発症を2回繰り返しているため，紹介で漢方治療を求めて来院した。症例を分析する前に，まず病名を識別しよう。

　虫垂炎は中医学の腸癰に当たる。本症例のような後腹膜膿瘍に関連する右大腿部膿瘍は，発症前に発熱と右大腿部辺りに痛みや不快感があり，歩行困難も発生するので，中医病名は「縮脚腸癰」という。

第6章　その他

症状から病因病機を分析する

　まず，裏熱の存在に注目する。来院時の患者の自覚症状はそれほど多くなかった。しかし，冷たいものを欲しがる・熱がる・排液の淡黄混濁・沈かつ滑脈，何よりも濃赤舌色は裏熱の存在を示す。濃赤舌色は絳舌に近く，舌下静脈の怒脹もあるので，その裏熱は気分よりも営血（深層の筋肉・血脈）に入っており，血液を凝滞させていることがうかがわれる。

　その裏熱はどこに由来するか？　発病初期には外邪の侵入があったかもしれないが，患者の飲食習慣を探ってみると，普段からの飲食不摂生と大きく関係しているのが一目瞭然である。とんかつや揚げものなど肉類や脂っこいもの・甘い和菓子などを好み，それらの飲食不節によって食積や痰湿が体内に溜まってしまい，肥満ぎみ・高脂血症になった。『素問』に「肥者令人内熱。甘者令人中満」（脂っこいものを食べ過ぎると内熱を生じ，甘いものを食べ過ぎると脹満を生じる）とあるように，食積や痰湿が長期間滞留して化熱になり，「熱盛則肉腐，肉腐則為膿」によって腸癰を引き起こしたのである。

　次は，正気虚弱の存在に注目する。『素問』には「邪之所湊，其気必虚」とある。患者はもともと元気であったが，1年ぐらいの病気の遷延により正気を損傷したので，大腿部膿瘍が反復してしまうようになった。現在の家事後のだるさや沈細脈は正気已虚を提示している。

● 大腿部膿瘍が反復する──邪気滞留と正気已傷を示す。
● 熱がり・冷たいものを欲しがる・濃赤舌色・沈滑脈・ドレナージの排液が淡黄混濁・普段からとんかつや揚げものおよび和菓子を好む・肥満ぎみ・高脂血症──食積化熱・熱入営血を示す。
● 便は1日1～2回，やや腹脹がある──食積残留・気機阻滞を示す。
● 家事の後，だるい──正気已虚を示す。
● 濃赤色舌・舌下静脈怒脹・鼠径部と大腿患部はやや硬い──熱入営血・瘀血阻滞を示す。
● 舌少津少苔・舌中裂紋──熱盛傷津傷陰を示す。
● 脈──沈細は正気已虚を示し，沈滑は食痰化熱を示す。

病因病機図

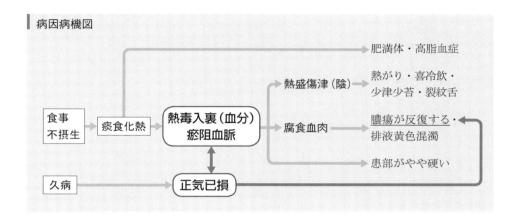

弁証のポイント

● 熱がり・喜冷飲・淡黄混濁の排液・患部が硬い・濃赤舌色・沈滑脈・舌下静脈怒脹は熱毒入裏・瘀血阻滞の標実を示し，術後反復の化膿・だるさ・細脈は正気損傷の本虚を示す
● 食事不摂生と膿瘍発生の関係を把握する

アドバイス

弁証における鑑別点

湿邪の存在

　患者の飲食嗜好・肥満ぎみ・高脂血症・排液の色などから，湿痰・湿熱と推理し，茵蔯五苓散や竜胆瀉肝湯を選ぶ方がいる。舌象と脈象を見ると，濃赤色舌・少津少苔・裂紋は湿邪の存在はみられず，むしろ熱盛傷津傷陰を示し，沈かつ滑脈は，痰や湿のほかに，食積や実熱を示すこともある。また，冷たいものを欲しがる・熱がりなどを合わせて考慮すると，湿より熱盛と考えたほうがよいだろう。体質の個人差があるので，膏粱肥厚の濃いもの嗜好が湿熱になる場合もあるが，本症例のように熱盛となる場合もある。ぜひ固定観念にとらわれず，全身の症状，特に舌と脈をよく分析して証を絞ってほしいと思う。

扶正には黄耆を薦める

　慢性反復する膿瘍に対して，西洋医学はおもに手術や抗生物質や排膿処置，ひどくなると形成外科などの処置を用いる。これらの方法はおもに祛邪を中心に行う。中医学では「邪之所湊，其気必虚」と考えて，治療は祛邪と扶正の両方から行う。一番お

薦めしたい扶正の生薬は黄耆である。黄耆は，甘味・微温性・帰脾肺経で，補気昇陽・益気固表・利水消腫・托瘡生肌の働きがある。その補気昇陽と托瘡生肌の効果は，他の補気薬の人参・白朮とは比べられないほど優れている。処方としては黄耆内托散・托裏消毒飲・透膿散などがあり，大量に用いるほど効果が高い。

▶「高粱之変，足生大丁」

　患者の飲食習慣を聞いた時，私の脳裏に浮かんできたのは「高粱之変，足生大丁」という『素問』の言葉である。王冰は「脂っこい甘味濃厚の物を食べ過ぎると，足に丁（疔瘡・膿瘍・癰腫などの化膿性疾病）を生じる」と解釈したが，林億などは「足」の解釈に異議をもち，具体的な「足」ではなく，「足以（できる）」の意味を表し，足に限らず身体のどこでも疔瘡・膿瘍・癰腫の病を生じることがあると主張し，今はこれが通説となっている。しかしながら，この患者の場合，王冰の解釈がぴったり当てはまるのではないか。とはいえ，腸癰も他の膿瘍は，飲食不摂生と生活リズムの乱れと深く関係するので，日々の食生活に注意するべきであろう。

治療へのアプローチ　｜　呉　澤森

弁証

弁証結果

弁証：瘀熱阻滞・正気損傷
治法：清熱・涼血・祛瘀・益気・養陰・扶正
選穴：大椎・曲池・合谷・上巨虚・膈兪・血海・三陰交・阿是穴・胃兪・中脘・梁門・足三里・陰交・太渓・復溜・太衝
手技：大椎は切皮後，鍼尖をやや下方に向けて刺入1寸，捻転瀉法。胃兪・膈兪は脊柱に向けて斜刺1寸，導気法。曲池・合谷・上巨虚・血海・三陰交は直刺0.3～1寸，瀉法。中脘・梁門・足三里は直刺1.2寸，捻転補法。陰交は直刺1寸，捻転補法。太衝・太渓・復溜は直刺0.4寸，陰経刺法。阿是穴（患部の周囲にある）は患部の周囲に沿って沿皮刺3～4本。

解説

　大椎・曲池・合谷・上巨虚・膈兪・血海・三陰交・阿是穴──清熱・涼血・祛瘀
　胃兪・中脘・梁門・足三里・陰交・太渓・復溜・太衝──益気・養陰・扶正

CASE28　異所性再発性右大腿膿瘍（縮脚腸癰）

症例分析

▶病因・病理の分析

　患者は，とんかつや揚げもの・和菓子などが好きな肥満ぎみの健啖家である。中医学の病因・病理理論から検討すれば，この健啖が本症例の発生原因の一つであるといえる。「飲食自倍，腸胃乃傷」〔飲食自ら倍すれば，腸胃乃ち傷る〕，「膏粱厚味，足生大疔」〔膏粱厚味は，大疔を生ずるに足る〕など古代から伝わる経験談は現代でも通用する。長期にわたり油膩・甘味のものを食べると，胃腸の消化機能は低下し，未消化物が胃腸内に積滞し，化熱すればその熱邪は虫垂炎・後腹膜膿瘍および大腿部膿瘍の元になる。熱邪が体内で燃え津液を煎熬・蒸発させると，血液は濃縮され瘀血が形成され，瘀血と熱邪は渾然一体となり，瘀熱阻滞の状態になる。

　では，その瘀熱はどこに阻滞するのであろうか。これは経絡の流注から考えよう。胃腸の病は脾胃の経絡から検討する必要がある。経絡には，陽経は人体の陽面を，陰経は人体の陰面を走行する原則があるが，足の陽明胃経は唯一陰面を走行する陽経であり，人体の胸部・腹部を走行する。足の陽明胃経は腹部で任脈の外方２寸の所を下行し，気衝から大腿に入りさらに下行する。足の太陰脾経の流注は足大趾の隠白から始まり，下肢の内側に沿って上行し，衝門・府舎を通って腹部に入り，任脈の外方４寸の所を上行する。脾と胃は表裏関係をもち，消化・吸収・輸送に関与する。患者は長期にわたってとんかつなど好んで食べていたため，熱邪と瘀血が生じた。熱邪と瘀血は，一方では脾胃の働きを妨げ消化不良・食欲低下などの症状を起こし，一方では脾経・胃経に沿って病巣を作った。急性虫垂炎の発症部位は右下腹部の脾経・胃経の流注部に相当する。また，胃経の気衝と脾経の府舎・衝門は鼠径部にあり，本症例の発症部位と重なる。また，大腿部の胃経・脾経の流注部位も大腿部膿瘍の好発部位である。なぜ脾胃の経絡は熱瘀の邪気に犯されやすいのだろうか。特に胃経は脾経よりも熱瘀の邪気の影響を受けやすい。その理由は，一つは胃が水穀を受け入れ，消化する器であることによる。油膩・甘味のものを食べ過ぎると，消化できず，そのまま胃内で積滞しやすく，容易に化熱する。もう一つは，経絡の気血の量の多少から考えることができる。熱・瘀血などの邪気は多気多血の胃経に停留・積滞しやすく，病巣を作りやすいが，陽明経がまさにその多気多血の経絡なのである。

　以上，説明したように，本症例の病因は過食および熱邪・瘀血であり，病位は胃腸および陽明胃経・太陰脾経である。病勢は邪盛正虚である。熱邪・瘀血が長期間胃腸に留まり，また胃経・脾経に沿って次々と炎症病巣を作り，膿瘍が形成された。それに対して，数回にわたって手術・入退院を繰り返し，抗生剤を投与された結果，患者の体力は大いに消耗し，正気が虚弱になったのである。

311

第6章　その他

症状の分析

　患者は数回の手術・入退院により，病気の急性期は乗り切ったが，体のあちこちに病的な症状が残存している。これらの症状・脈・舌などの情報を分析しよう。

●肥満ぎみ──患者はとんかつ・揚げもの・和菓子などの油膩・甘味のものが好物で太りやすい。現在も高脂血症の治療薬を服用中である。

●冷たい飲みものを欲しがる・暑がり──数回の手術・排膿・抗生剤治療を行ったが，熱邪がいまだ残留していることを意味する。

●ドレナージの排液は淡黄色かつ混濁・尿は淡黄色──黄色は熱を示す。排液も尿も排泄物であり，その淡黄また混濁は余熱未清の現れである。

●舌色は濃赤色・少津少苔・舌中に裂紋──熱邪亢盛により体内の津液が大量に蒸発・消耗したため，舌色は濃赤に変わり，少津・裂紋が現れる。熱邪は胃に積滞しているため，胃気・胃陰液が傷付く。舌の五臓分布から考えると，舌中央は胃に相当する。したがって，胃気・胃陰液の損傷によって，舌の津液・苔の減少とともに，舌中央に裂紋が現れている。

●舌下静脈怒脹・右鼠径部と大腿患部がやや硬い──瘀血による症状であり，特に大腿患部の硬さは，瘀血の存在をはっきりと示している。

●脈沈細，しかし滑──熱邪・瘀血に起因する疾患では，数弦大有力の脈が現れることが多い。ところが，本症例では沈細脈が現れている。沈脈は裏証，細脈は虚証あるいは湿滞の脈象である。患者はたび重なる手術・抗生剤の投与・ドレナージを行い，また罹病期間も長いため，体内の正気を大量に消耗している。つまり，この沈細脈は裏虚証の脈象である。滑脈は食滞・痰湿などを示し，邪気がまだ残留していることを物語っている。

●最近，家事の後体がだるくなる──患者はもともと健康で，毎日散歩をし，家事をよくこなしていたが，病気によって手術・入退院を繰り返したことで体内の正気を消耗し，体力が極度に低下した。最近，家事の後体がだるくなるのはそのためである。

弁証のポイント

膿瘍の陽証と陰証の特徴を把握する

●膿瘍の陽証：膿瘍の局所は，赤く，膿液は粘稠で黄白色であり，腐壊組織は除去しやすく，新生組織も生まれやすい。局所の知覚は存在する。例えば，瘡癰潰瘍などがある。

●膿瘍の陰証：膿瘍の局所は，灰暗色で艶がない，膿液は薄く白色であり，時に血液が流れ，創面の癒合は困難で，局所の知覚は鈍い。例えば，鼠径部の冷膿瘍（中医外科病名は流痰症）などがある。

膿瘍を起こす病態を把握する

　中医学視点から膿瘍を考察すると，外部および体内の熱邪が某部位に滞って，これ

CASE28　異所性再発性右大腿膿瘍（縮脚腸癰）

が排除できずに熱毒になり，肌膚が破壊されて生じるのがよくみられる実熱証の膿瘍である。また，その熱毒がいったん血分に入り，津液を煎熬蒸発すると，瘀血が作られる。この場合には熱毒と瘀血が渾然一体となり，膿瘍の病態も一層悪化し，治療してもなかなか治りにくい。もう一つタイプがある。それは，正気虚弱，特に脾気虚弱により痰濁が作られ，その痰濁が経絡に沿って某部位（鼠径部・腰部など）を阻害し，気血凝滞を起こし，膿瘍が作られる場合である。この場合には創面の癒合は困難で，常に薄い白色膿液が流れ，全身の疲れ・脱力感・微熱を随伴する。このように，膿瘍の弁証は実熱証だけに限らず，瘀血・痰濁も考える必要がある。

弁証のポイント

◉ 膿瘍の陽証と陰証の特徴を把握する
◉ 膿瘍を起こす病態を把握する

アドバイス

弁証における鑑別点

　本症例に対し，「本：脾虚湿困証，標：湿痰流注」と弁証する方がいる。湿邪は陰邪の一つであり，その性質は寒涼に属している。痰は湿邪の長期積滞により生じる病理産物であるが，湿邪と同様その性質は寒涼である。湿邪・痰湿はそのまま致病原因ともなり得る存在であり，いったん化熱すれば，その状態と性質は変化する。また，生じた熱が湿邪・痰湿と渾然一体となり，湿熱邪として体のある部位を犯し病を引き起こすこともある。湿邪・痰湿には固有の症状・脈象・舌象があり，邪気の性質が変われば，新たな症状・脈象・舌象が現れる。さて，これを基本としたうえで上記の弁証を検討してみよう。脾虚湿困においては，脾気虚により昇清作用の低下と統血無能があり，痩せ・めまい・腹脹・便溏，脈弱・特に右関部無力・舌淡白・舌に艶がないなどの症状がよくみられる。また，脾は四肢・筋肉を主ることから，湿困においては，湿邪は手足の筋肉をよく犯し，停滞・困惑する。その結果，四肢はだるく重くなり，あるいは湿邪は陰邪であることから，人の陽気を容易に損ない，体，特に四肢の冷えが顕著になる。湿痰流注については，臨床では，冷膿瘍でよくみられる。その症状の特徴は，膿が水様性で希薄，傷口がなかなか癒合しない，体が冷えて特に下腰部（仙腸関節を含む第4〜5腰椎以下の部位）・股部などの好発部位に冷感があるなどである。さて，本症例の病因・病理・症状と見比べて欲しい。脾虚湿困・湿痰流注の弁証が妥当ではないことが理解できるだろう。

313

第6章　その他

▶ 中薬・鍼灸治療について

　急性虫垂炎・大腿部膿瘍の治療では，まず現代医学の外科治療を選択するのが一般的であるが，担当医の同意があれば，中薬・鍼灸治療を加えて治効を高めることも可能である。その利点の1つ目は，膿瘍の傷口の癒合を促進できることである。弁証取穴したうえで傷口周囲に灸などを施す治療で，何度も実践したが，非常に有効である。利点の2つ目としては，患者の全身症状の改善，つまり，体力の増進ができることがあげられる。本疾患では，長期にわたる抗生剤の使用により，食欲不振・胃のもたれなどの症状がよくみられるからである。

　中薬も鍼灸も，本疾患に対する確実な治効をもっている。皆さんにもぜひとも実践していただきたい。

CASE **29**

睡眠障害

患者 女性，36歳，主婦，中国出身。

初診日 2015年9月下旬

主訴 不眠・寝付きが悪い・眠っても多夢で熟睡できない。

現病歴 今年3月に引っ越しをしてから寝付きが悪くなった。その後，夫の両親が来訪してしばらく一緒に生活した期間があり，心配したりイライラしたりして症状がひどくなった。夫の両親が帰ってから，夫の両親のことで夫と口論するようになり，イライラして，怒りっぽくなった。寝付けずに夜中の2～3時まで眠れないことがあった。7月の子供の夏休みに中国の実家に帰省した際，疏肝解鬱カプセルと安定剤（詳細不明）を買って服用した。寝付きは改善されたが，夢を多く見て熟睡できなかった。安定剤は好まず，すぐに服用を止めた。9月に帰国してから，再び夫と口論するようになり，それが何日間も続いて夜は2～3時まで眠れないことがあった。夫が心配し，一緒に来院した。

望診 中肉中背・顔色萎黄で艶がない・精神萎頓。

問診 28歳で出産した際，一時寝付きが悪かったことがあった。3月頃から，些細なことで夫と言い争い，イライラしたり興奮したりすることが多くなった。夜はなかなか寝付けず，眠っても夢が多く熟睡できない。または早めに目が覚めてしまい，それから眠れない。最近は夜中の2～3時まで一睡もできないことが何日間も続いた。朝からめまいが起こってフラフラし，気持ちが落ち込んで泣いたりもする。食欲は低下し，食べても美味しいと感じない。便秘症で，最近は2～3日に1回排便，腹脹，ガスが溜まりやすい。排尿は異常なし，夜間尿1日0～1回。月経周期は順調で，月経痛はないが，血塊が少しある。月経前は特に精神的に不安になったりイライラしやすい。

舌診 舌淡やや紫，少し歯痕，苔薄白。

脈診 細弦。

(高橋楊子)

第6章　その他

 治療へのアプローチ｜高橋楊子

弁証

弁証結果

弁証：肝鬱化熱・攪乱心神・兼心脾両虚
治法：疏肝解鬱・健脾養心・養血安神
処方：加味逍遙散　5.0g／日，分2
　　　加味帰脾湯　5.0g／日，分2
　　　酸棗仁湯　5.0g／日，眠前に1回服用
　　　デパス®　0.5mg／日，眠前に1回服用　（14日分）
生活指導：昼間は身体をよく動かし，ストレスをうまく発散し，15時以降のコーヒーや紅茶などのカフェインを含む飲料の摂取を止め，ハーブティーやナツメ茶などを服用するよう勧める。

解説
　　加味逍遙散――疏肝解鬱・清熱除煩
　　加味帰脾湯――健脾養心・清熱安神
　　酸棗仁湯――養血安神（就寝前に常用量の倍量を飲むことで安神催眠の効果を増強することができる）

治療経過

2診　デパス®を服用しなくても漢方だけで気持ちが落ち着き，寝付きも良くなり，毎晩約5～6時間ぐらい眠ることができる。ただ，夢が多く，目が覚めやすいと言う。めまいとふらつきはなくなり，食欲は回復し，便は2日に1回，腹脹軽減。同処方持続。
3診　寝付きは良く，夢を見ず熟睡した日もあった。目の覚めやすさも軽減し，たとえ目が覚めてもすぐ眠れるようになった。月経前の情緒不安も軽減し，血塊がなくなった。淡紅舌，歯痕が少しあり，薄白苔，細脈やや弦。同処方持続。
4診　体調が良い。同処方持続。
5診（2016年1月）　睡眠と体調が良くなったので，前回処方分の漢方を飲み終えた後，服薬を中止した。しかし，2016年の正月，義理の両親のことでまた夫と言い争い，イライラして眠れなくなった。手持ちのデパス®を飲んでも寝付きは良くならず，眠っ

ても夢が多くて熟睡感がないので，再び来院した。生活指導と同時に，以前と同内容を処方。

6診 漢方を服用してから気持ちが落ち着き，寝付きが良くなり多夢も軽減した。以後，しばらく服用して状態は安定した。

症例分析

　良好な睡眠は，一日の心身の疲れをリフレッシュし，新陳代謝を促す大切なことである。現代社会では，さまざまな原因によって睡眠障害に悩んでいる人が少なくない。本症例を通じて，睡眠に対する中医学的な考え方および弁証治療を勉強してみよう。

▶ 誘発原因を分析してみる

　現病歴には，3月に引っ越しをしてから寝付きが悪くなった，その後，夫の両親との一時的な同居でストレスが溜まり，些細なことで夫と口論するようになり，イライラしてさらに寝付きが悪くなった，とある。

　春は「肝気生発」の季節であり，肝の疏泄機能がのびやかに行われない人は，何らかのきっかけで肝の異常を起こしやすくなる。この患者は28歳の産後の際にも一時寝付きが悪かったことがあり，月経前に不安やイライラしやすくなる・顔色萎黄・細弦脈があるなどからみれば，もともと肝血不足の背景があり，肝気の疏泄がうまくできない人ではないかと推測できる。

▶ 症状を分析して病因病機を決める

● 寝付きが悪い，3月頃から些細なことで夫と言い争い，イライラしたり興奮したりすることが多くなり，なかなか寝付けず，ひどいときには夜中の2〜3時まで一睡もできないこともあった——環境の変化やストレスにより，情志不遂・肝失疏泄となり，さらに口論（興奮）が加わり，肝鬱化熱・攪乱心神を引き起こした。

● 夢が多く熟睡できない，早めに目が覚めてしまい，それから眠れない——肝鬱化熱・攪乱心神によるものであるが，そのほかに肝血虚による血不養魂，血不養神による魂神不寧とも関係する。

● 顔色が萎黄少華，精神萎頓——血虚脾虚・精気不足を示す。

● 朝からめまいが起こってフラフラし，気持ちが落ち込んで泣いたりもする——睡眠障害がもたらした気血（精）虚損を示す。

● 食欲は低下し，食べても美味しいと感じない——肝鬱乗脾・脾虚失運を示す。脾気虚は進んで，心脾両虚に至り，睡眠障害を加重してしまう。

● 便秘症・最近は2〜3日に1回排便・腹脹・ガスが溜まりやすい——肝失疏泄・気機阻滞を示す。

● 月経痛はないが，少し血塊がある。月経前に精神的に不安になったりイライラしや

第6章　その他

　すい——肝失疏泄・気血不和を示す。
- 舌淡・少し歯痕・苔薄白——脾虚・気血不足を示し，やや紫は気滞血凝を示す。
- 脈細弦——肝鬱血虚・肝気乗脾を示す。

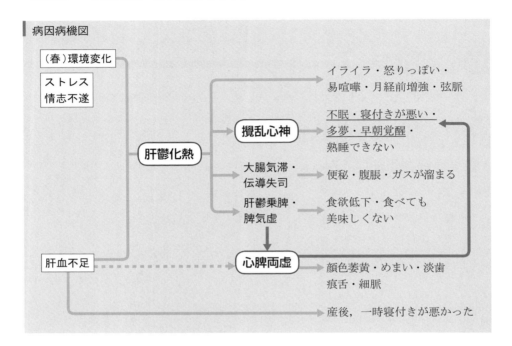

病因病機図

弁証のポイント

- 情志不遂によるイライラ・怒りっぽい・易喧嘩・寝付きが悪い・多夢・早朝覚醒・弦脈は肝鬱化熱・攪乱心神と判断し，顔色萎黄・めまい・食欲低下・淡歯痕舌・細脈などは心脾両虚と判断する
- 睡眠障害と肝・心・脾の関係を把握する

アドバイス

▶処方について

　五臓のなかでは，心は神明を主り，睡眠と密接な関係をもつ臓である。心の異常，あるいは他臓腑の異常により，心神安寧をかき乱すと，寝付きが悪くなり，不眠・多夢などの睡眠障害を引き起こすことになる。

加味逍遙散・加味帰脾湯と逍遙散・帰脾湯のどれがよいか

　加味逍遙散は逍遙散を基礎として山梔子と牡丹皮を，加味帰脾湯は帰脾湯を基礎と

して山梔子と柴胡を加えた処方である。山梔子は清熱除煩の働きがあり，牡丹皮は清熱涼血活血の働きがある。本症例を舌象と脈象からみると，顕著な火熱の症状はみられないが，はたしてこの2つの生薬の加味は必要だろうか。

山梔子は，アカネ科のクチナシの成熟果実であり，苦寒で，心・肝・肺・胃・三焦に帰経し，清熱薬類に分類される。山梔子の果実は，くちなし色といわれるように赤みがかかった黄色で，やや楕円型であり，中にはいくつかの房がある。昔の人はこれが心臓に似ているので，清心除煩の働きに優れたものと考えた（無論，ほかの働きもある）。臨床では，イライラしたり怒りっぽくなったりして，寝付きが悪く，多夢で熟睡ができない場合によく使われる。また，緩下作用も少しあるので，便秘症にも良い。この症例には以上のような症状があるので，山梔子を加えたほうがよい。

牡丹皮は苦辛微寒で，心・肝・腎に帰経し，清熱涼血・活血散瘀の働きがあるので，血熱血瘀にもよく使われ，また，肝の鬱熱・血熱にもよく使われる。この患者には肝の鬱熱があるので，牡丹皮を配合する加味逍遙散で，肝鬱化熱・攪乱心神を早めに解消することが期待できる。

抑肝散類と逍遙散類のどちらがよいか

抑肝散は，『保嬰撮要』を出典とする処方であり，柴胡・川芎・当帰・白朮・茯苓・甘草・釣藤鈎により組成される。抑肝散は逍遙散と比べると，おもに釣藤鈎を加えた加減により，効能は平肝熄風・疏肝健脾となり，肝鬱化風・脾虚血虚による痙攣・抽搐・歯ぎしり・子供の夜泣き・不眠・健忘などに使われている。この患者は，痙攣・抽搐の症状はなく，肝風という病因病機もないので，逍遙散類を選んだほうがよいのではないだろうか。

養血安神の酸棗仁湯

酸棗仁は甘酸平で，心・肝・胆に帰経する。養心陰血・養肝血の働きがあるので，養心養血安神に優れる。本症例では，酸棗仁を主薬とする酸棗仁湯を配合することで睡眠障害を早く改善できた。ただしエキスや錠剤の服用については，全量を朝・昼・晩の3回に分けて飲むという一般的な服用法より，寝る前に2～3回分まとめて飲んだほうが効果は高いと思う。

第6章　その他

 治療へのアプローチ｜呉 澤森

弁証

弁証結果

弁証：肝鬱化熱・攪乱心神・脾気虚弱
治法：疏肝・解鬱・寧心安神・佐として健脾益気
選穴：肝兪・内関・太衝・支溝・陽輔・蠡溝・陽陵泉・心兪・神堂・厥陰兪・通里・四神聡穴・安眠2穴・印堂穴・脾兪・胃兪・中脘・足三里・太白
手技：厥陰兪・心兪・肝兪・脾兪・胃兪は鍼尖を椎体に向けやや斜刺，0.5〜0.8寸，捻転補法。印堂穴は鍼尖を鼻根（心区）に向け沿皮刺0.3寸。内関・安眠2穴（奇穴。取穴は，まず風池と翳風を繋いだ中点にある翳明穴を取る。次に翳明穴と風池を繋いだ中点を取る）・陽陵泉・太衝・蠡溝は直刺0.3〜0.5寸，小幅で捻転する。神堂・中脘・足三里は直刺0.3〜1寸，捻転補法。四神聡穴は直刺0.2寸。通里は神門に向け沿皮透刺。支溝・陽輔は直刺0.4寸，導気法。太白はカマヤミニ灸。

解説
　肝兪・内関・太衝・支溝・陽輔・蠡溝・陽陵泉——疏肝・理気・解鬱
　心兪・神堂・厥陰兪・通里・四神聡穴・安眠2穴・印堂穴——養心・安神・入眠
　脾兪・胃兪・中脘・足三里・太白——健脾・益気・補虚
　治療は週に1回。最初の2週間は2回，集中的に治療すれば，より良い治効が期待できる。

症例分析

　良い睡眠の基準となるのは睡眠時間だけではなく，睡眠の質も重要である。睡眠の質の諸条件としては，寝付きが良いか，熟睡できるか，夢を見るか，熟睡時間が十分か，寝覚めが良いか，一日の疲れが取れるか，などがあげられる。昨今の日本社会では，生活環境・人間関係・職場環境のトラブルが多発し，人の肉体と精神を蝕んでいる。なかでも睡眠障害という形で現れることが多く，睡眠の質の低下が問題視されている。本症例も強いストレスによる睡眠障害である。中医では睡眠障害を虚証と実証に分ける。虚証では，心脾両虚証と心腎不交証があり，実証では痰熱証と肝火証があ

CASE29　睡眠障害

る。しかし，臨床の現場では，典型的な〇〇証として現れることはあまりなく，さまざまな複雑な要因が重なっているため，複雑な弁証となることが一般的である。では，本症例では，どんな証が立てられるだろうか。

　以下，発症の直接的な原因・睡眠障害の特徴・随伴症状・脈・舌などの諸点から順番に分析していく。

▶口論が発症の直接的な原因

　今年3月に引っ越しをしてから寝付きが悪くなった。引っ越し後，夫の両親としばらく暮らし，夫の両親が帰ってから，夫と口論することが多くなり，ひどい睡眠障害に陥った。その後，9月に海外から帰国して，再び夫との口論が増え，睡眠障害は一層悪化し来院に至った。肝は将軍の官であり，剛烈易躁の性格をもち，また，肝は気機を調節し，疏泄を主る。たびたび口論することにより，肝気上亢と肝鬱が同時に起こり，イライラ・興奮・怒りとともに，気持ちが落ち込んで泣くという両面の症状が現れた。その状態が3月から繰り返され，さらに化熱した。五行の相生関係により，肝は心に乗じ，心神を擾乱し，睡眠障害は悪化の一途を辿った。

▶睡眠障害の特徴

　症例を読むと，睡眠障害（寝付きの悪さ）は，28歳時の出産後にも一時現れている。これは出産時の出血による血虚が原因で，心神が養われないために起こったのであろう。そして，今年の3月頃から，たび重なる激しい口論により，夜はなかなか寝付けず，熟睡できなくなった。夜中の2～3時まで一睡もできないことが何日間も続いた。これは，肝鬱化火により心神が擾動されて起こったことであろう。

▶体の随伴症状・脈・舌

　睡眠障害とともに，体・舌・脈の異変にも注目したい。

- イライラしたり興奮したりする──肝気鬱結による疏泄不利・やや化火の現れである。
- 気持ちが落ち込んで泣く──肝気鬱結による気機不暢および疏泄条達の失調の現れである。
- 排便2～3日に1回，腹脹・ガスが溜まりやすい──肝気鬱結に起因する横逆犯土で，胃腸気機不暢の現れである。
- 精神萎頓・朝からめまいがある・顔色萎黄で艶がない──脾気虚により気血が生じず，気血が頭目に上栄〔上がって栄養〕できない現れである。
- 舌淡・少し歯痕，脈細──気血両虚，特に脾気虚が原因である。
- 舌淡やや紫，脈細弦──血虚により肝を柔和できず，肝気鬱結になっている。

321

第6章　その他

弁証のポイント

睡眠の時間と質に着目する

　一日7〜8時間熟睡できれば，疲れは取れ，十分な休みといえる。しかし，十分な睡眠時間は確保できていても，寝付きが悪かったり，浅い眠りで途中何回も目が覚めたり，あるいは夢をよく見たりするのは不眠といえる。一日に睡眠時間が3〜4時間しかとれないのは寝不足である。不眠も寝不足も体を害し，さまざまな病を起こす。
睡眠の時間や質の考察だけでなく，同時に現れる随伴症状の追究が弁証の重要根拠となる

　睡眠障害と同時に，動悸・健忘・めまい・疲れやすい・食欲不振・消化不良・顔色㿠白で艶がないなどを随伴するタイプは，心脾両虚証を立てられる。

　睡眠障害と同時に，心煩・不安・耳鳴・めまい・腰のだるさ・五心煩熱・口乾・舌質紅少津・少苔無苔などを随伴するタイプは，陰虚火旺証を立てられる。

　睡眠障害と同時に，頭重・胸悶・心煩・多痰・悪心・げっぷ・口苦・舌質紅・苔黄膩を随伴するタイプは，痰熱内擾証を立てられる。

　睡眠障害と同時に，煩躁・怒りやすい・胸悶・脇痛・口苦口乾・目赤耳鳴・大便秘結・小便黄赤・脈弦数・舌質紅・舌苔黄燥を随伴するタイプは，肝鬱化火証を立てられる。

弁証のポイント

- ◉ 睡眠の時間と質に着目する
- ◉ 睡眠の時間や質の考察だけでなく，同時に現れる随伴症状の追究が弁証の重要根拠となる

アドバイス

弁証における鑑別点

肝鬱化風

　本症例に対し，肝鬱化風と弁証する方がいる。まず，風の概念について考えよう。風は外風と内風に分けられる。風の特徴は「善行而速変」「風性軽揚」などである。すなわち，風邪による病態は，発作が突然で，病態の変化が速く，また人体上部に現れやすいなどの特徴がある。臨床では突発性のめまい・頭痛・頭揺・手の振戦・麻木など特有の症状が現れる。さて，症例に戻って調べると，風の特徴的な症状は確認できず，化風とはいえないだろう。

322

CASE29 睡眠障害

肝陽上亢

　肝陽上亢と弁証する方もいる。陰血が不足すると，陰不守陽になり，陽が上がる。肝の場合には，肝陽上亢の状態である。肝陽上亢の特徴は上亢である。上とは体の上部であり，すなわち，肝陽上亢のおもな症状は，頭暈・目眩・頭脹・頭痛，「如座舟車之状」のような症状である。しかし，症例を調べると，これらの症状は確認できず，肝陽上亢とはいえないだろう。

　なお，本症例では肝気上亢と肝鬱が同時に起こっているが，肝陽上亢と肝気上亢は異なる概念であり，肝陽と肝気は別々に理解する必要がある。肝陽上亢では上述のような症状が現れ，肝気上亢（厥逆ともいう）の場合は，突然ヒステリーのような発作や，激しい頭脹・頭痛（頭頂部を中心とする）が起こったり，さらには吐血するケースなどもある。

随伴症状と脈・舌の変化は睡眠障害の弁証に重要な役割をもつ

　ひとことで睡眠障害といっても，そこにはさまざまな睡眠症状があり，ただ，「寝られない」だけではない。複数の睡眠症状が同時に出現することもよくあり，睡眠症状だけをみて証を立てることは困難である。しかし，睡眠障害と同時に現れる全身の随伴症状，脈・舌の変化を念入りに分析すれば，証を立てることは十分可能である。今回の症例もその一例であろう。

CASE 30

抗うつ剤による肝機能障害

患　者	男性，36歳，会社員。
初診日	2015年12月15日
主　訴	抗うつ剤による肝機能障害
現病歴	仕事上のストレスによりうつ病と診断され，2年前から抗うつ剤による治療を開始した。半年後に症状が改善したため自己判断で服薬を中止。昨年2月頃，家庭内のトラブルによりうつ病が再発。抗うつ剤の服用を再開した。今年7月の血液検査で肝機能障害が見つかり（GPT 67IU／L，GOT 56IU／L），抗うつ剤を継続しても症状改善がみられなかった。その後の血液検査でもGPT・GOTの異常値は続き，特に今年11月にはGPT 144IU／L，GOT 85IU／Lの高値となった。担当医が抗うつ剤との関連を示唆したため，とても不安になり，友人の紹介で当院に来院した。
望　診	顔色は暗灰色で艶がなく，表情に乏しい。
問　診	疲れやすく脱力感がある。全身がひどくこわばり，動悸と緊張・不安があり，外出や人と会うのがつらい。げっぷがよく出る。気分は落ち込みやすいが，時にイライラして逆に気持ちが昂ぶることもある。寝付きは悪く，途中で目が覚めやすい。夢をよく見る。寝汗をかく。食欲あり。二便は正常。
脈　診	沈・細・弱。
舌　診	舌紅・苔膩やや燥裂。
耳　診	耳殻淡白色，肝区・心区に淡紅色血管あり。
経絡診	大椎・神堂・筋縮・厥陰兪・肝兪・脾兪に圧痛あり。

(呉澤森)

第6章 その他

 治療へのアプローチ｜呉 澤森

弁証

弁証結果

弁証：気鬱化熱・心神不寧
治法：疏肝理気解鬱・養心清熱安神
選穴：肝兪・膈兪・陽陵泉・太衝・大敦・心兪・厥陰兪・神道・内関・四神聡穴・印堂穴・大椎・支溝
手技：心兪・厥陰兪・膈兪・肝兪は鍼尖を椎体に向け斜刺0.5～1寸，平補平瀉法。大椎・神道は鍼尖をやや下に向け斜刺0.5寸，刮法。印堂穴は鍼尖を鼻に向け沿皮刺0.5寸，刮法。内関・太衝・支溝・陽陵泉は直刺0.3～0.5寸，導気法。四神聡穴は切皮後，直刺0.1～0.2寸，そのまま手技は行わない。大敦は点刺あるいはカマヤミニ灸1壮。治療は週に1回。

解説

肝兪・膈兪・陽陵泉・太衝・大敦──疏肝理気解鬱
心兪・厥陰兪・神道・内関・四神聡穴・印堂穴・大椎・支溝──養心清熱安神

治療経過

患者は友人の紹介により来院。来院前に当院のホームページを調べ，強い期待をもち来院した。問診の最初に，患者は「GPTを下げるツボはありますか？」と尋ねた。私が鍼灸治療の現状と当院治療の特色を紹介したうえで「抗うつ剤による肝機能障害の治療とうつ病の治療を同時に行いましょう」と提案すると，患者はその意図を完全に理解し納得した。

3回の治療により，顔に艶が出て，表情にも変化がみられた。脱力感はだいぶ減り，外出もできるようになった。睡眠改善のため，耳後の安眠2穴（乳様突起部の後方，胸鎖乳突筋の停止部より後方0.5寸の陥凹にある）を加え，導気法をした。安眠2穴を加えて導気法を使ってから，睡眠状態は急速に改善され，6時間熟睡できるようになった。夢も見なくなり，睡眠状態は良好で，活力も湧いて，仕事の集中力も出てきた。16回の治療後，病院の受診の予定日になり，血液検査を受けた。その結果を患者は来院して報告してくれた。「鍼灸治療のおかげで，肝機能障害が治りました。GOTも

CASE30　抗うつ剤による肝機能障害

GPT も正常値に戻りました。嬉しいです」とニコニコしながら話した。

症例分析

症候の分析

　うつ病は古典では「癲」「狂門」の範疇に入り，陰癲に属する。陰癲の特徴は，陰陽の平衡失調により陰気が偏盛している状態であり，意欲の低下・やる気がない・気分の落ち込みなどがあり，さらに自虐・自殺の傾向もみられる。それでは，うつ病の陰性症状と五臓の関連はどうなっているだろう。次に，具体的に症候を分析しよう。

● 疲れやすく脱力感があり・全身がひどくこわばる──疲れやすい・脱力感があると聞くと，すぐに脾気虚・肺気虚，あるいは元気虚を想起する人が多いかもしれない。たしかに，気虚証でよくみられる症状ではある。しかし，本症例はそうではない。本症例は，肝気が疏泄・条達できずに起こった症状である。特に，全身がひどくこわばるなどの肝失疏泄の特徴的な症状があれば，疲れやすい・脱力感があるなどの症状は，気虚に起因するものではないことが確認できるだろう。

● 外出や人と会うのがつらい・げっぷがよく出る──肝気鬱結に起因する気機の昇降不暢の症状である。肝胆は表裏関係をもち，肝失疏泄すれば，胆気の決断も弱くなり，外出や人と会うのがつらくなる。

● 気分が落ち込みやすいが，逆にイライラして気持ちが昂ぶることもある──気分が落ち込みやすいのは，肝鬱の典型的な症状である。では，なぜイライラして気持ちが昂ぶることがあるのだろう。患者は長年にわたるうつ病で，抗うつ剤による肝機能障害が発生し，また，肝機能検査数値も悪化している。つまり，肝気鬱結は徐々に化火しており，火が燃え上がるので，時にイライラし気持ちが昂ぶるのである。

● 寝付きが悪く途中で目が覚めやすい・夢をよく見る──五行の相生関係により，肝木が気鬱化火すれば，肝火は時にその子の心火を煽動する。心火が上亢すれば，寝付きが悪い・途中で目が覚めやすい・夢をよく見るなどの症状が現れ，さらに盗汗も起こる。また，動悸・緊張・不安もその心火の故である。

● 耳診で肝区・心区に淡紅色血管，舌紅苔燥裂──肝鬱化火の症状である。

● 脈沈は久病・裏証を示し，脈細弱は長期間の肝鬱化火・陰血損害を示す。

● 経絡診で圧痛のあった経穴は，肝・心・脾の病理反応である。

　以上の症候分析により，本症例のうつ病が肝・心と関係することが理解できるだろう。

弁証と治療

　どんな症例でも，弁証すれば，経絡・臓腑・気血津液・病邪など着目するポイントによって，いくつかの証を立てられるが，弁証の目的は，病証に適合する有効な治療

327

第6章 その他

を見出すことにある。したがって，より良い治効を得るために，1つ，あるいは2つの証を立てて集中的に治療することが重要である。

▶ 弁証のポイント

疲れやすい・脱力感の虚と実を把握する

疲れやすい・脱力感という症状は，どちらをみても虚の印象が強いが，臨床の現実から考察すれば，そうではないこともある。以下に虚と実の2面から検討する。

虚の場合は，脾気虚または肺気虚がおもな証である。これは体内の元気虚弱による生理活動に促するエネルギーの不足で，体が疲れやすく脱力感を生じるものである。エネルギーの補充，または十分な休息を取れば，症状の改善ができる。大補元気・補肺健脾の治法を採れば有効である。

実の場合は，肝失疏泄による肝気鬱結証である。これは肝気鬱結により体内の気の動きが抑えられ，エネルギーがうまく発揮・発散できない状態である。そのため，いくら休息を取っても，疲れ・脱力感の改善がみられない。これは肝気鬱結の実証であり，理気・行気の治法を行うと有効である。

こわばりが現れる病症を把握する

こわばりは，全身または各関節によくみられる症状の一つである。関節炎・筋肉疲労においてみられるのが一般的であるが，じつはこわばりという症状は関節炎・筋肉疲労だけではなく，うつ病の場合にも現れる。

関節炎・筋肉疲労の場合には，全身または関節のこわばりが起こると同時に，痛み・腫れ・動かすのがつらいといった症状が現れるが，温めて休息を取ると症状が改善される。

うつ病の場合には，肝気が鬱結し，気の推動力の低下により，気が全身または局所に滞って，こわばりを生じる。この場合，いくら温めても休息を取っても，一時的に症状が軽減するだけで，また原状に戻って治効がみられない。その場合，行気・理気の治法を行うと有効である。

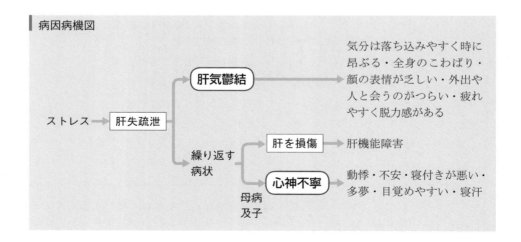

病因病機図

328

CASE30　抗うつ剤による肝機能障害

弁証のポイント

◉ 疲れやすい・脱力感の虚と実を把握する
◉ こわばりが現れる病症を把握する

ア ド バ イ ス

▶ 弁証における鑑別点

心肝火旺はあるか

　心肝火旺とは，心火も肝火も亢盛な状態である。火は陽に属し，熱い。そのため，心肝火旺では次のような症候がよくみられる。例えば，顔色が赤い・頭痛・目赤・口苦・怒りやすい・煩躁・不眠・便秘・尿赤量少，脈数・洪大有力，舌紅苔黄などである。本症例をチェックすると，これら心肝火旺による陽熱の症候は不十分なので，心肝火旺の弁証を成立させることはできないだろう。

▶ 補虚瀉実について

　虚ならば補す，実ならば瀉す。これは臨床でもよく用いる治療原則である。虚とは足りないこと，実とは有り余ることである。ただ，臨床の病証は変化が多く・複雑なケースが多い。例えば，肝では，肝陰虚・肝血虚は虚証であり，肝火旺・肝気厥逆・肝気鬱結は一応実証といえる。さらに，肝陽上亢・肝風内動などは，虚実挟雑証が一般的である。上述の各証に対して，補虚瀉実のように単純に対応することは無理であろう。例えば，肝の実証についていえば，肝火旺に対し瀉法を使うのは有効である。しかし，肝気鬱結と肝気厥逆の場合は，肝の有余ではなく，肝気の疏泄・条達の異変により起こる病状である。したがって，その場合には，肝気鬱結に対し疏肝理気により肝気の流れを良くし，正常な疏泄・条達の状態に戻すことが必要になってくる。

　「太衝・合谷（鍼・瀉法）で疏肝解鬱を，太衝・期門・章門（瀉法）で肝気鬱結を行う」と考える方もいる。肝気鬱結証に対し瀉法を用いるのは中医理論としても臨床治療としても不適切である。ここでは瀉法ではなく，代わりに導気法を用いることをお薦めする。導気法とは，特に補・瀉の意をもたず，経穴に刺入得気後，ゆっくり入れたり抜いたりを繰り返し行う手技である。導気法はソフトな手技で経気の流れを誘導・疏通させることができる。ぜひ一度実践して欲しい。詳細については拙著『経穴の臨床実践　40穴の徹底活用術』（東洋学術出版社）を参照されたい。

329

第6章　その他

 # 治療へのアプローチ ｜ 高橋楊子

弁証

弁証結果

弁証：肝鬱化熱・心神不寧
治法：疏肝清熱・養血安神
推薦処方：加味逍遙散
　　　　　酸棗仁湯
　　　　　ウコン（茶代わりにしてもよい）

解説

加味逍遙散──疏肝理気・清熱除煩
酸棗仁湯──養血安神
ウコン──理気解鬱活血。また，肝機能障害を改善する働きが期待される。

　肝は，全身の気機をコントロールする重要な臓器である。肝の疏泄機能を改善できれば，気血の流れをのびのびとさせることができ，こわばり・寝付けない・憂鬱不安を改善することができる。熟睡することができれば，次第に心神は落ち着いて，肝血が回復し，肝の解毒作用が良くなり，肝機能障害も回復させることができると考える。

症例分析

　薬剤による肝機能障害に対しては，薬を止めて経過を観察することが一般的であるが，症例を読んでみると，患者はうつ病の再発で悩んでいる。この場合，漢方や鍼灸の角度から，どのように弁証論治をして，症状や肝機能の改善を目指していくべきか，考えてみたい。

▶ストレスと肝の関係

　もともとストレスとは，外界からある物体に加わった圧力を意味する。過度な精神的緊張，または肉体の過労が長く続くと強いストレスとなり，心身のバランスを崩して病気が発症してしまう。うつ病は，その代表的なものといってもよいだろう。
　本症例では，仕事上のストレスや家庭内のトラブル（外出や人と会うのがつらいと

CASE30　抗うつ剤による肝機能障害

いった症状からみれば，精神的なストレスを受けやすいと判断できる）が引き金となってうつ病を発症してしまい，抗うつ剤を服用したり止めたりしているうちに，肝機能にも障害を起こしてしまったのである。

　肝は疏泄・条達を主り，情志を主る臓器であり，気の流れを滞らせないように全身にめぐらせ，そして情志をのびのびとさせる役割を担っている。精神的なストレスが蓄積すると情志失調となり，まず肝の疏泄機能が崩され，肝鬱気滞になって気機と情志はのびのびとできず，緊張・不安・うつ状態に陥ってしまう。

▶症候分析

精神的な関連症状を分析する

● 動悸・緊張・不安・外出や人と会うのがつらい。げっぷがよく出る──肝鬱気滞・情志不舒を示す。

● 全身がひどくこわばる──肝失疏泄・筋脈失養を示す。肝は筋を主り，肝鬱気滞になると，肝血が筋脈を養えず，全身の筋が柔軟性を失い，こわばりがひどくなる。

● 気分は落ち込みやすいが，時にイライラして昂ぶることもある──肝鬱気滞・鬱而化火を示す。一般的に，肝鬱に傾くときには憂鬱不安・イライラ・気分が落ち込んだりする鬱の状態が多くみられ，鬱熱化火に傾くときには気分が高揚して昂ぶったり怒ったりしたりする躁の状態が多くみられる。肝鬱気滞・肝鬱化火になると鬱と躁の状態が交互に現れることがある。

● 寝付きが悪く途中で目が覚めやすい・夢が多い──肝鬱化熱・心神不安を示す。肝は木に属し，心は火に属し，互いに母子関係で繋がり，病理上で影響し合う。肝鬱化火が続くと，心神を攪乱して，睡眠障害を起こしてしまう。

● 寝汗をかく──汗は心の液であり，寝汗をかいているのは，肝火が心の陰血を損傷してしまったことがうかがわれる。

その他の症状を分析する

● 顔色暗灰色で艶がなく，表情に乏しい──神気不足を示す。2年以上のうつ病の病歴があり，睡眠障害も続いたことによって，身体の気・血・神を消耗してしまったことがうかがわれる。

● 疲れやすく脱力感がある──気虚を示す。

● 食欲・二便は正常──脾の運化機能に大きな異常はない。

● 脈象──沈脈は裏証を示し，細弱脈からは気血不足（肝血虚・心気血虚）がうかがわれる。

● 舌象──紅舌は肝鬱化火を示し，膩苔やや燥裂からは少しの挟痰・傷津化燥がうかがわれる。

331

第6章　その他

弁証のポイント

◉ 動悸・緊張・不安・イライラ・時に気持ちが昂ぶる・寝付きが悪く目が覚めやすい・
多夢・紅舌は，肝鬱化熱・攪乱心神と判断する
◉ 疲れやすく脱力感・全身がひどくこわばる・沈細弱脈は，肝血虚・気虚と判断する

アドバイス

▶ 弁証における鑑別点

心脾両虚について

　心脾両虚による不眠の特徴は，寝付きはまあまあ良いが，眠りが浅く，目が覚めやすい，夢が多いなどである。一方，肝鬱化火や心腎不交および痰熱などの不眠は，寝付きが悪く，なかなか寝付けないという特徴がある（夢が多く目が覚めやすい・熟睡できないなどの点はほぼ同じである）。そして，それぞれの随伴症状と舌象・脈象も違っている。心脾両虚の場合は，脾気虚の症状，例えば食欲がないか，または食が細い，軟便下痢をしやすい，痩せる，淡舌歯痕舌，脈細弱などがある。本症例には，食欲があり，二便正常，また，寝付きが悪いので，心脾両虚による睡眠障害とはいえないだろう。

心腎不交について

　本症例では寝汗をかいているので陰虚はあるかもしれないが，腎陰虚であるかどうかは明確に区別しなければならない。腎陰虚であれば耳鳴り・五心煩熱・めまい・腰膝酸軟などの症状がみられなければならないが，そのような症状はないので，陰虚火旺・心腎不交の考え方は成立しないと考える。

332

あとがき

　中医弁証論治の臨床専門書である前書『「証」の診方・治し方』第1巻が，発行以来多くの読者にご愛読いただいていることに感謝しています。そして，読者の期待に応えるべく，私たちは第2巻を発行する運びとなりました。第2巻をこれほど早く順調に出版できることについて，まずは執筆者の立場から，熱心な読者と東洋学術出版社の山本勝司会長，井ノ上匠編集長，編集者の森由紀様およびそのほかの協力者の皆さまに心より感謝を述べたい。

　30年前，私は北里東洋医学総合研究所の招待で来日しました。当時も，医師・鍼灸師・薬剤師で中医学に関心のある人は居たものの，今ほど増えるとは予想できませんでした。最近では，中医学の日本への導入・普及が進んでいることを実感しています。

　中医学の学習は，まず中医学の基本理論を深く理解することが重要です。中医学の書籍は漢字が多く，日本の漢字と似ていることも多いですが，中医学理論の勉強を軽くみてはいけません。しっかりと中医学の基礎理論を勉強したうえで，次のステップとして臨床実践があるのです。臨床実践を積み重ねるうちに，中医学の基礎理論の奥深さに感心し，それを体得できるようになることでしょう。『「証」の診方・治し方』で紹介した症例は，日常的に遭遇する病気ですから，皆さんの診療にも参考価値があるのではないでしょうか。同じ病気でも，個人の体質や病状によって，違う証が立てられる可能性があります。中医弁証は，初診日の第1回目の弁証が，病気を治すための弁証のスタートですが，病状の変化・体質の変化に伴い，また新たな証が立てられることがよくあります。病気を治す全過程において，弁証論治は継続しているのです。

　『中医臨床』誌では，弁証論治の専門コーナーである「弁証論治トレーニング」が読者の熱心な応援により順調に続いています。これからもよろしくお願いします。また，本書の不十分な所については，ご批判・ご鞭撻をいただければ幸いです。

2019年春　呉澤森

このたび，『「証」の診方・治し方』の第2巻が発刊される運びとなりました。

　本書は，『「証」の診方・治し方』第1巻（2012年12月発行）と同じく，季刊『中医臨床』の「弁証論治トレーニング」のコーナーに長い間掲載されてきた多くの症例から，新たに30の症例を厳選しました。各症例に対して，症状分析にもとづき病因病機を推理しながら弁証する方法，治療方法と経過，そして迷いやすい点についてのアドバイスをまとめ，さらに弁証ポイントと病因病機図を加筆しました。

　中医治療の素晴らしさは，弁証論治により疾患を根本から治療できることです。病の原因を取り除き，目の前の患者が一刻も早く苦痛から解放されることは，臨床家の一番の願いでしょう。しかし，授業や本から学び得た知識だけでは，良い臨床家になるまでの道のりは長く，その距離を縮めるためには常に実践的な訓練をしながら臨床経験を積むしかありません。

　その意味でも，本書と第1巻に紹介された症例は，皆さまに実践的な訓練の場を提供しているといえるでしょう。本書に書かれた弁証論治の手順・経過などを見ながら勉強してもよいし，また症例をもとに自分なりの分析・弁証・治療（中薬・方剤・配穴・手技など）を考えてから，その解説と比較してもよいと思います。たくさんの症例トレーニングを繰り返すことによって，皆さまの中医学の臨床力は着実に進歩することでしょう。

　おかげさまで，2018年12月に本書の元となる『中医臨床』の「弁証論治トレーニング」は第100回を迎えました。これも皆さまのご愛読・ご支持の賜物と深く感謝致しております。振り返ってみれば，私の力不足で，また拙いところもありましたが，皆さまに何らかのヒントを示すことができたのであれば幸いです。

　最後に，本書の発刊にあたりまして，東洋学術出版社社長の井ノ上匠様のご助言と，編集者の森由紀様に多大なご尽力をいただきましたことに，心より感謝申し上げます。

2019年春　高橋楊子

索 引

あ

アガリクス……………… 160
阿膠……………… 228, 270
足三里… 38, 44, 54, 68, 98,
　108, 140, 154, 166, 176, 182,
　208, 214, 224, 247, 254, 264,
　278, 284, 300, 310, 320
阿是穴……………… 310
頭竅陰……………… 132, 135
安眠2穴……………… 320

い

胃火上炎……………… 103
胃失和降……………… 300
痿証……………… 47
異所性再発性右大腿膿瘍
　……………… 305
一源三岐……………… 248
胃腸湿熱……………… 103
胃腸実熱……………… 98
胃兪…… 28, 38, 44, 54, 68,
　77, 98, 140, 154, 166, 182,
　214, 247, 254, 264, 300,
　310, 320
威霊仙……………… 59
陰虚… 44, 48, 58, 115, 131,
　153, 169, 175
陰虚火旺……………… 299
陰虚内熱……………… 169, 240
陰虚内風……………… 51
陰交…… 232, 247, 250, 310
咽喉腫痛……………… 127
陰谷……………… 54, 90, 214
陰水……………… 291
印堂穴… 232, 300, 320, 326
陰嚢の脹痛……………… 193
隠白……………… 264, 269

陰部の多汗・におい… 231
陰陵泉…… 28, 38, 67, 90,
　140, 166, 224, 232

う

ウコン……………… 330
うつ病……………… 200
烏薬……………… 200
温胆湯……………… 150

え

営衛不和……………… 274, 276
衛気虚……………… 274
衛気不固……………… 276, 278
衛気不足…… 67, 128, 131
益母草……………… 244
延胡索……………… 187, 200

お

黄耆… 48, 59, 86, 150, 160,
　172, 244, 259, 306, 309
黄耆桂枝五物湯……… 48
黄耆建中湯……………… 274
黄芩……………… 150
黄柏……………… 218
黄連……………… 103
黄連解毒湯……………… 103
瘀血… 26, 28, 165, 218, 244
瘀血化熱……………… 74
瘀血阻滞……………… 90
瘀阻下焦……………… 296
瘀阻胞宮……………… 300
瘀阻目絡……………… 86
瘀熱阻滞……………… 306, 310

か

槐角……………… 230
槐角丸……………… 228
外関… 28, 44, 68, 132, 278
外感余熱未清……………… 131
薤白……………… 145
海馬補腎丸……………… 244
下極兪穴……………… 214
膈兪…28, 90, 140, 166, 176,
　182, 232, 247, 310, 326
攪乱心神……………… 316, 320
莪朮……………… 172, 244
カゼを引きやすい
　……………… 127, 273
葛根湯加川芎辛夷…… 122
加味帰脾湯……………… 316, 318
加味逍遙散……… 34, 74,
　296, 316, 318, 330
空咳……………… 159
体がだるい……………… 159
栝楼薤白半夏湯……… 145
栝楼皮……………… 145
肝鬱……………… 40, 302
肝鬱化火……………… 131, 300
肝鬱化熱……………… 296,
　316, 320, 330
肝鬱化風……………… 322
肝鬱気滞……………… 131, 204
肝火……………… 302
肝気鬱結……………… 208
肝気鬱滞……………… 200
肝機能障害……………… 325
肝気不舒……………… 194
肝経湿熱……………… 34, 38
関元…… 54, 194, 214, 247
癌根穴……………… 176, 180
間使……………… 300
肝腎陰虚……………… 232

337

肝腎虚損⋯⋯⋯⋯⋯86, 90
冠心Ⅱ号方⋯⋯⋯⋯⋯145
肝腎不足⋯⋯⋯⋯⋯⋯237
甘草⋯59, 112, 150, 187, 259
眼痛⋯⋯⋯⋯⋯⋯⋯⋯33
顔面の痺れ⋯⋯⋯⋯⋯33
肝兪⋯38, 90, 182, 194, 208,
　　232, 300, 320, 326
肝陽上亢⋯⋯⋯⋯80, 323
旱蓮草⋯⋯⋯⋯⋯⋯⋯86

き

気陰両虚⋯⋯⋯⋯160, 166
気鬱⋯⋯⋯⋯⋯⋯182, 186
気鬱化熱⋯⋯⋯⋯⋯326
気海⋯⋯⋯⋯⋯⋯⋯⋯78
気海兪⋯⋯⋯⋯⋯28, 284
気陥⋯⋯⋯⋯⋯⋯⋯⋯44
気管支拡張症⋯⋯⋯⋯149
気虚⋯⋯⋯⋯⋯44, 48, 54,
　　182, 255, 259, 261
桔梗⋯⋯112, 150, 187, 259
気血不足⋯⋯⋯⋯⋯34, 38
気血不和⋯⋯⋯⋯⋯⋯74
気戸⋯⋯⋯⋯⋯⋯⋯⋯118
枳殻⋯⋯⋯⋯⋯⋯187, 259
枳実⋯⋯⋯⋯⋯⋯⋯⋯103
気腫⋯⋯⋯⋯⋯⋯⋯⋯286
気滞⋯⋯⋯⋯⋯⋯165, 186
気滞血瘀⋯⋯⋯172, 176, 187
橘核⋯⋯⋯⋯⋯⋯200, 202
橘核丸⋯⋯⋯⋯⋯⋯⋯200
橘皮⋯⋯⋯⋯⋯⋯⋯⋯172
帰脾湯⋯⋯⋯⋯⋯270, 318
期門⋯⋯⋯⋯⋯⋯⋯38, 90,
　　182, 194, 208, 300
強音穴⋯⋯⋯⋯⋯⋯⋯108
胸痛⋯⋯⋯⋯⋯⋯⋯⋯139
杏仁⋯⋯⋯⋯⋯⋯⋯⋯150
脇部の脹痛⋯⋯⋯⋯⋯203
京門⋯⋯⋯⋯⋯⋯⋯⋯214

胸悶⋯⋯⋯⋯⋯⋯⋯⋯139
曲骨⋯⋯⋯⋯⋯⋯⋯⋯78
曲泉⋯⋯⋯⋯⋯⋯194, 232
曲池⋯⋯⋯⋯⋯38, 54, 67, 77,
　　132, 154, 176, 224, 310
魚際⋯⋯⋯⋯⋯⋯⋯⋯254
虚証発熱⋯⋯⋯⋯⋯⋯77
魚腥草⋯⋯⋯⋯24, 150, 306
虚熱⋯⋯⋯⋯⋯⋯⋯⋯131
虚風内動⋯⋯⋯⋯⋯⋯51

く

枸杞子⋯⋯⋯⋯⋯86, 160

け

経渠⋯⋯⋯⋯⋯⋯⋯⋯118
鶏血藤⋯⋯⋯⋯⋯⋯⋯59
桂枝⋯⋯⋯⋯48, 145, 244
桂枝茯苓丸加薏苡仁⋯24
下脘⋯⋯⋯77, 208, 224, 300
郄門⋯⋯⋯⋯⋯⋯⋯⋯140
厥陰兪⋯⋯⋯⋯140, 320, 326
血瘀⋯⋯⋯⋯182, 212, 247
血海⋯⋯⋯⋯⋯⋯28, 77, 90,
　　166, 247, 300, 310
血虚⋯⋯⋯⋯⋯⋯224, 228
血虚失養⋯⋯⋯⋯⋯247
血虚腎虧⋯⋯⋯⋯⋯244
血虚内風⋯⋯⋯⋯⋯⋯66
月経随伴性気胸⋯⋯⋯253
月経不順⋯⋯⋯⋯⋯243
血府逐瘀湯⋯⋯⋯⋯187
決明子⋯⋯⋯⋯⋯⋯⋯24
肩井⋯⋯⋯⋯⋯⋯28, 269
建里⋯⋯⋯⋯⋯⋯⋯54, 68

こ

抗うつ剤による肝機能障害
　⋯⋯⋯⋯⋯⋯⋯⋯325
紅花⋯⋯⋯⋯⋯⋯187, 244

行間⋯⋯⋯⋯38, 176, 300
杭菊花⋯⋯⋯⋯⋯⋯⋯86
合谷⋯28, 44, 54, 67, 78, 90,
　　98, 108, 118, 132, 154, 166,
　　176, 194, 199, 214, 224, 232,
　　254, 278, 284, 300, 310
高脂血症⋯⋯⋯⋯⋯⋯23
口臭⋯⋯⋯⋯⋯⋯⋯⋯97
公孫⋯⋯⋯⋯⋯44, 68, 140
高熱⋯⋯⋯⋯⋯⋯⋯⋯127
更年期障害⋯⋯⋯⋯⋯273
香附子⋯⋯⋯⋯⋯⋯⋯244
粳米⋯⋯⋯⋯⋯⋯⋯⋯103
厚朴⋯⋯⋯⋯⋯⋯⋯⋯122
肛門部の激痛と出血⋯223
高良姜⋯⋯⋯⋯⋯⋯⋯200
杞菊地黄丸⋯⋯⋯86, 237
巨闕⋯⋯⋯⋯⋯⋯⋯⋯182
牛膝⋯⋯⋯⋯⋯103, 187, 244
牛車腎気丸⋯⋯⋯218, 289
腰陽関⋯⋯⋯⋯⋯⋯⋯247
狐疝⋯⋯⋯⋯⋯⋯⋯⋯202
五味子⋯⋯⋯⋯⋯⋯⋯48

さ

柴胡⋯⋯⋯⋯⋯112, 187, 200
柴胡加竜骨牡蛎湯⋯⋯237
柴胡清肝湯⋯⋯⋯⋯128
嗄声⋯⋯⋯⋯⋯⋯⋯⋯107
三陰交⋯⋯⋯⋯54, 98, 154,
　　208, 247, 254, 269, 310
三気海穴⋯44, 54, 108, 254
産後の両下肢の浮腫⋯283
山楂子⋯⋯⋯⋯⋯⋯⋯24
山梔子⋯⋯⋯⋯⋯⋯⋯103
山茱萸⋯⋯⋯⋯⋯⋯⋯86
三焦兪⋯⋯⋯⋯28, 214, 284
山豆根⋯⋯⋯⋯⋯⋯⋯150
酸棗仁湯⋯⋯⋯⋯237, 316,
　　319, 330
攢竹⋯⋯⋯⋯⋯⋯⋯⋯90
山薬⋯⋯⋯⋯⋯⋯⋯48, 112

索　引

し

紫雲膏	228
自汗	280
子宮穴	77, 300
支溝	38, 67, 77, 132, 176, 224, 300, 320, 326
志室	44, 90, 278
四神聡穴	300, 320, 326
耳尖穴	67
紫蘇子	150
湿鬱肝経	237
湿邪	309
湿疹	33
湿滞肝経	232
湿熱	240
湿熱蘊結	59
湿熱下注	224, 228
湿熱留恋筋骨	54
尺沢	154
芍薬	48, 59
視野欠損	85
車前子	86, 103
習慣性流産	263
十全大補湯	34
十薬	160, 172
縮脚腸癰	305
熟地黄	48
熟睡できない	315
至陽	247
小茴香	200
炒黄耆	112
照海	118, 132
上脘	300
生甘草	103
生姜	145, 150
上巨虚	98, 208, 224, 300, 310
承山	224
焦山楂	145
生地黄	86
上仙穴	247, 250
炒続断	86

衝任失養	244
炒白朮	112
消風散	64
上腹部の脹痛	203
章門	154
逍遙散	318, 319
少陽痰火	128
女貞子	86
視力減退	85
しわがれ声	107
心窩部および左背部の激痛	181
心肝火旺	329
腎気虚	30
腎気虚弱	200, 278
腎気不固	214, 267
秦艽	59
腎虚	27, 274, 277
腎虚不固	218
神闕	44
心腎不交	332
心神不寧	326, 330
腎精不足	30, 51
身柱	118, 166, 254
人中	98
神堂	320
神道	326
心脾気虚	140, 145
腎脾気虚	218, 284, 289
心脾気血両虚証	281
心脾両虚	316, 332
腎脾両虚	214
真武湯	289
蕁麻疹	63
新明2穴	90
心兪	140, 182, 232, 320, 326
腎兪	54, 90, 118, 214, 278, 284
腎陽虚	217
腎陽虚弱	198
腎陽不足	247

す

水湿停滞	284
水湿停留	86, 289
水腫	286
水道	214
水分	28, 38, 90, 98, 140, 154, 166, 284
睡眠障害	315

せ

星火霊芝宝	160
正気虧損	172
正気虚損	176
正気損傷	310
正気已傷	306
精血不足	90
清肺湯	150
青皮	200
咳	149
赤芍	187, 244, 306
石膏	59, 103
絶骨	90
截根穴	180
浙貝母	112
仙鶴草	86
川芎	145, 187, 244
蝉退	112
川貝母	150, 160
川楝子	200

そ

蒼朮	59
桑白皮	150
続断	270
続発性無月経	243
疏泄太過	102
阻滞胸中	145

339

た

太淵……108, 118, 154, 254
大横……………… 77, 208
大黄………………… 306
大黄牡丹皮湯………… 306
太渓…44, 90, 118, 166, 214,
　232, 264, 278, 284, 310
大建中湯…………… 296
大巨……………… 208, 300
大柴胡湯…………… 204
太衝……………… 28, 77,
　90, 166, 176, 194, 232, 247,
　300, 310, 320, 326
大棗……………… 48, 306
大腿部の膿瘍………… 305
大腸兪……………… 77
大椎…………… 38, 67, 77,
　132, 176, 182, 224, 247, 254,
　284, 310, 326
大敦…… 194, 232, 237, 326
太白……………… 38, 44,
　54, 154, 176, 214, 254, 264,
　278, 284, 320
太陽穴……………… 300
大陵………………… 98
多汗……………… 273, 280
沢下穴……………… 166
沢瀉………………… 86
多痰………………… 149
多夢………………… 315
痰…………………… 303
痰瘀互結………… 24, 145
痰瘀互阻…………… 140
痰瘀阻滞………… 160, 166
痰湿………… 90, 153, 182
痰湿内盛…………… 28
丹参…………… 86, 145
丹参末……………… 34
痰濁…………… 108, 112
膻中………… 140, 154,
　166, 176, 182
痰熱………………… 153

痰熱阻肺………… 150, 154

ち

痔…………………… 223
竹筎………………… 150
竹筎温胆湯………… 24
竹葉………………… 103
知母………………… 103
地楡………………… 230
中脘…… 28, 38, 44, 68, 77,
　90, 98, 140, 154, 166, 182,
　214, 264, 300, 310, 320
中気下陥……… 227, 264,
　267, 270
中極………… 214, 224,
　232, 247, 284
中府………… 118, 182
腸胃積滞…………… 77
陳皮………… 48, 112, 150,
　160, 172, 187, 259

つ

通天……………… 118
痛痹証…………… 202
通里……………… 320

て

低カリウム性周期性四肢麻痺
　………………… 43
手三里…………… 224
田七……………… 228
田七末…………… 86
天枢…………… 224, 300
天台烏薬散………… 200
天突……………… 108

と

桃核承気湯……… 74, 296
盗汗……………… 280

な

当帰……… 145, 244, 259
動悸……………… 139
当帰芍薬散……… 74, 244
党参……………… 112
冬虫夏草……… 160, 172
桃仁………… 187, 306
督兪……………… 140
菟絲子…………… 244
杜仲……………… 270

な

内関……… 140, 182, 194,
　208, 320, 326
内庭……………… 132
内風……………… 48

に

二至丸…………… 86
乳がん…………… 171
人参…48, 145, 172, 187, 259
忍冬藤…………… 59

ね

寝汗……………… 273, 280
寝付きが悪い………… 315
熱証……………… 236
熱毒……………… 176
熱毒内停…………… 172
熱入営血…………… 306
然谷……………… 284

の

のぼせ…………… 273, 295

は

肺がん…………… 159
肺気虚…………… 256
肺竅不利………… 122

索　引

敗醬草‥‥‥‥‥‥‥‥‥ 306
肺腎陰虚‥‥‥‥‥‥‥‥ 111
肺腎気虚‥‥‥‥‥ 118, 122
肺燥‥‥‥‥‥‥‥‥‥‥ 115
肺脾気虚‥‥‥‥ 108, 112,
　254, 259
肺兪‥‥‥‥ 68, 108, 118,
　154, 166, 182, 254, 278
佩蘭‥‥‥‥‥‥‥‥ 103, 105
白環兪‥‥‥‥‥‥‥‥‥ 224
麦味地黄丸‥‥‥‥‥‥‥ 48
麦門冬‥‥‥‥‥‥‥‥‥ 48
巴戟天‥‥‥‥‥‥‥‥‥ 244
馬歯莧‥‥‥‥‥‥‥‥‥ 228
八味丸‥‥‥‥‥‥‥‥‥ 221
八味地黄丸‥‥‥‥ 122, 200
発熱‥‥‥‥‥‥‥‥‥‥ 73
鼻づまり‥‥‥‥‥‥‥‥ 117
半夏‥‥‥‥‥ 145, 150, 187
半枝蓮‥‥‥‥‥‥‥‥‥ 172
胖大海‥‥‥‥‥‥‥ 112, 115

ひ

脾胃気虚‥‥‥‥‥‥‥‥ 296
脾胃失調‥‥‥‥‥‥‥‥ 67
冷え性‥‥‥‥‥‥‥‥‥ 273
脾気已虚‥‥‥‥‥‥‥‥ 59
脾気虚‥‥‥‥‥ 27, 30, 38
脾気虚弱‥‥‥‥‥‥‥‥ 320
脾気不足‥‥‥‥‥‥‥‥ 98
脾虚失運‥‥‥‥‥‥‥‥ 154
脾虚生痰‥‥‥‥‥‥‥‥ 187
非細菌性慢性前立腺炎
　‥‥‥‥‥‥‥‥‥‥‥ 213
脾失運化‥‥‥‥‥‥‥‥ 150
脾腎気虚‥‥‥‥‥‥‥‥ 270
脾腎陽虚‥‥‥‥‥‥‥‥ 30
皮水‥‥‥‥‥‥‥‥‥‥ 291
鼻通穴‥‥‥‥‥‥‥‥‥ 118
微熱‥‥‥‥‥‥‥‥‥‥ 295
脾不統血‥‥‥‥ 227, 264, 270
百会‥‥‥‥ 44, 194, 264, 269

白芍‥‥‥‥‥‥‥‥‥‥ 200
白朮‥‥‥‥‥‥‥ 150, 187,
　244, 259, 306
百虫窩穴‥‥‥‥‥‥‥‥ 67
白茅根‥‥‥‥‥‥‥‥‥ 86
白花蛇舌草‥‥‥‥‥‥‥ 172
白虎湯‥‥‥‥‥‥‥‥‥ 103
脾兪‥‥‥‥‥ 28, 38, 44, 54,
　68, 98, 108, 140, 154, 166,
　182, 214, 247, 254, 264,
　278, 284, 300, 320

ふ

風湿熱鬱表‥‥‥‥‥‥‥ 64
風湿熱邪鬱表‥‥‥‥‥‥ 67
風池‥ 67, 90, 118, 132, 278
風熱余毒蘊喉‥‥‥‥‥‥ 128
風府‥‥‥‥‥‥ 67, 90, 278
腑気不通‥‥‥‥‥‥‥‥ 208
副睾丸炎‥‥‥‥‥‥‥‥ 193
腹脹‥‥‥‥‥‥‥‥‥‥ 295
復溜‥‥‥‥‥ 154, 232, 310
茯苓‥‥‥‥ 86, 112, 172, 244
扶正五要穴‥‥ 44, 166, 170,
　176, 179, 254
不眠‥‥‥‥‥‥‥‥‥‥ 315

へ

扁桃体穴‥‥‥‥‥‥ 132, 135
便秘‥‥‥‥‥‥‥‥‥‥ 295

ほ

防已‥‥‥‥‥‥‥‥‥‥ 59
防已黄耆湯‥‥‥‥‥‥‥ 59
胞宮瘀阻‥‥‥‥‥‥‥‥ 77
膀胱兪‥‥‥‥‥‥‥‥‥ 284
防風通聖散‥‥‥‥‥‥‥ 64
豊隆‥‥‥‥‥‥ 28, 38, 44,
　68, 98, 108, 140, 154, 157,
　166, 182, 264

蒲公英‥‥‥‥‥‥‥‥‥ 306
補骨脂‥‥‥‥‥‥‥‥‥ 200
牡丹皮‥‥‥‥‥‥‥‥‥ 306
補中益気湯‥‥ 112, 122, 128,
　218, 259, 270, 306

む

無排卵‥‥‥‥‥‥‥‥‥ 243

め

命門‥‥‥‥‥‥‥‥ 247, 278

も

網膜中心静脈閉塞症‥‥ 85
木香‥‥‥‥‥‥‥‥ 187, 218

ゆ

湧泉‥‥‥‥‥‥‥‥‥‥ 118

よ

陽虚‥‥‥‥‥‥ 59, 70, 288
陽輔‥‥‥‥ 38, 67, 300, 320
陽明潮熱‥‥‥‥‥‥‥‥ 77
陽明腑実‥‥‥‥‥‥‥‥ 77
陽明裏熱‥‥‥‥‥‥‥‥ 77
陽陵泉‥‥‥ 38, 67, 176, 182,
　208, 232, 300, 320, 326
陽陵泉から陰陵泉への透刺
　‥‥‥‥‥‥‥‥‥ 54, 284
薏苡仁‥‥‥‥‥‥‥‥‥ 59
薏苡仁湯‥‥‥‥‥‥‥‥ 59
抑肝散‥‥‥‥‥‥‥‥‥ 319

り

リウマチ‥‥‥‥‥‥‥‥ 53
六君子湯‥‥‥‥‥‥‥‥ 187
裏熱‥‥‥‥‥‥‥‥‥‥ 64

341

竜胆瀉肝湯⋯⋯⋯⋯⋯ 34
両耳の中が痛痒い⋯⋯ 127
梁門⋯⋯⋯⋯⋯⋯⋯⋯ 310

れ

蠡溝⋯⋯ 194, 208, 232, 320
霊芝⋯⋯⋯⋯⋯⋯⋯⋯ 160
茘枝核⋯⋯⋯⋯⋯ 200, 202
列欠⋯⋯⋯⋯⋯⋯ 68, 108

ろ

六味丸⋯⋯⋯⋯⋯ 221, 274
露蜂房⋯⋯⋯⋯⋯⋯⋯ 172

【著者略歴】

呉　澤森（ご・たくしん）

1946年中国上海市生まれ。中医師。

1983年，上海中医学院（現・上海中医薬大学）大学院修士課程修了後，WHO上海国際鍼灸養成センター臨床指導教官。上海市鍼灸経絡研究所主治医師（のち教授）。1988年1月，社団法人北里研究所東洋医学総合研究所研究員として来日。1993年3月，日本はり・きゅう師資格取得。同年，東京恵比寿に呉迎上海第一治療院設立。2008年，上海中医薬大学鍼灸学院と提携，日本中医臨床実力養成学院設立。2018年，呉迎上海第一治療院をGS第一伝統治療院に改称。神奈川衛生学園専門学校，日本医学柔整鍼灸専門学校などで非常勤講師を務める。著書に『鍼灸の世界』（集英社），『「証」の診方・治し方－実例によるトレーニングと解説－』（共著。東洋学術出版社），『経穴の臨床実践40穴の徹底活用術』（共著。東洋学術出版社），『呉澤森の鍼灸治療あれこれQ&A』（共著。医道の日本社）がある。

高橋　楊子（たかはし・ようこ）

上海中医薬大学医学部および同大学院修士課程卒業。同大学中医診断学研究室常勤講師，同大学附属病院医師。

1988年来日。東京都都立豊島病院東洋医学外来の中医学通訳。現在，上海中医薬大学附属日本校教授。日本中医薬研究会，日本中医食療学会，漢方クリニックなどの中医学講師および中医学アドバイザーを務める。雑誌『中医臨床』（東洋学術出版社）の「弁証論治トレーニング」で出題と回答を連載中。

著書に『東洋医学で食養生』（世界文化社・共著，2005年）（2010年，韓国版出版），『CD-ROMでマスターする舌診の基礎』（東洋学術出版社，2007年），『［実用］舌診マップシート』（東洋学術出版社，2012年），『「証」の診方・治し方－実例によるトレーニングと解説－』（東洋学術出版社・共著，2012年）がある。

「証」の診方・治し方2 ── 実例によるトレーニングと解説 ──

2019年4月5日	第1版第1刷発行

著　者	呉　澤森
	高橋　楊子
発行者	井ノ上　匠
発行所	東洋学術出版社

〒272-0021　千葉県市川市八幡2-16-15-405
販売部　電話 047（321）4428　FAX 047（321）4429
e-mail　hanbai@chuui.co.jp
編集部　電話 047（335）6780　FAX 047（300）0565
e-mail　henshu@chuui.co.jp
ホームページ　http://www.chuui.co.jp

装幀・本文デザイン──── 山口　方舟　　編集協力──── 渡邊　賢一
印刷・製本──── モリモト印刷株式会社

◎定価はカバー，帯に表示してあります　◎落丁，乱丁本はお取り替えいたします

©2019 Printed in Japan　　　　　ISBN 978-4-904224-63-2　C3047

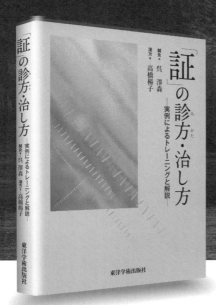

この症例はどのように分析・治療すればよいのか

呈示された症例をまず自力で解き,その後に解説を読むことで「証」を導く力を鍛える

臨床でよくみられる30の実症例

「証」の診方・治し方
―実例によるトレーニングと解説―

鍼灸●呉 澤森 ／ 漢方●高橋楊子

B5判・並製／328頁／定価：**本体3,800円**＋税

本書は,厳選した30の症例を取り上げ,まず患者情報を呈示したうえで,その治療についての解説を鍼灸・湯液2つの面から行ったものである。解説を読む前にまず自分で証を導き処方や配穴を考えることで,弁証論治のトレーニングができる。
取り上げた症例は実際の臨床例で,内科だけでなく整形外科・耳鼻科疾患など多岐にわたる。長年,中医教育に力を注いできた経験豊富な著者らによる丁寧かつ実践的な解説で,初学者から中級者のトレーニング用として,また症例集としてすべてのレベルの人におすすめできる。

中医学を学ぶための雑誌『**中医臨床**』(季刊) ますます面白く,実用的な内容になっています。

 東洋学術出版社

販売部：〒272-0021 千葉県市川市八幡2-16-15-405 電話047-321-4428
フリーダイヤルFAX 0120-727-060　E-mail:hanbai@chuui.co.jp
ホームページ http://www.chuui.co.jp

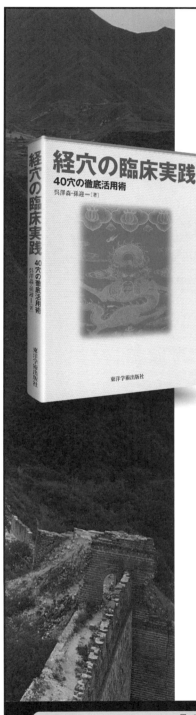

ツボの効果的な使い方を指南。

◇現在の鍼灸学校における経穴の学習は,ツボの名称や位置を覚えることが中心で,経穴のもつ作用や効きめ（主治）を学ぶ機会が少ない。そのため,学校を卒業して臨床に立つと経穴の使い方がわからず戸惑うことが少なくない。

◇本書では,経穴のもつ作用・主治はもちろん,効果を高めるための刺鍼手技や配穴についてまとめ,著者の豊富な臨床経験に裏打ちされた経穴の活用方法を示す。

◇特に効果を高めるための手技の記載は細かく具体的で,やはり鍼灸は「術」であると再認識させられる。

◇著者は日本と中国双方の臨床において経験豊富で,中医学の知識も確か。

◇症例も豊富に収録されており,記載は具体的で,解説も念入り。

経穴の臨床実践
40穴の徹底活用術

B5判・並製／400頁／定価：本体**5,600**円+税

呉澤森・孫迎＝[著]

中医学を学ぶための雑誌『中医臨床』(季刊) ますます面白く,実用的な内容になっています。

 東洋学術出版社

販売部：〒272-0021 千葉県市川市八幡2-16-15-405 電話047-321-4428
フリーダイヤルFAX 0120-727-060　E-mail:hanbai@chuui.co.jp
ホームページ http://www.chuui.co.jp

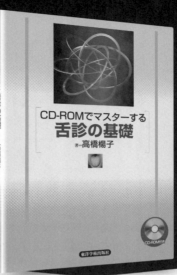

ひとりで学べる舌診教本で舌診の鑑別能力を鍛える。

CD-ROMでマスターする
舌診の基礎
著＝高橋楊子

B5判／並製／88頁／定価…6,300円

CD-ROMとの併用で、舌診の臨床応用力をアップ。

[本書の特色]
- ◆ 舌診の基礎と臨床応用法を詳説。
- ◆ 付属CD-ROMとの併用で，舌診を独習できる画期的なテキスト。
- ◆ 繰り返し学習することで，舌診の基礎をマスターできる。
- ◆ 著者は，中国の代表的な診断学研究室の出身で，確かな内容。

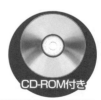
CD-ROM付き

CD-ROMを使った新しい舌診ガイド

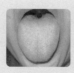
CD-ROMには，症例付きの舌写真が103症例分，収録されています。大きく[資料篇]と[トレーニング]篇に分かれており，[資料篇]では，収録されている舌をカテゴリー別に選択して見ることができます。[トレーニング篇]では，紛らわしい舌の鑑別トレーニングを行うことができます。

中医学を学ぶための雑誌『中医臨床』(季刊)ますます面白く，実用的な内容になっています。

東洋学術出版社

販売部：〒272-0021 千葉県市川市八幡2-16-15-405 電話047-321-4428
フリーダイヤルFAX 0120-727-060　E-mail:hanbai@chuui.co.jp
ホームページ http://www.chuui.co.jp

やさしい中医学入門

関口善太著
Ａ５判並製　204 頁　　　　　　　　　　　本体 2,600 円＋税
入門時に誰もが戸惑う中医学の発想法を，豊富なイラストと図表で親切に解説。3 日で読める中医学の入門書。本書に続いて『中医学の基礎』に入るのが中医学初級コース。

中医学の基礎

平馬直樹・兵頭明・路京華・劉公望監修
Ｂ５判並製　340 頁　　　　　　　　　　　本体 5,600 円＋税
日中共同編集による「中医学基礎理論」の決定版。日本の現状を踏まえながら推敲に推敲を重ねた精華。各地の中医学学習会で絶賛好評を博す。『針灸学』［基礎篇］を改訂した中医版テキスト。

中医学ってなんだろう
①人間のしくみ

小金井信宏著
Ｂ５判並製　2 色刷　336 頁　　　　　　　本体 4,800 円＋税
やさしいけれど奥深い，中医学解説書。はじめて学ぶ人にもわかりやすく，中医学独特の考え方も詳しく紹介。

問診のすすめ
—— 中医診断力を高める

金子朝彦・邱紅梅
Ａ５判並製　2 色刷　200 頁　　　　　　　本体 2,800 円＋税
患者の表現方法は三者三様，発せられる言葉だけを頼りにすると正しい証は得られません。どんな質問を投げかければよいのか，そのコツを教えます。

［新装版］
中医臨床のための
舌診と脈診

神戸中医学研究会編著
Ｂ５判上製・オールカラー　132 頁　　　　本体 6,500 円＋税
神戸中医学研究会の名著が復刊。中医診断において不可欠の「舌診」と「脈診」のための標準的な教科書。豊富なカラー写真を収載し，舌診の診断意義を丁寧に解説。

脈診
—— 基礎知識と実践ガイド ——

何金森監修　山田勝則著
Ａ５判並製　296 頁　　　　　　　　　　　本体 3,200 円＋税
脈理を理解することで，脈象の膨大な内容を暗記する必要がなくなり，脈象の基準をはっきりさせることで，脈象判断が確かなものになる。豊富な図解で，複雑な脈診が学びやすく，記憶しやすい。

中医診断学ノート

内山恵子著
Ｂ５判並製　184 頁　　　　　　　　　　　本体 3,200 円＋税
チャート式図形化で，視覚的に中医学を理解させる画期的なノート。中医学全体の流れを俯瞰的に理解できるレイアウト。平易な文章で要領よく解説。増刷を重ねる好評の書。

［実践講座］中医弁証

楊亜平主編　平出由子訳
Ａ５判並製　800 頁　　　　　　　　　　　本体 5,800 円＋税
医師と患者の会話形式で弁証論治を行う診察風景を再現。対話の要所で医師の思考方法を提示しているので，弁証論治の組み立て方・分析方法・結論の導き方を容易に理解できる。本篇114，副篇 87，計 201 症例収録。

中医学の魅力に触れ，実践する

[季刊] 中医臨床

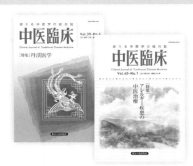

●――湯液とエキス製剤を両輪に

中医弁証の力を余すところなく発揮するには，湯液治療を身につけることが欠かせません。病因病機を審らかにして治法を導き，ポイントを押さえて処方を自由に構成します。一方エキス剤であっても限定付ながら，弁証能力を向上させることで臨機応変な運用が可能になります。各種入門講座や臨床報告の記事などから弁証論治を実践するコツを学べます。

●――中国の中医に学ぶ

現代中医学を形づくった老中医の経験を土台にして，中医学はいまも進化をつづけています。本場中国の経験豊富な中医師の臨床や研究から，最新の中国中医事情に至るまで，編集部独自の視点で情報をピックアップして紹介します。翻訳文献・インタビュー・取材記事・解説記事・ニュース……など，多彩な内容です。

●――薬と針灸の基礎理論は共通

中医学は薬も針も共通の生理観・病理観にもとづいている点が特徴です。針灸の記事だからといって医師や薬剤師の方にとって無関係なのではなく，逆に薬の記事のなかに鍼灸師に役立つ情報が詰まっています。好評の長期連載「弁証論治トレーニング」では，共通の症例を針と薬の双方からコメンテーターが易しく解説しています。

●――古典の世界へ誘う

『内経』以来2千年にわたって連綿と続いてきた古典医学を高度に概括したものが現代中医学です。古典のなかには，再編成する過程でこぼれ落ちた智慧がたくさん残されています。しかし古典の世界は果てしなく広く，つかみどころがありません。そこで本誌では古典の世界へ誘う記事を随時企画しています。

- ●定　　価　本体 1,600 円＋税　（送料別）
- ●年間予約　本体 1,600 円＋税　4 冊（送料共）
- ●3 年予約　本体 1,440 円＋税　12 冊（送料共）

フリーダイヤルFAX
0120-727-060

東洋学術出版社

〒272-0021　千葉県市川市八幡 2-16-15-405
電話：（047）321-4428
E-mail：hanbai@chuui.co.jp
URL：http://www.chuui.co.jp